# 中成药临床应用指南

## 妇科疾病分册

（第二版）


中国标准化协会中医药标准化分会
中 华 中 医 药 学 会 妇 科 分 会　**组织编写**
中国中医科学院中医药标准研究中心

主　编　罗颂平　杜惠兰

全国百佳图书出版单位
中国中医药出版社
·北　京·

**图书在版编目（CIP）数据**

中成药临床应用指南．妇科疾病分册/罗颂平，杜惠兰主编．—2 版．—北京：中国中医药出版社，2021.12
ISBN 978-7-5132-7181-3

Ⅰ.①中…　Ⅱ.①罗…　②杜…　Ⅲ.①妇科-中成药-临床应用-指南
Ⅳ.①R286-62

中国版本图书馆 CIP 数据核字（2021）第 194271 号

---

**中国中医药出版社出版**
北京经济技术开发区科创十三街 31 号院二区 8 号楼
邮政编码　100176
传真　010-64405721
廊坊市晶艺印务有限公司印刷
各地新华书店经销

开本 787×1092　1/16　印张 18　字数 403 千字
2021 年 12 月第 2 版　2021 年 12 月第 1 次印刷
书号　ISBN 978-7-5132-7181-3

定价　73.00 元
网址　www.cptcm.com

**服务热线　010-64405510**
**购书热线　010-89535836**
**维权打假　010-64405753**

**微信服务号　zgzyycbs**
**微商城网址　https://kdt.im/LIdUGr**
**官方微博　http://e.weibo.com/cptcm**
**天猫旗舰店网址　https://zgzyycbs.tmall.com**

如有印装质量问题请与本社出版部联系（010-64405510）

# 《中成药临床应用指南》

## 专家指导委员会

# 《中成药临床应用指南·妇科疾病分册》

## 编 委 会


**主　　编**　罗颂平　杜惠兰

**副 主 编**　（按姓氏拼音排序）

李伟莉　魏绍斌　许丽绵

**编　　委**　（按姓氏拼音排序）

崔晓萍　陕西中医药大学

杜惠兰　河北中医学院

段彦苍　河北中医学院

冯晓玲　黑龙江中医药大学

傅　萍　杭州市中医院

韩凤娟　黑龙江中医药大学

李伟莉　安徽中医药大学第一附属医院

刘金星　山东中医药大学

刘雁峰　北京中医药大学东直门医院

罗颂平　广州中医药大学

马　堃　中国中医科学院

马小娜　北京中医药大学第三附属医院

谈　勇　南京中医药大学

汤　玲　北京中医药大学东直门医院

魏绍斌　成都中医药大学附属医院

夏　敏　重庆市中医院

许丽绵　广州中医药大学一附院

许小凤　苏州市中医医院

闫　颖　天津中医药大学第一附属医院
张婷婷　上海中医药大学附属岳阳中西医结合医院
赵瑞华　中国中医科学院广安门医院

**参编人员**

曹　阳　上海中医药大学附属岳阳中西医结合医院

# 序

中医药是国粹，是中华民族的瑰宝。在我国数千年的发展历程中，中医药为民族的繁衍和人民的健康做出了巨大的贡献，并流传到国外，成为世界上影响最大的传统医学。到了21世纪，社会的快速发展和生活节奏的日益加快，方便使用的中成药成为医生和民众乐于应用的剂型，尤其在社区和基层医院治疗常见疾病方面发挥着积极的作用。许多疗效稳定、不良反应较少的中成药作为“非处方药”进入药店，成为民众防病、治病的首选。而许多属于“处方药”的中成药亦在综合性医院得到广泛应用。西医专科医生使用中成药主要参考药物说明书，对于中医药的理法方药原则与辨证论治方法往往不甚了了。因此亦可能影响中成药疗效的发挥。国家中医药管理局和中华中医药学会在2009年启动中医标准化研究，由各个专科的专家共同拟定中医常见病诊疗指南。中华中医药学会妇科分会集全国专家之力制定的《中医妇科常见病诊疗指南》已于2012年出版发行。

《中成药临床应用指南·妇科疾病分册》是在《中医妇科常见病诊疗指南》的基础上，由参与制订和修订指南的专家对妇科常见病的中成药使用进行详细的阐释。对临床医生使用中成药具有指导作用，尤其是指导非中医专业的妇科医生正确选用中成药，使辨病与辨证更明确，治法与药物更对证，从而提高疗效，减少不良反应。中医的一个治疗原则是“同病异治”和“异病同治”。即同一个病，由于有不同的病机及证候，应采取不同的治法和方药，这是“同病异治”的原则。而不同的病，只要病机与证候一样，则可以采用同样的治法，这是“异病同治”。我们使用中成药，也要遵循这个原则。不能简单地“对号入座”，以一种药通治一个病，必须辨清中医证候，辨证论治，这是临证时必须注意的。

希望通过专科中成药的应用指南，规范中成药在专科中的使用。这样既有助于医生的培训，亦可以让患者了解中成药的适应证，在选择非处方药时得到专业的指导。

本《指南》的撰写是中医妇科专家的力作。欣然为之序。

肖承悰

2016年6月

# 前言

中药的传统剂型有膏、丹、丸、散等，现代的中成药就是由传统剂型发展而来的，包括内服的丸剂、片剂、胶囊剂、颗粒剂、糖浆剂、膏剂，外用的洗剂、泡腾片、凝胶剂、栓剂等。在临床实践中，中成药以其功效与适应证明确、方便使用与携带等优点，得到医生与病人的欢迎。随着医疗改革的深入，分级诊疗的实施，中成药在社区和基层医院治疗常见疾病方面发挥着越来越重要的作用。许多疗效确切的中成药进入国家基本药物目录和医保目录，一些治疗常见病的中成药作为“非处方药”进入药店，更方便民众防病治病所需。属于处方药的许多中成药在综合性医院也应用广泛。为了让临床医生对妇科中成药的使用有更系统的了解，我们再版了《中成药临床应用指南·妇科疾病分册》。希望有助于中医和西医专科医生、全科医生掌握中医妇科常用中成药的功效、主治及适应证，并了解其用法、用量及注意事项，从而准确选用，安全合理应用，提高疗效。

国家中医药管理局和中华中医药学会在2007年启动中医药标准化工作，由中华中医药学会第三届妇科分会主任委员肖承悰教授主持制订的《中医妇科常见病诊疗指南》在2012年出版，共计44个疾病；2019年在《中医妇科临床诊疗指南》制修订专家指导组组长罗颂平、杜惠兰带领下，完成了17个疾病的指南制修订工作。2016年在《中医妇科常见病诊疗指南》中遴选出13种妇科常见病，由参与指南制订的专家编写成《中成药临床应用指南·妇科疾病分册》。本书是在2016版基础上，增补了2012年、2019年妇科常见病诊疗指南中的26个疾病；中成药的遴选，主要是收录到上述两个指南或国内外已颁布的指南并且收录在国家基本药物目录、国家医保目录或《中国药典》和编写人员临床一线数据中；新增的编写人员也多是参与指南制订的专家；在编写内容方面，增加了中成药使用时的注意事项，便于临床医生安全用药。

本书的修订和再版，务求精准。希望对于临床医生规范、合理、安全使用中成药具有指导作用，尤其便于非中医专业的妇科医生正确选用中成药，做到病、证对应，治法与药物对应，从而精准用药，提高疗效，减少不良反应的发生，使中成药发挥更大的作用，造福于人民。

罗颂平　杜惠兰<br>2021年8月19日

# 目　录

# 第一章　月经过少

## 1　范围

本《指南》规定了月经过少的诊断、辨证和中成药治疗。

本《指南》适用于月经过少的诊断、辨证和中成药治疗。

## 2　术语和定义

下列术语和定义适用于本《指南》。

月经过少（hypomenorrhea）是指月经周期正常，月经量明显减少，或行经时间不足2天，甚或点滴即净者，称为“月经过少”。西医学中子宫发育不良、性腺功能低下等疾病及计划生育术后导致的月经过少可参照本病治疗。

## 3　流行病学

随着社会发展和生活节奏日益加快，女性的生活和工作压力逐渐增大，加之环境因素作用，导致女性月经过少的发病率逐渐升高。西医认为，月经过少是一个临床症状，很多原因可能导致月经过少，例如子宫发育不良、性腺功能低下等疾病及计划生育术后均可导致月经过少。有研究者经过流行病学调查，认为人工流产、避孕药、减肥、情志不畅、脑力劳动、环境污染、被动吸烟、睡眠质量差等均与月经过少相关。

## 4　病因病理

### 4.1　中医病因病机

本病发病机理有虚有实。虚者多因精亏血少，冲任血海亏虚，经血乏源；实者多由瘀血内停，或痰湿内生，痰瘀阻滞冲任血海，血行不畅发为月经过少。临床以肾虚、血虚、血瘀、痰湿为多见。

### 4.2　西医病因病理

子宫发育不良者子宫内膜面积小，导致月经量少；性腺功能低下者激素分泌减少，影响内膜发育，导致月经量少；计划生育手术可导致内膜基底层受损，内膜粘连，堵塞月经流出通道，加之内膜面积减少，导致月经量少。

## 5　临床表现

月经经量明显减少，甚或点滴即净，月经周期可正常，也可伴周期异常，如与月经后期并见。

## 6　诊断

参照全国中医药行业高等教育“十三五”规划教材《中医妇科学》，2019版中华中医药学会《中医妇科临床诊疗指南》拟定。

### 6.1　病史

可有失血、结核病、反复流产等病史；刮宫术、人工流产等宫腔操作史；长期口服避孕药史，宫内节育环史；过度减肥史，过度运动史，工作压力大或精神过度紧张史。

6.2　临床表现

经量明显减少，甚或点滴即净，或行经时间缩短，月经周期可正常，也可伴周期异常，如与月经后期并见。

6.3　检查

（1）妇科检查：盆腔器官基本正常或子宫体积偏小。

（2）辅助检查：妇科内分泌激素测定对性腺功能低下引起月经过少的诊断有参考意义；妊娠试验排除妊娠；超声检查、诊断性刮宫、宫腔镜检查、子宫碘油造影等，对子宫发育不良、子宫内膜结核、子宫内膜炎或宫腔粘连等有诊断意义。

**7　鉴别诊断**

（1）经间期出血：经间期出血的出血量一般较月经量少，发生在两次月经中间（排卵期），结合 BBT 测定，多能鉴别。

（2）激经：激经是受孕早期，月经仍按月来潮，血量少，无损胎儿发育，可伴有早孕反应，妊娠试验阳性，超声检查可见子宫腔内有孕囊、胚芽或胎心搏动等。

（3）胎漏：月经过期未至，阴道少量出血，或伴轻微腹痛。辅助检查：妊娠试验阳性；子宫增大符合妊娠月份；超声检查见宫内孕囊。

（4）异位妊娠：月经过期未至，阴道少量出血，或突然出现一侧下腹部撕裂样剧痛，甚至出现昏厥或休克。辅助检查：妊娠试验阳性；超声检查宫内未见孕囊，或于一侧附件区见有混合性包块。

**8　治疗**

8.1　西医治疗原则

西医学没有月经过少这一疾病，月经过少在西医学中是一个临床症状，因此其治疗是针对导致月经量少相关疾病进行的，对于子宫发育不良者、性腺功能低下患者一般采用人工周期激素治疗；对于计划生育手术后内膜粘连患者，一般采用宫腔镜检查及粘连分解术，术后根据情况再辅以宫腔内置入节育环或激素治疗。

8.2　中成药用药方案

8.2.1　基本原则

本病治疗，重在补肾养血，活血调经，虚者补之，实者泻之，虚实错杂者，攻补兼施。虚者重在补肾健脾养血以调经，不可妄行攻破，以免重伤精血；实者宜活血通利，佐以温经、行气、祛痰，中病即止，不可过量久用。

8.2.2　分证论治（表 1-1）

**表 1-1　月经过少分证论治**

| 证型 | 症状 | 治法 | 中成药 |
|---|---|---|---|
| 肾虚证 | 经量渐少，甚至点滴即净，色淡暗，质稀薄；面色晦黯，或有暗斑，头晕耳鸣，腰膝酸软，小便频数；舌质淡，舌苔薄，脉沉弱 | 补肾益精，养血调经 | 六味地黄丸（颗粒、胶囊）、麒麟丸、安坤赞育丸、滋肾育胎丸 |

续表

| 证型 | 症状 | 治法 | 中成药 |
| --- | --- | --- | --- |
| 血虚证 | 月经量少，色淡质稀；面色萎黄，皮肤不润，头晕眼花，心悸失眠，小腹绵绵作痛；舌质淡，舌苔薄白，脉细无力 | 调补气血 | 定坤丹（丸）、复方阿胶浆、乌鸡白凤丸、女金胶囊、四物片（胶囊、颗粒）、八珍益母丸（胶囊） |
| 血瘀证 | 月经量少，色紫暗，夹有血块；小腹刺痛拒按，血块排出腹痛减轻，胸胁胀痛；舌质紫暗，有瘀点或瘀斑，脉弦涩 | 活血化瘀，和血调经 | 血府逐瘀丸（口服液、胶囊）、调经活血胶囊（片）、止痛化癥片（胶囊、颗粒）、红花逍遥片（胶囊、颗粒）。 |
| 血寒证 | 月经量少，色黯质黏或清稀，或有血块，排出不畅，小腹冷痛，得热则减，形体畏寒，面色青白；舌质暗，舌苔白，脉沉紧 | 温经散寒，活血调经 | 艾附暖宫丸 |

以下内容为表 1-1 内容的详解，重点强调同病同证情况下不同中成药选用区别。

（1）肾虚证：经量渐少，甚至点滴即净，色淡暗，质稀薄；面色晦黯，或有暗斑，头晕耳鸣，腰膝酸软，小便频数；舌质淡，舌苔薄，脉沉弱。

【辨证要点】经色淡暗，质稀薄；腰膝酸软，小便频数；脉沉弱。

【治法】补肾益精，养血调经。

【中成药】六味地黄丸（颗粒、胶囊）、麒麟丸、安坤赞育丸、滋肾育胎丸（表 1-2）。

**表 1-2　月经过少肾虚证可选用的中成药**

| 药品名称 | 药物组成 | 功能主治 | 用法用量 | 注意事项 |
| --- | --- | --- | --- | --- |
| 六味地黄丸（颗粒、胶囊） | 熟地黄、酒萸肉、牡丹皮、山药、茯苓、泽泻 | 滋阴补肾。用于肾阴亏损，头晕耳鸣，腰膝酸软，骨蒸潮热，盗汗遗精 | 口服。丸剂：①浓缩丸：一次 8 丸，一日 3 次；②水丸：一次 1 袋，一日 2 次；③水蜜丸：一次 6g（约 30 丸），一日 2 次。颗粒：开水冲服，一次 5g，一日 2 次。胶囊：一次 1 粒，一日 2 次 | 监测数据显示，六味地黄制剂有腹泻、腹痛、腹胀、恶心、呕吐、胃肠不适、食欲不振、便秘、瘙痒、皮疹、头痛、心悸、过敏等不良反应报告。<br>1. 忌辛辣、不易消化食物<br>2. 不宜在服药期间服感冒药<br>3. 服药期间出现食欲不振、胃脘不适、大便稀、腹痛等症状时应去医院就诊<br>4. 服药 2~4 周症状无缓解，应去医院就诊<br>5. 按照用法用量服用，儿童、孕妇、哺乳期妇女应在医师指导下服用<br>6. 对本品过敏者禁用，过敏体质者慎用<br>7. 如正在使用其他药品，使用本品前请咨询医师或药师<br>8. 服药期间出现上述不良反应时应停药，如症状不缓解应去医院就诊<br>9. 高血压、心脏病、肝病、糖尿病、肾病等严重者应在医师指导下服用 |

续表

| 药品名称 | 药物组成 | 功能主治 | 用法用量 | 注意事项 |
| --- | --- | --- | --- | --- |
| 麒麟丸 | 制何首乌、墨旱莲、淫羊藿、菟丝子、锁阳、党参、郁金、枸杞子、覆盆子、山药、丹参、黄芪、白芍、青皮、桑椹 | 补肾填精，益气养血。用于肾虚精亏，血气不足，腰膝酸软，倦怠乏力，面色不华，男子精液清稀、阳痿早泄，女子月经不调。或男子不育症，女子不孕症见有上述证候者 | 口服。一次6g，一日2~3次，或遵医嘱 | 1. 感冒发热慎服<br>2. 服药后觉口干多梦，可用淡盐水或蜜糖水送服，空腹服后如觉胃脘不适，可改为饭后服 |
| 安坤赞育丸 | 醋香附、鹿茸、阿胶、紫河车、白芍、当归、牛膝、川牛膝、北沙参、没药(醋制)、天冬、盐补骨脂、龙眼肉、茯苓、黄柏、龟甲、锁阳、盐杜仲、秦艽、醋鳖甲、醋艾炭、白薇、醋延胡索、酒萸肉、鹿尾、枸杞子、鸡冠花、黄芪、乳香(醋制)、煅赤石脂、鹿角胶、菟丝子、酒苁蓉、鸡血藤、桑寄生、琥珀、甘草、人参、乌药、丝棉(炭)、血余炭、炒白术、西红花、地黄、砂仁、沉香、炒酸枣仁、续断、陈皮、橘红、川芎、泽泻、黄芩、青蒿、制远志、煨肉豆蔻、藁本、红花、柴胡、木香、紫苏叶、熟地黄、丹参 | 益气养血，调补肝肾。用于气血两虚、肝肾不足所致的月经不调、崩漏、带下病，症见月经量少，或淋漓不净、月经错后、神疲乏力、腰腿酸软、白带量多 | 口服。大蜜丸：一次1丸，一日2次 | 1. 孕妇遵医嘱服用<br>2. 服用前应除去蜡皮、塑料球壳，本品可嚼服也可分份吞服 |

续表

| 药品名称 | 药物组成 | 功能主治 | 用法用量 | 注意事项 |
|---|---|---|---|---|
| 滋肾育胎丸 | 菟丝子、砂仁、熟地黄、人参、桑寄生、阿胶（炒）、制首乌、艾叶、巴戟天、白术、党参、鹿角霜、枸杞子、续断、杜仲 | 补肾健脾，益气培元，养血安胎，强壮身体。用于脾肾两虚，冲任不固所致的滑胎（防治习惯性流产和先兆性流产） | 口服。淡盐水或蜂蜜水送服，一次5g（约2/3瓶盖），一日3次 | 1. 孕妇禁房事<br>2. 感冒发热勿服。服药时忌食萝卜、薏苡仁、绿豆芽<br>3. 肝肾阴虚患者，服药后觉口干口苦者，改用蜂蜜水送服。服药时间长短不一，有的服1~2瓶见效，有的滑胎患者需服药1~3个月，以服药后临床症状消除为原则，但滑胎者一般均服至3个月后渐停药 |

（2）血虚证：月经量少，色淡质稀；面色萎黄，皮肤不润，头晕眼花，心悸失眠，小腹绵绵作痛；舌质淡，舌苔薄白，脉细无力。

【辨证要点】经色淡，经质稀；头晕眼花；脉细无力。

【治法】调补气血。

【中成药】定坤丹（丸）、复方阿胶浆、乌鸡白凤丸、女金胶囊、四物片（胶囊、颗粒）、八珍益母丸（胶囊）（表1-3）。

**表1-3　月经过少血虚证可选用的中成药**

| 药品名称 | 药物组成 | 功能主治 | 用法用量 | 注意事项 |
|---|---|---|---|---|
| 定坤丹（丸） | 红参、鹿茸、西红花、三七、白芍、熟地黄、当归、白术、枸杞子、黄芩、香附、茺蔚子、川芎、鹿角霜、阿胶、延胡索、红花、益母草、鸡血藤膏、五灵脂、茯苓、柴胡、乌药、砂仁、杜仲、干姜、细辛、川牛膝、肉桂、甘草 | 滋补气血，调经舒郁。用于气血两虚、气滞血瘀所致的月经不调、行经腹痛、崩漏下血、赤白带下、血晕血脱、产后诸虚、骨蒸潮热 | 口服。①大蜜丸：一次半丸至1丸，一日2次；②水蜜丸：一次3.5~7g，一日2次，或遵医嘱 | 1. 忌生冷油腻及刺激性食物<br>2. 伤风感冒时停服 |
| 复方阿胶浆 | 阿胶、红参、熟地黄、党参、山楂 | 补气养血。用于气血两虚，头晕目眩，心悸失眠，食欲不振及白细胞减少症和贫血 | 口服。一次20mL（1支），一日3次 | 1. 服用本品的同时不宜服用藜芦、五灵脂、皂荚或其制剂；不宜喝茶和吃萝卜，以免影响药效<br>2. 凡脾胃虚弱，呕吐泄泻，腹胀便溏，咳嗽痰多者慎用<br>3. 感冒患者不宜服用<br>4. 本品宜饭前服用 |

续表

| 药品名称 | 药物组成 | 功能主治 | 用法用量 | 注意事项 |
| --- | --- | --- | --- | --- |
| 乌鸡白凤丸 | 乌鸡（去毛、爪、肠）、鹿角胶、醋鳖甲、牡蛎（煅）、桑螵蛸、人参、黄芪、当归、白芍、醋香附、天冬、甘草、地黄、熟地黄、川芎、银柴胡、丹参、山药、芡实（炒）、鹿角霜 | 补气养血，调经止带。用于气血两虚，身体瘦弱，腰膝酸软，月经不调，带下 | 口服。①大蜜丸：一次1丸，一日2次；②水蜜丸：一次1袋（6g），一日2次 | 孕妇忌服 |
| 女金胶囊 | 当归、白芍、川芎、熟地黄、党参、白术（炒）、茯苓、甘草、肉桂、益母草、牡丹皮、没药（制）、延胡索（醋制）、藁本、白芷、黄芩、白薇、香附（醋制）、砂仁、陈皮、赤石脂（煅）、鹿角霜、阿胶 | 调经养血，理气止痛。用于月经量少，后错，痛经，小腹胀痛，腰腿酸痛 | 口服。一次3粒，一日2次，一个月为一疗程 | 1. 忌食辛辣、生冷食物<br>2. 感冒时不宜服用，患有其他疾病者应在医师指导下服用<br>3. 经行有块伴腹痛拒按或胸胁胀痛者不宜选用<br>4. 治疗痛经宜在经前3~5天开始服药，连服一周，如有生育要求应在医师指导下服用<br>5. 服药后痛经不减轻或重度痛经者应到医院诊治 |
| 四物片（胶囊、颗粒） | 当归、川芎、白芍、熟地黄 | 养血调经。用于血虚所致的面色萎黄、头晕眼花、心悸气短及月经不调 | 口服。片剂：一次4~6片，一日3次。胶囊：①规格：每粒装0.5g，一次5~7粒，一日3次；②规格：每粒装0.58g，一次2~3粒，一日3次。颗粒：温开水冲服，一次5g，一日3次 | 1. 本药具养血活血、补气调经之功，故寒凝血瘀不宜使用<br>2. 血热所致月经提前、月经过多不宜使用<br>3. 因本方具有活血化瘀之品，故孕妇忌用<br>4. 服药时忌食寒凉、油腻之品 |
| 八珍益母丸（胶囊） | 益母草、党参、炒白术、茯苓、甘草、当归、酒白芍、川芎、熟地黄 | 益气养血，活血调经。用于气血两虚兼有血瘀所致的月经不调，症见月经周期错后、行经量少、精神不振、肢体乏力 | 口服。丸剂：①水蜜丸：一次6g，一日2次；②大蜜丸：一次1丸，一日2次。胶囊：一次3粒，一日3次 | 1. 忌辛辣、生冷食物<br>2. 感冒发热患者不宜服用<br>3. 有高血压、心脏病、肝病、糖尿病、肾病等慢性病严重者应在医师指导下服用<br>4. 青春期少女及更年期妇女应在医师指导下服用<br>5. 平素月经正常，突然出现月经过少，或经期错后，或阴道不规则出血者应去医院就诊 |

（3）血瘀证：月经量少，色紫暗，夹有血块；小腹刺痛拒按，血块排出腹痛减轻，胸胁胀痛；舌质紫暗，有瘀点或瘀斑，脉弦涩。

【辨证要点】经色紫暗，夹有血块；小腹刺痛拒按；舌质紫暗，有瘀点或瘀斑。

【治法】活血化瘀，和血调经。

【中成药】血府逐瘀丸（口服液、胶囊）、调经活血胶囊（片）、止痛化癥片（胶囊、颗粒）、红花逍遥片（胶囊、颗粒）（表1-4）。

**表1-4 月经过少血瘀证可选用的中成药**

| 药品名称 | 药物组成 | 功能主治 | 用法用量 | 注意事项 |
|---|---|---|---|---|
| 血府逐瘀丸（口服液、胶囊） | 柴胡、当归、地黄、赤芍，红花、桃仁、麸炒枳壳、甘草、川芎、牛膝、桔梗 | 活血祛瘀，行气止痛。用于瘀血内阻，头痛或胸痛，内热瞀闷，失眠多梦，心悸怔忡，急躁善怒 | 口服。丸剂：空腹，用红糖水送服。①水蜜丸：一次6~12g，一日2次；②水蜜丸（规格：每袋装5g）：一次5~10g，一日2次；③大蜜丸：一次1~2丸，一日2次。口服液：空腹服，一次2支，一日3次，或遵医嘱。胶囊：一次6粒，一日2次；一个月为一个疗程 | 1. 忌食辛冷<br>2. 孕妇忌服<br>3. 胶囊建议饭后服用<br>4. 脾胃虚弱者慎用<br>5. 过敏体质者慎用<br>6. 不宜与藜芦、海藻、京大戟、红大戟、甘遂、芫花同用 |
| 调经活血胶囊（片） | 木香、川芎、延胡索（醋制）、当归、熟地黄、赤芍、红花、乌药、白术、丹参、香附（制）、吴茱萸（甘草水制）、泽兰、鸡血藤、菟丝子 | 调经活血，行气止痛。用于气滞血瘀兼血虚所致月经不调、痛经，症见经行错后、经水量少、行经小腹胀痛 | 口服。胶囊：①规格：380mg，一次4粒，一日3次；②规格：0.41g，一次5粒，一日3次。片剂：又名调经养血丸，一次5片，一日3次 | 1. 孕妇禁服<br>2. 感冒时不宜服用本药<br>3. 月经过多者不宜服用本药<br>4. 忌食寒凉、生冷食物 |
| 止痛化癥片（胶囊、颗粒） | 党参、炙黄芪、炒白术、丹参、当归、鸡血藤、三棱、莪术、芡实、山药、延胡索、川楝子、鱼腥草、北败酱、蜈蚣、全蝎、土鳖虫、泡姜、肉桂 | 益气活血，散结止痛。用于气虚血瘀所致的月经不调、痛经、癥瘕，症见行经后错、经量少、有血块、经行小腹疼痛、腹有癥块；慢性盆腔炎见上述证候者 | 口服。片剂：①规格：每片重0.6g，一次2~3片，一日2~3次；②规格：每片重0.3g或0.4g，一次4~6片，一日2~3次。胶囊：一次4~6片，一日2~3次。颗粒：一次2~3袋，一日2~3次 | 孕妇忌用 |
| 红花逍遥片（胶囊、颗粒） | 当归、白芍、白术、茯苓、红花、皂角刺、竹叶柴胡、薄荷、甘草 | 疏肝、理气、活血。用于肝气不舒，胸胁胀痛，头晕目眩，食欲减退，月经不调，乳房胀痛，或伴见颜面黄褐斑 | 口服。片剂：一次2~4片，一日3次。胶囊：一次2~4粒，一日3次。颗粒：开水冲服，一次1~2袋，一日3次 | 1. 孕妇忌服<br>2. 肝肾阴虚，气滞不运所导致的胸胁疼痛，胸腹胀满，咽喉干燥，舌无津液，舌红无苔，脉象沉细者慎用 |

（4）血寒证：月经量少，色黯质黏或清稀，或有血块，排出不畅，小腹冷痛，得热则减，形体畏寒，面色青白；舌质暗，舌苔白，脉沉紧。

【辨证要点】小腹冷痛，形体畏寒；脉沉紧。

【治法】温经散寒，活血调经。

【中成药】艾附暖宫丸（表1-5）。

**表1-5 月经过少血寒证可选用的中成药**

| 药品名称 | 药物组成 | 功能主治 | 用法用量 | 注意事项 |
|---|---|---|---|---|
| 艾附暖宫丸 | 当归、生地黄、白芍、川芎、黄芪、肉桂、艾叶、吴茱萸、香附、续断 | 理气养血，暖宫调经。用于血虚气滞、下焦虚寒所致的月经不调、痛经，症见经行后错、经量少有血块、小腹疼痛、经行小腹冷痛喜热、腰膝酸痛 | 口服。①小蜜丸：一次9g；②大蜜丸：一次1丸，一日2~3次 | 1. 热证、实证者不宜用<br>2. 经行有块伴腹痛拒按或胸胁胀痛者不宜用<br>3. 治疗痛经，宜在经前3~5天开始服药，连服1周。如有生育要求应在医师指导下服用<br>4. 感冒时不宜用<br>5. 服药期间忌食寒凉之品<br>6. 过敏体质者慎用 |

### 9 预后

本病常与月经后期同时并见，如不及时调治，可发展为闭经、不孕。

（赵瑞华）

## 参考文献

1. 张艳．育龄女性月经稀少发病因素的流行病学调查研究．成都：成都中医药大学，2008：1-49

2. 谈勇．中医妇科学．4版．北京：中国中医药出版社，2016

3. 中华中医药学会．中医妇科常见病诊疗指南．北京：中国中医药出版社，2012

4. 谷风，由春玲，沈祖泓，等．滋肾育胎丸治疗肾虚型月经过少患者的疗效观察及对血清VEGF水平的影响．中国中医药科技，2020，02：173-175

5. 裴素娟，邓智建，杨君，等．红花逍遥片治疗月经量少72例临床观察．中国民族民间医药，2017，05：124-127

6. 苏东栋，刘爱玲．人流术后月经过少从肾论治辨析．新疆中医药，2009，04：5-7

# 第二章　月经过多

**1　范围**

本《指南》规定了月经过多的诊断、辨证和中成药治疗。

本《指南》适用于月经过多的诊断、辨证和中成药治疗。

**2　术语和定义**

下列术语和定义适用于本《指南》。

月经过多（hypermenorrhea）是指月经量明显增多，每个月经周期失血量超过80mL，周期、经期正常。属于西医学的异常子宫出血（abnormal uterine bleeding，AUB）范畴。

**3　流行病学**

世界卫生组织（WHO）资料显示，在育龄期女性中，19%有月经过多。据报道，近1/3的育龄女性受月经过多困扰，在妇科门诊中以“月经过多”为主诉就诊者占就诊病因的第三位。

**4　病因病理**

4.1　中医病因病机

素体虚弱，或饮食失节，忧思劳倦，大病久病，损伤脾气，脾虚冲任不固，血失统摄，以致经行量多；或素体阳盛，或恣食辛燥，外感热邪，七情过极，郁而化热，热扰冲任，迫血妄行，以致月经过多；或素性抑郁，或愤怒过度，肝失疏泄，气滞而致血瘀，或经期产后，余血未净，感受外邪，邪与血结，或不禁房事，瘀血内停，瘀阻冲任，血不归经，以致月经量多。

4.2　西医病因病理

（1）病因：月经过多常见的原因为子宫内膜局部异常、子宫腺肌病、子宫内膜息肉、子宫平滑肌瘤、全身凝血相关疾病，以及盆腔炎性疾病等。

（2）病理：子宫内膜息肉单发或多发，呈指状、舌状或乳头状突起，质地柔软，表面光滑，多数有细长蒂；主要成分为子宫内膜间质及腺体，表皮为子宫内膜上皮覆盖，间质主要表现为胶原化、纤维化，同时存在成簇后壁血管且有腺体扩大现象。子宫平滑肌瘤呈实质性球形包块，光滑、质硬，压迫周围肌壁纤维形成假包膜，极易剥出，切面呈灰白色，可见漩涡状或编织状结构；镜检主要由梭形平滑肌细胞和不等量纤维结缔组织构成，肌细胞大小一致，排列成漩涡状或栅状，杆状核。子宫腺肌病及盆腔炎性疾病病理改变参见本书相关章节。当月经过多经排查未发现其他原因可解释时，可能是原发于子宫内膜局部异常。

## 5 临床表现

月经量较以往明显增多，超过 80mL，月经周期及经期基本正常。

## 6 诊断

参考《中医妇科学》《中医妇科常见病诊疗指南》《排卵障碍性异常子宫出血中西医结合诊疗指南》《国际中医临床实践指南 月经过多》《中西医结合妇产科学》拟定。

### 6.1 病史

素体虚弱、大病久病、饮食不节，经期、产后感邪，或不禁房事史，或有宫内节育器或人工流产史等。

### 6.2 症状

月经周期及经期基本正常，经期出血量明显多于以往，或伴痛经、不孕、癥瘕。失血多、病程久者，可见血虚之象。

### 6.3 辅助检查

#### 6.3.1 妇科检查

目前尚无特异方法诊断子宫内膜局部异常，主要基于在有排卵月经的基础上排除其他明确异常后而确定；子宫平滑肌瘤患者子宫体增大，质较硬，形态不规则，或可触及肿瘤结节；子宫腺肌病及盆腔炎性疾病参见本书相关章节。

#### 6.3.2 实验室检查

血液学检查可助诊断全身凝血相关疾病。

#### 6.3.3 其他检查

（1）盆腔超声检查有助于子宫腺肌病、子宫肌瘤、子宫内膜息肉和盆腔炎性包块的诊断。

（2）子宫内膜病理检查有助于子宫内膜息肉、黏膜下子宫肌瘤、子宫内膜炎的诊断。

（3）宫腔镜、子宫碘油造影等检查可帮助诊断由子宫内膜息肉、子宫内膜炎、子宫平滑肌瘤（黏膜下）等引起的月经过多。

## 7 鉴别诊断

崩漏：月经过多及崩漏均可见阴道大量流血，但崩漏出血无周期性，同时可伴有经期延长，淋沥日久常不能自止。而月经过多仅为经量的明显增多，周期及行经时间正常。此外，须排除由血液病、肝脏疾病等引起的月经过多。

## 8 治疗

### 8.1 西医治疗原则

由器质性病变引起的月经过多应首先治疗原发病，同时控制月经量，控制或治疗贫血。子宫内膜局部异常引起的月经过多以药物治疗为主。

### 8.2 中成药用药方案

#### 8.2.1 基本原则

急则治其标，在经期以止血为主，务在减少血量；平时治本以调经。

#### 8.2.2 分证论治（表 2-1）

**表 2-1　月经过多分证论治**

| 证候 | | 症状 | 治法 | 中成药 |
|---|---|---|---|---|
| 气虚证 | | 月经量多，色淡红，质清稀；面色㿠白，气短懒言，肢软无力，精神倦怠，小腹空坠，动则汗出，食少腹胀；舌质淡，苔薄白，脉细弱 | 补气摄血固冲 | 补中益气丸（颗粒、合剂、片、口服液）、归脾丸、人参归脾丸 |
| 血热证 | 实热证 | 经来甚多，色深红，质黏稠；口渴，心烦，面赤唇干，小溲短黄，大便燥结；舌红，苔黄，脉滑数 | 清热凉血，固冲止血 | 宫血宁胶囊、妇科断红饮胶囊、丹栀逍遥丸（片、胶囊）、加味逍遥丸（片、胶囊、颗粒、口服液）、榆栀止血颗粒 |
| | 虚热证 | 经行量多，色鲜红，质稍稠；颧红，潮热，咽干口燥，盗汗，腰膝酸软，心烦不寐，小便短赤；舌质红，少苔，脉细数 | 滋阴清热，止血调经 | 葆宫止血颗粒 |
| 血瘀证 | | 经行量多，色紫黑，有血块，经行不畅，小腹疼痛拒按，血块排出后疼痛减轻；可无明显全身症状，或胸胁胀满或刺痛，或面颊褐斑；舌质紫黯，或有瘀点、瘀斑，脉弦涩或沉涩 | 活血化瘀，固冲止血 | 茜芷胶囊、云南红药胶囊、云南白药胶囊 |

以下内容为表 2-1 内容的详解，重点强调同病同证情况下不同中成药选用区别。

（1）气虚证：月经量多，色淡红，质清稀；面色㿠白，气短懒言，肢软无力，精神倦怠，小腹空坠，动则汗出，食少腹胀；舌质淡，苔薄白，脉细弱。

【辨证要点】月经量多，色淡质稀，精神倦怠，小腹空坠。

【治法】补气摄血固冲。

【中成药】补中益气丸（颗粒、合剂、片、口服液）。心脾两虚者用归脾丸，气虚严重者可用人参归脾丸（表 2-2）。

**表 2-2　月经过多气虚证可选用的中成药**

| 药品名称 | 药物组成 | 功能主治 | 用法用量 | 注意事项 |
|---|---|---|---|---|
| 补中益气丸（颗粒、合剂、片、口服液） | 黄芪（蜜炙）、党参、甘草（蜜炙）、白术（炒）、当归、升麻、柴胡、陈皮、生姜、大枣 | 补中益气，升阳举陷。用于脾胃虚弱，中气下陷，体倦乏力，食少腹胀，久泻，脱肛，子宫脱垂 | 口服。一次 6g，一日 2~3 次 | 1. 忌不易消化食物<br>2. 感冒发热患者不宜服用<br>3. 有高血压、心脏病、肝病、糖尿病、肾病等慢性病严重者应在医师指导下服用<br>4. 孕妇、哺乳期妇女应在医师指导下服用 |
| 归脾丸 | 党参、炒白术、炙黄芪、炙甘草、茯苓、制远志、炒酸枣仁、龙眼肉、当归、木香、大枣（去核） | 益气健脾，养血安神。用于心脾两虚，气短心悸，失眠多梦，头昏头晕，肢倦乏力，食欲不振，崩漏便血 | 用温开水或生姜汤送服。水蜜丸一次 6g，小蜜丸一次 9g，大蜜丸一次 1 丸，一日 3 次 | 1. 不宜与感冒药同服，感冒发热患者应暂时停用<br>2. 忌油腻食物<br>3. 外感或实热内盛者不宜服用<br>4. 宜饭前服用 |

续表

| 药品名称 | 药物组成 | 功能主治 | 用法用量 | 注意事项 |
|---|---|---|---|---|
| 人参归脾丸 | 人参、白术（麸炒）、茯苓、甘草（蜜炙）、黄芪（蜜炙）、当归、木香、远志（去心，甘草炙）、龙眼肉、酸枣仁（炒） | 益气养血，健脾养心。用于心脾两虚，气血不足所致的心悸、怔忡，失眠健忘，食少体倦，面色萎黄以及脾不统血所致的便血、崩漏、带下诸症 | 口服。一次1丸，一日2次 | 1. 身体壮实不虚者忌服<br>2. 不宜和感冒类药同时服用<br>3. 不宜喝茶和吃萝卜，以免影响药效<br>4. 服本药时不宜同时服用藜芦、五灵脂、皂荚或其制剂 |

（2）血热证

①实热证：经来甚多，色深红，质黏稠；口渴，心烦，面赤唇干，小溲短黄，大便燥结；舌红，苔黄，脉滑数。

【辨证要点】月经量多，色红质稠，面赤唇干，大便燥结。

【治法】清热凉血，固冲止血。

【中成药】宫血宁胶囊、妇科断红饮胶囊、丹栀逍遥丸（片、胶囊）、加味逍遥丸（片、胶囊、颗粒、口服液）、榆栀止血颗粒（表2-3）。

**表2-3 月经过多血热证实热证可选用的中成药**

| 药品名称 | 药物组成 | 功能主治 | 用法用量 | 注意事项 |
|---|---|---|---|---|
| 宫血宁胶囊 | 重楼 | 凉血止血，清热除湿，化瘀止痛。用于崩漏下血，月经过多，产后或流产后宫缩不良出血及子宫性出血属血热妄行证者，以及慢性盆腔炎之湿热瘀结所致的少腹痛，腰骶痛，带下增多 | 口服。一次1~2粒，一日3次，血止停服 | 1. 孕妇忌服<br>2. 胃肠道疾病患者慎用或减量服用 |
| 妇科断红饮胶囊 | 赤芍、益母草、三七、仙鹤草、地榆炭、蒲黄炭 | 凉血，化瘀，止血。用于功能失调性子宫出血，表现为月经过多，经期延长，中医诊断为“漏证”，辨证属血热者，症见经血量多，或淋漓不净，色深红或紫红，质黏稠，夹有少量血块，伴有面赤头晕，烦躁易怒，口干喜饮，便秘尿赤 | 口服。一次3粒，一日3次，14天为一疗程，或中病即止 | 1. 孕妇、哺乳期妇女及对本品过敏者禁用<br>2. 暴崩下血者非本品适用范围<br>3. 因肿瘤、节育器、外伤及全身出血性疾病所致的子宫异常出血非本品适用范围 |
| 丹栀逍遥丸（片、胶囊）或加味逍遥丸（片、胶囊、颗粒、口服液） | 牡丹皮、焦栀子、柴胡（酒制）、酒白芍、当归、茯苓、白术（土炒）、薄荷、炙甘草 | 舒肝解郁，清热调经。用于肝郁化火，胸胁胀痛，烦闷急躁，颊赤口干，食欲不振或有潮热，以及妇女月经先期，经行不畅，乳房与少腹胀痛 | 口服。一次6~9g，一日2次 | 1. 少吃生冷及油腻难消化的食品<br>2. 孕妇慎用<br>3. 对本品过敏者禁用，过敏体质者慎用 |

续表

| 药品名称 | 药物组成 | 功能主治 | 用法用量 | 注意事项 |
| --- | --- | --- | --- | --- |
| 榆栀止血颗粒 | 地榆炭、墨旱莲、炒栀子、绵马贯众、仙鹤草、炒槐花、拳参、大蓟、侧柏叶（炒）、棕榈炭、牡丹皮、茜草、蒲黄炭、生地黄、白芍、黄芩、当归 | 清热，凉血，止血。用于排卵性功能失调性子宫出血所致的月经量多且中医辨证属于热血证者，可伴见口干心烦，尿赤便结，舌红、苔黄，脉滑数等 | 冲服。一次10g，一日3次。经期服用，血止即停 | 1. 本品仅有给药7天的临床安全数据。中病即止，不宜长期服用<br>2. 无肿瘤、节育器、外伤及全身出血性疾病所致的子宫异常出血的临床研究资料<br>3. 过敏体质或有过敏史者慎用 |

②虚热证：经行量多，色鲜红，质稍稠；颧红，潮热，咽干口燥，盗汗，腰膝酸软，心烦不寐，小便短赤；舌质红，少苔，脉细数。

【辨证要点】经行量多，色鲜红，颧红盗汗，心烦不寐。

【治法】滋阴清热，止血调经。

【中成药】葆宫止血颗粒（表2-4）。

**表2-4　月经过多血热证虚热证可选用的中成药**

| 药品名称 | 药物组成 | 功能主治 | 用法用量 | 注意事项 |
| --- | --- | --- | --- | --- |
| 葆宫止血颗粒 | 牡蛎（煅）、白芍、侧柏叶（炒炭）、地黄、金樱子、柴胡（醋炙）、三七、仙鹤草、椿皮、大青叶 | 固经止血，滋阴清热。用于冲任不固、阴虚血热所致月经过多、经期延长，症见月经量多或经期延长，经色深红、质稠，或有小血块，腰膝酸软，咽干口燥，潮热心烦，舌红少津，苔少或无苔，脉细数，功能性子宫出血及上环后子宫出血见上述证候者 | 开水冲服。一次1袋，一日2次。月经来后开始服药，14天为一个疗程，连续服用2个月经周期 | 尚不明确 |

（3）血瘀证：经行量多，色紫黑，有血块，经行不畅，小腹疼痛拒按，血块排出后疼痛减轻；可无明显全身症状，或胸胁胀满或刺痛，或面颊褐斑；舌质紫暗，或有瘀点、瘀斑，脉弦涩或沉涩。

【辨证要点】经行量多，有血块，小腹疼痛拒按，血块排出后疼痛减轻。

【治法】活血化瘀，固冲止血。

【中成药】茜芷胶囊、云南红药胶囊、云南白药胶囊（表2-5）。

表 2-5 月经过多血瘀证可选用的中成药

| 药品名称 | 药物组成 | 功能主治 | 用法用量 | 注意事项 |
|---|---|---|---|---|
| 茜芷胶囊 | 川牛膝、三七、茜草、白芷 | 活血止血，祛瘀生新，消肿止痛。用于气滞血瘀所致子宫出血过多，时间延长，淋漓不止，小腹疼痛；药物流产后子宫出血量多见上述症状者 | 饭后温开水送服。一次 5 粒，一日 3 次，连服 9 天为一个疗程 | 1. 孕妇禁服<br>2. 大出血者注意综合治疗 |
| 云南红药胶囊 | 三七、重楼、制黄草乌、紫金龙、玉葡萄根、滑叶跌打、大麻药、金铁锁、西南黄芩、石菖蒲 | 止血镇痛，活血散瘀，祛风除湿。用于胃溃疡出血，支气管扩张咯血，功能性子宫出血，月经过多，眼底出血，眼结膜出血，鼻衄，痔疮出血，软组织挫伤，风湿性关节炎，风湿性腰腿痛等 | 口服。一次 2~3 粒，一日 3 次 | 1. 孕妇忌服，血小板减少性紫癜及血液病引起的出血性疾病禁用<br>2. 服后一日内，忌食蚕豆、荞、酸冷及鱼类 |
| 云南白药胶囊 | 三七、重楼等 | 化瘀止血，活血止痛，解毒消肿。用于跌打损伤，瘀血肿痛，吐血，咳血，便血，痔血，崩漏下血，手术出血，疮疡肿毒及软组织挫伤，闭合性骨折，支气管扩张及肺结核咳血，溃疡病出血，以及皮肤感染性疾病 | 口服。一次 1~2 粒，一日 4 次 | 1. 孕妇忌用；过敏体质者忌用；运动员慎用<br>2. 服药一日内，忌食蚕豆、鱼类及酸冷食物<br>3. 用药后若出现过敏反应，应立即停药 |

### 9 预后

月经过多患者经治疗多可治愈。器质性疾病引起者容易复发。子宫内膜息肉的息肉体积大有恶变的危险。

（杜惠兰）

## 参考文献

[1] Shapley M, Jordan K, Croft P R. An epidemiological survey of symptoms of menstrual loss in the community. British Journal of General Practice the Journal of the Royal College of General Practitioners, 2004, 54 (502): 359

[2] 程玉梅，魏薇. 左炔诺孕酮宫内缓释系统的非避孕作用的临床研究. 中国计划生育和妇产科，2010，02 (3)：65-68

[3] 罗颂平，谈勇. 中医妇科学. 北京：人民卫生出版社，2012

[4] 马宝璋，杜惠兰. 中医妇科学. 上海：上海科技出版社，2018

[5] 谈勇. 中医妇科学. 4 版. 北京：中国中医药出版社，2016

[6] 杜惠兰. 中西医结合妇产科学. 10 版. 北京：中国中医药出版社，2016

[7] 中华中医药学会. 中医妇科常见病诊疗指南. 北京：中国中医药出版社，2012

[8] 中国中西医结合学会妇产科专业委员会. 排卵障碍性异常子宫出血中西医结合诊疗指南. 中国中西医结合杂志，2020，40 (04)：391-400

[9] 世界中医药学会联合会，中华中医药学会. 国际中医临床实践指南月经过多. 世界中医

药，2021，16（6）：865-869

[10] 潘卫平．宫血宁胶囊治疗月经过多的疗效观察．浙江中医药大学学报，2008，32（2）：207，209

[11] 刘建武，陶莉莉，邱如卿，等．妇科断红饮胶囊治疗血热内扰证功能失调性子宫出血324 例临床研究．中医药临床杂志，2011，23（07）：628-630

[12] 刘晓红．丹栀逍遥丸治疗青春期功能失调性子宫出血临床研究．河南中医，2015，35（05）：1115-1117

[13] 唐浩志，孟凡丽，赵宏庆．葆宫止血颗粒治疗月经先期及月经过多临床观察．中国实用医药，2008，3（2）：91

[14] 李振东，陈姺．葆宫止血颗粒治疗功能性子宫出血的临床疗效观察．海峡药学，2016，28（2）：131-132

[15] 赵素玲．云南红药胶囊治疗青春期功能性子宫出血临床观察．中医临床研究，2017，9（31）：117-118

[16] 葛晓芬，杨欣，魏丽惠，等．云南红药与宫血宁胶囊用于月经过多的疗效评价．中国妇产科临床杂志，2019，20（04）：329-331

# 第三章　月经先期

## 1　范围

本《指南》规定了月经先期的诊断、辨证和中成药治疗。

本《指南》适用于月经先期的诊断、辨证和中成药治疗。

## 2　术语和定义

下列术语和定义适用于本《指南》。

月经先期（advanced menstruation）是指月经周期提前1~2周，经期正常，连续2个周期以上。月经先期与黄体功能不足及盆腔炎性疾病有关。月经先期伴有月经过多者，有可能发展为崩漏。育龄妇女罹患本病，不易受孕，或易于流产，应及时进行治疗。本病属于中医妇科学“月经不调”范畴。

## 3　流行病学

月经先期可发生于性成熟期各年龄阶段，常见发病年龄为26~35岁。本病发生与患者体质有关，虚弱体质或气郁体质易导致本病发生，平素饮食生活习惯、压力、是否运动等对体质影响大，因此治疗本病应还对易感体质进行干预，纠正或改善体质偏颇。

## 4　病因病理

### 4.1　中医病因病机

多由气虚和血热所致。气虚因体质素弱，或饮食失节，或劳倦，或思虑过度，而致脾气虚弱；或青年肾气未充，或绝经前肾气渐衰，或多产房劳或大病久病而致肾虚，脾虚失于统摄或肾虚失于封藏，冲任不固，不能制约经血而发生本病。血热有素体阳盛，或过食辛辣燥热之品，或过服、误服辛热暖宫药物，或外感热邪等阳盛血热；或恚怒抑郁木火妄动；或素体阴虚，或失血伤阴，或精血亏耗，导致阴虚内热，热扰冲任血海发生本病。

### 4.2　西医病因病理

（1）病因：黄体功能不足，月经周期中有卵泡发育及排卵，但黄体过早衰退，导致黄体期缩短。盆腔炎性疾病亦可导致本病。

（2）病理：黄体功能不足者，子宫内膜形态一般表现为分泌期内膜，腺体分泌不良，间质水肿不明显或腺体间质发育不同步。内膜活检显示分泌反应落后2日。

## 5　临床表现

一般表现为月经周期提前7~14天，连续2个月经周期及以上，经期、经量都正常，或可伴有月经量过多。

## 6　诊断

月经周期不足21天，连续出现2个月经周期以上，经期基本正常。或伴有不孕或早孕时流产，妇科检查无引起异常子宫出血的生殖器官器质性病变；BBT呈双相型，但高温相少于11日，或排卵后体温上升缓慢，上升幅度<0.3℃。经前或月经来潮6小时内诊刮，子宫内膜病理检查呈分泌反应不良至少落后2日，可诊断为黄体功能不足导致的月经先期。

**7　鉴别诊断**

本病需与经间期出血、崩漏相鉴别。

**8　治疗**

8.1　西医治疗原则

针对病因，促进卵泡发育和排卵、绒促素刺激黄体功能、天然黄体酮制剂补充黄体功能。

8.2　中成药用药方案

8.2.1　基本原则

重在调整月经周期。气虚不固者补气摄血，实热者清热凉血，虚热者养阴清热，肝郁化热者疏肝清热。

8.2.2　分证论治（表3-1）

**表3-1　月经先期分证论治**

| 证候 | 症状 | 治法 | 中成药 |
| --- | --- | --- | --- |
| 脾气虚证 | 月经周期提前1~2周，经量或多或少，色淡红，质清稀；神疲乏力，面色萎黄，气短懒言，倦怠嗜卧，小腹空坠，纳少便溏，语声低微，脘闷腹胀；舌淡胖，边有齿痕，苔薄白，脉缓弱 | 补脾益气，固冲调经 | 补中益气丸（颗粒、片、合剂、口服液）、归脾丸、当归养血丸 |
| 肾气虚证 | 月经周期提前1~2周，量或多或少，色淡暗，质清稀；腰膝酸软，头晕耳鸣，面色晦暗或有暗斑，精神不振，夜尿频多，小便清长；舌淡暗，苔薄白，脉沉细 | 补肾益气，固冲调经 | 五子衍宗丸、妇科止血灵片 |
| 阴虚血热证 | 月经周期提前1~2周，量少，色鲜红，质稠；手足心热，咽干口燥，两颧潮红，潮热盗汗，心烦不寐，口舌糜烂；舌质红，少苔，脉细数 | 养阴清热调经 | 固经丸、葆宫止血颗粒 |
| 肝郁血热证 | 月经周期提前1~2周，量或多或少，色深红或紫红，有血块，质稠，经行不畅；烦躁易怒，胸胁胀满，乳房或少腹胀痛，善太息，口苦咽干；舌质红，苔薄黄，脉弦数 | 疏肝清热，凉血调经 | 加味逍遥丸（片、胶囊、颗粒）、丹栀逍遥丸（片、胶囊）、安坤颗粒 |
| 阳盛血热证 | 月经周期提前1~2周，量多，色深红，质稠；口渴，喜冷饮，面红唇赤，心烦，溲黄便结；舌质红，苔黄，脉滑数 | 清热凉血调经 | 宫血宁胶囊 |

以下内容为表3-1内容的详解，重点强调同病同证情况下不同中成药选用区别。

（1）脾气虚证：月经周期提前1~2周，经量或多或少，色淡红，质清稀；神疲乏力，面色萎黄，气短懒言，倦怠嗜卧，小腹空坠，纳少便溏，语声低微，脘闷腹胀；舌淡胖，边有齿痕，苔薄白，脉缓弱。

【辨证要点】经色淡红，质清稀；神疲乏力，面色萎黄。

【治法】补脾益气，固冲调经。

【中成药】补中益气丸（颗粒、片、合剂、口服液）、归脾丸、当归养血丸（表3-2）。

**表 3-2　月经先期脾气虚证可选用的中成药**

| 药品名称 | 药物组成 | 功能主治 | 用法用量 | 注意事项 |
|---|---|---|---|---|
| 补中益气丸（颗粒、片、合剂、口服液） | 炙黄芪、党参、白术（炒）、当归、升麻、柴胡、陈皮、炙甘草 | 补中益气，升阳举陷。用于脾胃虚弱，中气下陷所致的体倦乏力，食少腹胀，便溏久泻，肛门下坠 | 口服。①小蜜丸：一次9g；②大蜜丸：一次1丸，一日2～3次；③颗粒：一次3g，一日2~3次；④片：一次4~5片，一日3次；⑤合剂：一次10～15mL，一日3次；⑥口服液：一次1支，10mL，一日2~3次 | 1. 本品不适用于恶寒发热表证者，暴饮暴食脘腹胀满实证者。忌不易消化食物<br>2. 感冒发热患者不宜服用<br>3. 有高血压、心脏病、肝病、糖尿病、肾病等慢性病严重者应在医师指导下服用<br>4. 儿童、孕妇、哺乳期妇女应在医师指导下服用<br>5. 服药4周后症状无缓解，应去医院就诊<br>6. 服药期间出现头痛、头晕、复视等症，或皮疹、面红者，以及血压有上升趋势，应马上停药 |
| 归脾丸 | 党参、白术、黄芪、茯苓、远志、酸枣仁、龙眼肉、当归、木香、大枣、甘草 | 益气健脾，养血安神。用于心脾两虚，气短心悸，失眠多梦，头昏头晕，肢倦乏力，食欲不振，崩漏便血 | 口服。①小蜜丸：一次9g；②大蜜丸；一次1丸，一日3次 | 1. 忌油腻食物<br>2. 外感或实热内盛者不宜服用<br>3. 本品宜饭前服用<br>4. 按照用法用量服用，小儿、孕妇、高血压、糖尿病患者应在医师指导下服用<br>5. 服药2周症状未明显改善，或症状加重者，应马上停药并到医院应诊<br>6. 有高血压、心脏病、肝病、糖尿病、肾病等慢性病患者应在医师指导下服用<br>7. 有口渴、尿黄、便秘等内热表现者不宜服用 |
| 当归养血丸 | 当归、白芍（炒）、地黄、炙黄芪、阿胶、牡丹皮、香附（制）、茯苓、杜仲（炒）、白术（炒） | 益气养血调经。用于气血两虚所致的月经不调，症见月经提前、经血量少或量多、经期延长、肢体乏力 | 口服。一次9g，一日3次 | 1. 忌食寒凉、生冷食物<br>2. 月经过多者不宜服用<br>3. 感冒时不宜服用<br>4. 有高血压、心脏病、肝病、糖尿病、肾病等慢性病严重者应在医师指导下服用<br>5. 青春期少女及更年期妇女应在医师指导下服用<br>6. 平素月经正常，突然出现月经过少，或经期错后，或阴道不规则出血者应去医院就诊 |

（2）肾气虚证：月经周期提前1～2周，量或多或少，色淡暗，质清稀；腰膝酸软，头晕耳鸣，面色晦暗或有暗斑，精神不振，夜尿频多，小便清长；舌淡暗，苔薄白，脉沉细。

【辨证要点】经色淡暗，质清稀；腰膝酸软，面色晦暗或有暗斑。

【治法】补肾益气，固冲调经。

【中成药】五子衍宗丸、妇科止血灵片（表3-3）。

**表3-3　月经先期肾气虚证可选用的中成药**

| 药品名称 | 药物组成 | 功能主治 | 用法用量 | 注意事项 |
|---|---|---|---|---|
| 五子衍宗丸 | 枸杞子、菟丝子（炒）、覆盆子、五味子（蒸）、车前子（盐炒） | 补肾益精。用于肾虚精亏所致的阳痿不育，遗精早泄，腰痛，尿后余沥 | 口服。①水蜜丸：一次6g，一日2次；②小蜜丸：一次9g，一日2次；③大蜜丸：一次1丸，一日2次 | 1. 忌不易消化食物<br>2. 治疗期间宜节制房事<br>3. 感冒发热患者不宜服用<br>4. 有高血压、心脏病、肝病、糖尿病、肾病等慢性病严重者应在医师指导下服用<br>5. 儿童、孕妇、哺乳期妇女应在医师指导下服用 |
| 妇科止血灵片 | 熟地黄、白芍、杜仲（炭）、续断、槲寄生、山药、五味子、牡蛎（煅）、海螵蛸、蒲黄（炭）、地榆（炒） | 补肾敛阴，固冲止血。用于妇女功能性子宫出血 | 口服。一次5片，一日3次 | 1. 用药期间忌食生冷、辛辣食物<br>2. 不宜在服药期间同时服用滋补性中成药 |

（3）阴虚血热证：月经周期提前1～2周，量少，色鲜红，质稠；手足心热，咽干口燥，两颧潮红，潮热盗汗，心烦不寐，口舌糜烂；舌质红，少苔，脉细数。

【辨证要点】月经量少，色鲜红，质稠；手足心热，咽干口燥，心烦不寐。

【治法】养阴清热调经。

【中成药】固经丸、葆宫止血颗粒（表3-4）。

**表3-4　月经先期阴虚血热证可选用的中成药**

| 药品名称 | 药物组成 | 功能主治 | 用法用量 | 注意事项 |
|---|---|---|---|---|
| 固经丸 | 黄柏（盐炒）、黄芩（酒炒）、椿皮（炒）、香附（醋制）、白芍（炒）、龟甲（制） | 滋阴清热，固经止带。用于阴虚血热，月经先期，经血量多、色紫黑，白带量多 | 口服。一次6g，一日2次 | 1. 忌辛辣<br>2. 脾虚大便溏者应在医师指导下服用<br>3. 感冒发热患者不宜服用<br>4. 有高血压、心脏病、肝病、糖尿病、肾病等慢性病严重者应在医师指导下服用<br>5. 青春期少女及更年期妇女应在医师指导下服用 |

续表

| 药品名称 | 药物组成 | 功能主治 | 用法用量 | 注意事项 |
| --- | --- | --- | --- | --- |
| 葆宫止血颗粒 | 牡蛎（煅）、白芍、侧柏叶（炒炭）、地黄、金樱子、柴胡（醋炙）、三七、仙鹤草、椿皮、大青叶 | 固经止血，滋阴清热。用于冲任不固、阴虚血热所致月经过多、经期延长，症见月经量多或经期延长，经色深红、质稠，或有小血块，腰膝酸软，咽干口燥，潮热心烦，舌红少津，苔少或无苔，脉细数，功能性子宫出血及上环后子宫出血见上述证候者 | 口服。一次1袋，一日2次 | 不明确 |

（4）肝郁血热证：月经周期提前1~2周，量或多或少，色深红或紫红，有血块，质稠，经行不畅；烦躁易怒，胸胁胀满，乳房或少腹胀痛，善太息，口苦咽干；舌质红，苔薄黄，脉弦数。

【辨证要点】量或多或少，色深红或紫红，有血块，经行不畅。

【治法】疏肝清热，凉血调经。

【中成药】加味逍遥丸（片、胶囊、颗粒）、丹栀逍遥丸（片、胶囊）、安坤颗粒（表3-5）。

**表3-5 月经先期肝郁血热证可选用的中成药**

| 药品名称 | 药物组成 | 功能主治 | 用法用量 | 注意事项 |
| --- | --- | --- | --- | --- |
| 加味逍遥丸（片、胶囊、颗粒）、丹栀逍遥丸（片、胶囊） | 柴胡、当归、白芍、白术、茯苓、甘草、牡丹皮、栀子、薄荷 | 疏肝清热，健脾养血。用于肝郁血虚，肝脾不和，两胁胀痛，头晕目眩，倦怠食少，月经不调，脐腹胀痛 | 口服，一日2次。①加味逍遥丸：一次6g；②加味逍遥片：一次3片；③加味逍遥胶囊：一次3粒；④加味逍遥颗粒：一次1袋；⑤丹栀逍遥丸：一次6~9g；⑥丹栀逍遥片：一次6~8片；⑦丹栀逍遥胶囊：一次3~4粒 | 1. 切忌生气恼怒<br>2. 忌食生冷油腻<br>3. 有高血压、心脏病、肝病、糖尿病、肾病等慢性病严重者应在医师指导下服用<br>4. 平素月经正常，突然出现经量过多、经期延长，或月经过少、经期错后，或阴道不规则出血者应去医院就诊<br>5. 脐腹胀痛严重者应去医院就诊<br>6. 儿童、年老体弱者、孕妇、哺乳期妇女及月经量多者应在医师指导下服用 |
| 安坤颗粒 | 牡丹皮、栀子、当归、白术、白芍、茯苓、女贞子、墨旱莲、益母草 | 滋阴清热，健脾养血。用于放置节育环后引起的出血，月经提前、量多或月经紊乱，腰骶酸痛，下腹坠痛，心烦易怒，手足心热 | 开水冲服。一次10g，一日2次 | 尚不明确 |

（5）阳盛血热证：月经周期提前1~2周，量多，色深红，质稠；口渴，喜冷饮，面红唇赤，心烦，溲黄便结；舌质红，苔黄，脉滑数。

【辨证要点】月经量多，色深红，质稠；口渴，喜冷饮，心烦，溲黄便结。

【治法】清热凉血调经。

【中成药】宫血宁胶囊（表3-6）。

**表3-6　月经先期阳盛血热证可选用的中成药**

| 药品名称 | 药物组成 | 功能主治 | 用法用量 | 注意事项 |
|---|---|---|---|---|
| 宫血宁胶囊 | 重楼 | 凉血，收涩止血。用于崩漏下血，月经过多，产后或流产后宫缩不良出血及子宫性出血属血热妄行证者 | 口服。一次1~2粒，一日3次，月经期或子宫出血期服用 | 1. 孕妇忌服<br>2. 胃肠道疾病患者慎用或减量服用 |

### 9　预后

月经先期经过合理治疗，多能治愈。月经先期伴有月经过多者，可发展为崩漏，使病情反复，久治难愈。育龄妇女罹患本病，不易受孕，或易于流产，应及时进行治疗。

（段彦苍）

## 参考文献

1. 中华中医药学会．中医妇科常见病诊疗指南．北京：中国中医药出版社，2012

2. 中华中医药学会．中医妇科临床诊疗指南．北京：中国中医药出版社，2019

3. 世界中医药学会联合会，中华中医药学会．国际中医临床实践指南·月经先期（2019-10-11），世界中医药，2021，16（6）：855-859

# 第四章　月经后期

## 1　范围

本《指南》规定了月经后期的诊断、辨证和中成药治疗。

本《指南》适用于月经后期的诊断、辨证和中成药治疗。

## 2　术语和定义

下列术语和定义适用于本《指南》。

月经后期（delayed menstruation）是指月经周期延后7天以上，甚至3~5个月一行，经期正常，连续出现2个周期以上。多囊卵巢综合征、高催乳素激素血症等均可引起月经后期。

## 3　流行病学

月经后期多数由多囊卵巢综合征、高催乳素激素血症引起。多囊卵巢综合征（PCOS）是一种常见的妇科内分泌疾病，育龄妇女中PCOS患病率为5%~10%，闭经妇女中占25%，无排卵不育症妇女约占1/3，辅助生育技术助孕的患者中约占50%。

## 4　病因病理

### 4.1　中医病因病机

本病或因先天不足、房劳多产而致肾虚精亏血少；或营血不足；或因素体阳虚、久病伤阳、过服寒凉、感受寒邪，血为寒凝；或为素性抑郁，血为气滞；或痰湿阻滞，冲任涩滞，血海不能按时满溢，月经后期而至。

### 4.2　西医病因病理

（1）病因：先天因素、肥胖、经期寒冷刺激、生活压力大、睡眠不足、过少运动、减肥等导致下丘脑-垂体-卵巢轴或其他内分泌腺（如甲状腺）功能紊乱。

（2）病理：多种原因所致卵泡发育不良、卵泡成熟时间延长、不排卵及内膜增生不充分等。

## 5　临床表现

月经周期延后7天以上，甚至3~5个月一行，周期延后连续出现2个周期以上。

## 6　诊断

PCOS主要依据月经稀发、高雄激素的临床表现或高雄激素血症、B超提示卵巢多囊改变等进行诊断。高催乳素血症主要依据临床表现、血PRL水平异常或持续升高、CT或MRL是否有占位性病变诊断。早发性卵巢功能不全主要依据年龄<40岁、月经稀发、2次基础血清FSH>25IU/L并结合病史等进行诊断。

**7 鉴别诊断**

本病需与早孕等相鉴别。

**8 治疗**

8.1 西医治疗原则

西医治疗主要通过采用人工周期疗法、雌孕激素联合疗法、孕激素后半周期疗法和促排卵来调整月经周期。PCOS 治疗还应调整生活方式、降低血雄激素水平，必要时手术。高催乳素血症的治疗以纠正紊乱的内分泌功能、缩小瘤体、解除肿瘤的压迫为主要原则。

8.2 中成药用药方案

8.2.1 基本原则

重在调整月经周期。气虚不固者补气摄血，实热者清热凉血，血热者养阴清热，肝郁化热者疏肝清热。

8.2.2 分证论治（表 4-1）

**表 4-1 月经后期分证论治**

| 证候 | | 症状 | 治法 | 中成药 |
|---|---|---|---|---|
| 肾虚证 | | 月经周期延后，量少，色淡暗，质清稀；面色晦暗或有暗斑，头晕耳鸣，腰膝酸软，夜尿频多；舌淡暗，苔薄白，脉沉细 | 补肾益气，养血调经 | 安坤赞育丸 |
| 血虚证 | | 月经周期延后，量少，色淡红，质稀；面色苍白或萎黄，头晕眼花，心悸失眠，小腹绵绵作痛；舌淡红，苔薄，脉细弱 | 补血养营，益气调经 | 定坤丹、乌鸡白凤丸（片、胶囊、颗粒）、女金胶囊 |
| 血寒证 | 虚寒证 | 月经周期延后，量少，色淡，质清稀；小腹冷痛，喜暖喜按，腰酸无力，小便清长，大便溏薄；舌淡，苔白，脉沉迟无力 | 温经扶阳，养血调经 | 艾附暖宫丸 |
| | 实寒证 | 月经周期延后，量少，色暗黑，夹有血块；小腹冷痛拒按，畏寒肢冷；舌暗，苔白，脉沉紧 | 温经散寒，活血调经 | 少腹逐瘀丸（胶囊、颗粒） |
| 气滞证 | | 月经周期延后，量少，色暗红，或夹有小血块；小腹胀痛，或胸胁、乳房胀痛；舌淡红，苔薄白，脉弦 | 理气行滞，活血调经 | 七制香附丸 |

以下内容为表 4-1 内容的详解，重点强调同病同证情况下不同中成药选用区别。

（1）肾虚证：月经周期延后，量少，色淡暗，质清稀；面色晦暗或有暗斑，头晕耳鸣，腰膝酸软，夜尿频多；舌淡暗，苔薄白，脉沉细。

【辨证要点】经量少，色淡暗，面色晦暗或有暗斑，头晕耳鸣，腰膝酸软。

【治法】补肾益气，养血调经。

【中成药】安坤赞育丸（表 4-2）。

表 4-2　月经后期肾虚证可选用的中成药

| 药品名称 | 药物组成 | 功能主治 | 用法用量 | 注意事项 |
|---|---|---|---|---|
| 安坤赞育丸 | 香附、鹿茸、阿胶、紫河车、白芍、当归、川牛膝、北沙参、没药、天冬、补骨脂、龙眼肉、茯苓、黄柏、龟甲、锁阳、杜仲、秦艽、鳖甲、艾叶、白薇、延胡索、山茱萸、鹿尾、枸杞子、鸡冠花、黄芪、乳香、赤石脂、鹿角胶、菟丝子、肉苁蓉、鸡血藤、桑寄生、琥珀、甘草、人参、乌药、丝棉、血余炭、白术、西红花、地黄、砂仁、沉香、酸枣仁、续断、陈皮、橘红、川芎、泽泻、黄芩、青蒿、远志、肉豆蔻、藁本、红花、柴胡、木香、紫苏叶、熟地黄、丹参 | 补气养血，调经止带。用于气血两亏、肝肾不足所致的月经不调，崩漏，带下病，产后虚弱，瘀血腹痛 | 口服。一次 1 丸，一日 2 次 | 宜用于虚损疾患，实热证及孕妇忌服 |

（2）血虚证：月经周期延后，量少，色淡红，质稀；面色苍白或萎黄，头晕眼花，心悸失眠，小腹绵绵作痛；舌淡红，苔薄，脉细弱。

【辨证要点】月经量少，色淡红，质稀，面色苍白或萎黄。

【治法】补血养营，益气调经。

【中成药】定坤丹、乌鸡白凤丸（片、胶囊、颗粒）、女金胶囊（表 4-3）。

表 4-3　月经后期血虚证可选用的中成药

| 药品名称 | 药物组成 | 功能主治 | 用法用量 | 注意事项 |
|---|---|---|---|---|
| 定坤丹 | 红参、鹿茸、西红花、三七、白芍、熟地黄、当归、白术、枸杞子、黄芩、香附、茺蔚子、川芎、鹿角霜、阿胶、延胡索、红花、益母草、鸡血藤膏、五灵脂、茯苓、柴胡、乌药、砂仁、杜仲、干姜、细辛、川牛膝、肉桂、甘草 | 滋补气血，舒郁调经。用于气血两虚、气滞血瘀所致的月经不调，经行腹痛，崩漏下血，赤白带下，血晕血脱，产后诸虚，骨蒸潮热 | 口服。①水蜜丸：一次 3.5～7g，一日 2 次；②大蜜丸：一次半丸至 1 丸，一日 2 次 | 1. 忌生冷油腻及刺激性食物<br>2. 伤风感冒时停服<br>3. 有高血压、心脏病、肝病、糖尿病、肾病等慢性病严重者应在医师指导下服用<br>4. 青春期少女及更年期妇女应在医师指导下服用<br>5. 平素月经正常，突然出现月经过少，或经期错后，或阴道不规则出血者应去医院就诊 |
| 乌鸡白凤丸（片、胶囊、颗粒） | 乌鸡（去毛、爪、肠）、人参、白芍、丹参、香附（醋制）、当归、牡蛎（煅）、鹿角胶、鹿角霜、桑螵蛸、甘草、熟地黄、青蒿、天冬、黄芪、地黄、川芎、银柴胡、芡实（炒）、山药 | 补气养血，调经止带。用于气血两虚，身体瘦弱，腰膝酸软，月经不调，崩漏带下 | 口服，一日 2 次。①水蜜丸：一次 9g；②大蜜丸：一次 1 丸；③片：一次 2 片；④胶囊：一次 2～3 粒；⑤颗粒：开水冲服，一次 1 袋 | 1. 忌辛辣、生冷食物<br>2. 感冒发热患者不宜服用<br>3. 有高血压、心脏病、肝病、糖尿病、肾病等慢性病严重者应在医师指导下服用 |

续表

| 药品名称 | 药物组成 | 功能主治 | 用法用量 | 注意事项 |
|---|---|---|---|---|
| 女金胶囊 | 当归、白芍、川芎、熟地黄、党参、白术（炒）、茯苓、甘草、肉桂、益母草、牡丹皮、没药（制）、延胡索（醋制）、藁本、白芷、黄芩、白薇、香附（醋制）、砂仁、陈皮、赤石脂（煅）、鹿角霜、阿胶 | 调经养血，理气止痛。用于月经量少、后错，痛经，小腹胀痛，腰腿酸痛 | 口服。一次3粒，一日2次 | 1. 忌食辛辣、生冷食物<br>2. 感冒时不宜服用<br>3. 孕妇禁用<br>4. 经行有块伴腹痛拒按或胸胁胀痛者不宜选用<br>5. 平素月经正常，突然出现月经过少，或经期错后，或阴道不规则出血者应去医院就诊 |

（3）血寒证

①虚寒证：月经周期延后，量少，色淡，质清稀；小腹冷痛，喜暖喜按，腰酸无力，小便清长，大便溏薄；舌淡，苔白，脉沉迟无力。

【辨证要点】量少，色淡，小腹冷痛，喜暖喜按。

【治法】温经扶阳，养血调经。

【中成药】艾附暖宫丸（表4-4）。

**表4-4　月经后期虚寒证可选用的中成药**

| 药品名称 | 药物组成 | 功能主治 | 用法用量 | 注意事项 |
|---|---|---|---|---|
| 艾附暖宫丸 | 艾叶（炭）、香附（醋炙）、吴茱萸（制）、肉桂、当归、川芎、白芍（酒炒）、地黄、黄芪（蜜炙）、续断 | 理气补血，暖宫调经。用于子宫虚寒，月经不调，经期腹痛，腰酸带下 | 口服。①水蜜丸：一次9g，一日2~3次；②大蜜丸：一次1丸，一日2~3次 | 1. 忌食辛辣、生冷食物，注意保暖<br>2. 感冒时不宜服用<br>3. 有高血压、心脏病、肝病、糖尿病、肾病等慢性病严重者应在医师指导下服用<br>4. 青春期少女及更年期妇女应在医师指导下服用<br>5. 平素月经正常，突然出现月经过少，或经期错后，或阴道不规则出血者应去医院就诊 |

②实寒证：月经周期延后，量少，色暗黑，夹有血块；小腹冷痛拒按，畏寒肢冷；舌暗，苔白，脉沉紧。

【辨证要点】经色暗黑，夹有血块；小腹冷痛拒按，畏寒肢冷。

【治法】温经散寒，活血调经。

【中成药】少腹逐瘀丸（胶囊、颗粒）（表4-5）。

**表4-5　月经后期实寒证可选用的中成药**

| 药品名称 | 药物组成 | 功能主治 | 用法用量 | 注意事项 |
|---|---|---|---|---|
| 少腹逐瘀丸（胶囊、颗粒） | 当归、蒲黄、五灵脂（醋制）、赤芍、小茴香（盐炒）、延胡索（醋制）、没药、川芎、肉桂、炮姜 | 活血化瘀，祛寒止痛。用于寒凝血瘀而致的月经不调，小腹胀痛，腰痛，白带 | 口服。①丸：一次1丸，一日2~3次；②胶囊：一次3粒，一日3次；③颗粒：开水冲服，一次1.6g，一日2~3次 | 孕妇忌服，月经过多慎服 |

（4）气滞证：月经周期延后，量少，色暗红，或夹有小血块；小腹胀痛，或胸胁、乳房胀痛；舌淡红，苔薄白，脉弦。

【辨证要点】量少，色暗红，或夹有小血块；小腹胀痛，或胸胁、乳房胀痛。

【治法】理气行滞，活血调经。

【中成药】七制香附丸（表4-6）。

**表4-6　月经后期气滞证可选用的中成药**

| 药品名称 | 药物组成 | 功能主治 | 用法用量 | 注意事项 |
|---|---|---|---|---|
| 七制香附丸 | 香附、鲜牛乳、地黄、茯苓、当归、熟地黄、川芎、白术、白芍、益母草、艾叶、黄芩、山茱萸、天冬、阿胶、酸枣仁、小茴香、人参、甘草、食盐 | 疏肝理气，养血调经。用于气滞血虚所致的痛经、月经量少，症见胸胁胀痛、经行量少、行经小腹胀痛、经前双乳胀痛，经水数月不行 | 口服。一次6g，一日2次 | 1. 忌食生冷食物<br>2. 不宜和感冒药同时服用<br>3. 不宜同时服用藜芦、五灵脂、皂荚及其制剂<br>4. 不宜喝茶和吃萝卜，以免影响药效 |

## 9　预后

月经后期若治疗得当、及时，一般预后较好，若与月经量少同时出现，或治疗不及时或治不得当，可发展为闭经或卵巢早衰。

（段彦苍）

## 参考文献

1. 中华中医药学会．中医妇科常见病诊疗指南．北京：中国中医药出版社，2012

2. 国家药品监督管理局药品评价中心．国家基本药物——中成药．北京：人民卫生出版社，2002

# 第五章　月经先后不定期

## 1　范围

本《指南》规定了月经先后不定期的诊断、辨证和中成药治疗。

本《指南》适用于月经先后不定期的诊断、辨证和中成药治疗。

## 2　术语和定义

下列术语和定义适用于本指南。

月经先后不定期（irregular menstrual cycle）是指月经周期时或提前，时或延后1~2周，连续出现3个周期以上。属于西医学的异常子宫出血（abnormal uterine bleeding，AUB）范畴。

## 3　流行病学

据报道，在月经不调诸病中月经先后不定期较为常见，多发生于育龄期女性。一项对5000名高校女大学生的调查结果显示，有月经不调者1526例，其中月经先后不定期697例，占月经不调的45.7%。

## 4　病因病理

### 4.1　中医病因病机

素体肾虚，房劳多产，或少年肾气未充，更年期肾气渐衰，或久病大病，肾精亏耗，肾气不守，封藏失司，冲任失调；或素性抑郁，或忿怒伤肝，肝失疏泄，冲任失司，均可致冲任气血不调，血海蓄溢失常，胞宫藏泻失职引起月经周期先后不定。

### 4.2　西医病因病理

长期精神紧张、疲劳、营养不良、慢性疾病、环境变化以及药物等影响均可通过大脑皮层和中枢神经系统引起下丘脑-垂体-卵巢轴功能紊乱导致月经先后不定期。如果卵泡早期FSH分泌相对不足，卵泡生长缓慢，发育成熟延迟，排卵延后，月经后期而行；若虽有排卵，但LH峰值不高，黄体发育不全，过早衰退，月经提前而至；若月经周期中不能形成LH/FSH高峰，无排卵亦可表现为月经周期先后不定。

## 5　临床表现

月经周期或提前或错后7~14天，连续3个周期以上。

## 6　诊断

参考《中医妇科学》《中医妇科常见病诊疗指南》《排卵障碍性异常子宫出血中西医结合诊疗指南》《中西医结合妇产科学》拟定。

### 6.1　病史

七情内伤史，房劳多产史。

6.2 症状

月经周期提前或延后1~2周，经期、经量正常，连续出现3个周期以上。

6.3 辅助检查

6.3.1 妇科检查

无明显器质性病变。

6.3.2 实验室检查

生殖内分泌激素及其他内分泌激素测定，可明确诊断及鉴别。

6.3.3 其他检查

基础体温测定有助于判断有无排卵。

**7 鉴别诊断**

（1）月经先期：月经周期提前1~2周，并连续出现两个月经周期以上，无周期延后。

（2）月经后期：月经周期延后7天以上，甚至3~5个月一行，并连续出现两个周期以上，无周期提前。

**8 治疗**

8.1 西医治疗原则

调整月经周期为主，有生育要求者促排卵。

8.2 中成药用药方案

8.2.1 基本原则

以调理冲任气血为治疗总则，或疏肝理气，或补肾调经。

8.2.2 分证论治（表5-1）

**表5-1 月经先后不定期分证论治**

| 证候 | 症状 | 治法 | 中成药 |
|---|---|---|---|
| 肾虚证 | 月经周期先后不定，量少，色淡，质稀；头晕耳鸣，腰酸腿软，小便频数；舌淡，苔白，脉沉细 | 补肾益气，养血调经 | 安坤赞育丸、定坤丹 |
| 肝郁证 | 月经周期先后不定，经量或多或少，色黯红，有血块，或经行不畅；胸胁、乳房、少腹胀痛，精神郁闷，时欲太息，嗳气食少；舌质正常，苔薄，脉弦 | 疏肝解郁，和血调经 | 逍遥丸、丹栀逍遥丸（片、胶囊）、加味逍遥丸（片、胶囊、颗粒、口服液） |

以下内容为表5-1内容的详解，重点强调同病同证情况下不同中成药选用区别。

（1）肾虚证：月经周期先后不定，量少，色淡，质稀；头晕耳鸣，腰酸腿软，小便频数；舌淡，苔白，脉沉细。

【辨证要点】经行或先或后，量少，色淡质稀，头晕耳鸣，腰酸腿软。

【治法】补肾益气，养血调经。

【中成药】安坤赞育丸。肾虚肝郁者可用定坤丹（表5-2）。

表 5-2　月经先后不定期肾虚证可选用的中成药

| 药品名称 | 药物组成 | 功能主治 | 用法用量 | 注意事项 |
| --- | --- | --- | --- | --- |
| 安坤赞育丸 | 醋香附、鹿茸、阿胶、紫河车、白芍、当归、牛膝、川牛膝、北沙参、没药（醋制）、天冬、盐补骨脂、龙眼肉、茯苓、黄柏、龟甲、锁阳、盐杜仲、秦艽、醋鳖甲、醋艾炭、白薇、醋延胡索、酒萸肉、鹿尾、枸杞子、鸡冠花、黄芪、乳香（醋制）、煅赤石脂、鹿角胶、菟丝子、酒苁蓉、鸡血藤、桑寄生、琥珀、甘草、人参、乌药、丝棉（炭）、血余炭、炒白术、西红花、地黄、砂仁、沉香、炒酸枣仁、续断、陈皮、橘红、川芎、泽泻、黄芩、青蒿、制远志、煨肉豆蔻、藁本、红花、柴胡、木香、紫苏叶、熟地黄、丹参 | 益气养血，调补肝肾。本品用于气血两虚、肝肾不足所致的月经不调、崩漏、带下病，症见月经量少，或淋漓不净、月经错后、神疲乏力、腰腿酸软、白带量多 | 口服。一次 1 丸，一日 2 次 | 1. 孕妇忌服<br>2. 忌气恼及辛辣生冷等物<br>3. 服后偶见头晕，可自行消失 |
| 定坤丹 | 红参、鹿茸、西红花、三七、白芍、熟地黄、当归、白术、枸杞子、黄芩、香附、茺蔚子、川芎、鹿角霜、阿胶、延胡索、鸡血藤膏、红花、益母草、五灵脂、茯苓、柴胡、乌药、砂仁、杜仲、干姜、细辛、川牛膝、肉桂、炙甘草；辅料为蜂蜜 | 滋补气血，调经舒郁。用于月经不调，经行腹痛，崩漏下血，赤白带下，贫血衰弱，血晕血脱，产后诸虚，骨蒸潮热 | 口服。一次半丸至 1 丸，1 日 2 次，温开水送服 | 1. 孕妇忌服<br>2. 忌生冷油腻及刺激性食物<br>3. 伤风感冒时停服<br>4. 对本品过敏者禁用，过敏体质者慎用<br>5. 有高血压、心脏病、肝病、糖尿病、肾病等慢性病严重时应在医师指导下服用；青春期及更年期女性应在医师指导下服用 |

（2）肝郁证：月经周期先后不定，经量或多或少，色黯红，有血块，经行不畅；胸胁、乳房、少腹胀痛，精神郁闷，时欲太息，嗳气食少；舌质正常，苔薄，脉弦。

【辨证要点】经行或先或后，经量或多或少，色黯红有块，胸胁、乳房、少腹胀痛，精神郁闷，时欲太息。

【治法】疏肝解郁，和血调经。

【中成药】逍遥丸。肝郁化火者可选用丹栀逍遥丸（片、胶囊）、加味逍遥丸（片、胶囊、颗粒、口服液）（表 5-3）。

**表 5-3 月经先后不定期肝郁证可选用的中成药**

| 药品名称 | 药物组成 | 功能主治 | 用法用量 | 注意事项 |
|---|---|---|---|---|
| 逍遥丸 | 柴胡、当归、白芍、白术（炒）、茯苓、炙甘草、薄荷、生姜 | 疏肝健脾，养血调经。用于肝郁脾虚所致的郁闷不舒、胸胁胀痛、头晕目眩、食欲减退、月经不调 | 口服。一次 8 丸，一日 3 次 | 1. 忌生冷及油腻难消化的食物<br>2. 服药期间要保持情绪乐观，切忌生气恼怒<br>3. 脐腹胀痛严重者应去医院就诊<br>4. 对本品过敏者禁用，过敏体质者慎用 |
| 丹栀逍遥丸（片、胶囊）、加味逍遥丸（片、胶囊、颗粒、口服液） | 牡丹皮、焦栀子、柴胡（酒制）、酒白芍、当归、茯苓、白术（土炒）、薄荷、炙甘草 | 舒肝解郁，清热调经。用于肝郁化火，胸胁胀痛，烦闷急躁，颊赤口干，食欲不振或有潮热，以及妇女月经先期，经行不畅，乳房与少腹胀痛 | 口服。一次 6～9g，一日 2 次 | 1. 孕妇慎用<br>2. 少吃生冷及油腻难消化的食品<br>3. 服药期间忌生气恼怒<br>4. 对本品过敏者禁用，过敏体质者慎用 |

## 9　预后

月经先后不定期患者经治疗多可治愈。如未及时治疗可发展为崩漏或闭经。

（杜惠兰）

## 参考文献

1. 王延琴．中西药结合治疗月经不调的临床观察．中医临床研究，2013，5（6）：3

2. 刘星．长沙市女大学生月经不调情况及发病的相关因素分析．长沙：湖南中医药大学，2017

3. 罗颂平，谈勇．中医妇科学．北京：人民卫生出版社，2012

4. 马宝璋，杜惠兰．中医妇科学．上海：上海科技出版社，2018

5. 杜惠兰．中西医结合妇产科学．10 版．北京：中国中医药出版社，2016

6. 中华中医药学会．中医妇科常见病诊疗指南．北京：中国中医药出版社，2012

7. 中国中西医结合学会妇产科专业委员会．排卵障碍性异常子宫出血中西医结合诊疗指南．中国中西医结合杂志，2020，40（04）：391-400

8. 中华医学会妇产科学分会妇科内分泌学组．异常子宫出血诊断与治疗指南．中华妇产科杂志，2014，49（11）：801-806

# 第六章 经期延长

## 1 范围

本《指南》规定了经期延长的诊断、辨证和中成药治疗。

本《指南》适用于经期延长的诊断、辨证和中成药治疗。

## 2 术语和定义

下列术语和定义适用于本《指南》。

经期延长（menostaxis）：月经周期正常，行经时间超过 7 天，甚或淋漓 2 周方净。本病属于中医妇科学月经不调范畴。

## 3 流行病学

经期延长为临床常见病。

## 4 病因病理

### 4.1 中医病因病机

多由气虚、阴虚血热、瘀血和湿热蕴结所致。气虚因素体虚弱，或劳倦过度，或忧思过度，损伤脾气，中气不足，冲任不固，不能约制经血，以致经期延长。阴虚内热因素体阴虚，或久病伤阴，或房事不节，产多乳众，或忧思积念，致阴血亏耗，阴虚内热，热扰冲任，血海不宁，经血妄行，致经期延长。湿热蕴结多因经期产后，血室正开，失于调摄，或不禁房事，或湿热之邪乘虚而入，湿热蕴结冲任，扰动血海，致经行时间延长。血瘀或素性抑郁，或恚怒伤肝，肝气郁结，气滞血瘀；或外邪客于子宫，外邪与血相搏成瘀，瘀阻冲任胞宫，血不循经，致经期延长。

### 4.2 西医病因病理

（1）病因：下丘脑-垂体-卵巢轴功能紊乱，或溶黄体机制失常，导致黄体萎缩不全，子宫内膜持续受孕激素影响，不能如期完整脱落。

（2）病理：黄体萎缩不全时，月经第 5~6 日仍可见到呈分泌反应的子宫内膜。

## 5 临床表现

一般表现为月经周期正常，但经期延长，行经时间超过 7 天，甚或淋漓 2 周方净。长期经期延长者可有程度不等的贫血貌。

## 6 诊断

行经时间超过 7 天，甚至淋漓 2 周；月经周期正常，或伴有经量增多。妇科检查多无明显器质性病变；BBT 呈双相型，但下降缓慢；或于月经第 5~7 天诊刮，子宫内膜组织学检查仍能见到呈分泌反应的子宫内膜，且与出血期及增生期内膜并存。

### 7 鉴别诊断

本病需与崩漏、癥瘕、异位妊娠相鉴别。

### 8 治疗

8.1 西医治疗原则

使用孕激素或绒促性素改善黄体功能，或使用复方短效口服避孕药抑制排卵、控制周期。

8.2 中成药用药方案

8.3 基本原则

固冲止血调经，重在缩短经期。气虚者重在益气摄血；阴虚血热者宜滋阴清热，安冲宁血；瘀血阻滞和湿热蕴结者以通为止，以利为涩，不可概投固涩之剂，勿犯虚虚实实之戒。

8.4 分证论治（表6-1）

**表6-1 经期延长分证论治**

| 证候 | 症状 | 治法 | 中成药 |
| --- | --- | --- | --- |
| 气虚证 | 行经时间延长，量多，色淡，质清稀；神倦嗜卧，气短懒言，肢软无力，小腹空坠，或纳少便溏；舌质偏淡，舌苔薄白，脉缓弱 | 补气摄血，固冲调经 | 补中益气丸（颗粒、片、合剂、口服液）、归脾丸、当归养血丸 |
| 阴虚血热证 | 行经时间延长，量少，色鲜红，质稍稠；咽干口燥，手心灼热，潮热颧红，大便燥结；舌质红，舌苔少津、少苔，脉细数 | 养阴清热，凉血调经 | 葆宫止血颗粒、榆栀止血颗粒、知柏地黄丸（片、胶囊、颗粒） |
| 血瘀证 | 月经淋漓延期不净，经量时多时少，色暗有块，经行不畅，小腹疼痛拒按；或面色晦暗，或面部褐斑；舌质紫暗，舌边有瘀点，脉弦涩 | 活血祛瘀，固冲调经 | 致康胶囊、云南红药胶囊、茜芷胶囊 |
| 湿热蕴结证 | 行经时间延长，量多，色鲜红，混杂黏液，阴中灼热，或伴有阴痒，平素带下量多，色黄臭秽；腰腹胀痛，四肢沉重，全身乏力；舌质偏红，舌苔黄腻，脉滑数 | 清热利湿，止血调经 | 宫血宁胶囊、妇科千金片（胶囊） |

以下内容为表6-1内容的详解，重点强调同病同证情况下不同中成药选用区别。

（1）气虚证：行经时间延长，量多，色淡，质清稀；神倦嗜卧，气短懒言，肢软无力，小腹空坠，或纳少便溏；舌质偏淡，舌苔薄白，脉缓弱。

【辨证要点】经量多色淡，质清稀；神倦嗜卧，肢软无力。

【治法】补气摄血，固冲调经。

【中成药】补中益气丸（颗粒、片、合剂、口服液）、归脾丸、当归养血丸（表6-2）。

表 6-2　经期延长气虚证可选用的中成药

| 药品名称 | 药物组成 | 功能主治 | 用法用量 | 注意事项 |
| --- | --- | --- | --- | --- |
| 补中益气丸（颗粒、片、合剂、口服液） | 炙黄芪、党参、白术（炒）、当归、升麻、柴胡、陈皮、炙甘草；辅料：生姜、大枣 | 补中益气，升阳举陷。用于脾胃虚弱、中气下陷所致的体倦乏力、食少腹胀、便溏久泻、肛门下坠 | 口服。①小蜜丸：一次9g，一日3次；②大蜜丸：一次1丸，一日2～3次；③颗粒：一次3g，一日2～3次；④片：一次4～5片，一日3次；⑤合剂：一次10～15mL，一日3次；⑥口服液：一次1支，一日2~3次 | 1. 忌不易消化食物<br>2. 感冒发热患者不宜服用<br>3. 有高血压、心脏病、肝病、糖尿病、肾病等慢性病严重者应在医师指导下服用<br>4. 儿童、孕妇、哺乳期妇女应在医师指导下服用<br>5. 对本品过敏者禁用，过敏体质者慎用<br>6. 服本药时不宜同时服用藜芦或其制剂 |
| 归脾丸 | 党参、白术、黄芪、茯苓、远志、酸枣仁、龙眼肉、当归、木香、大枣、甘草 | 益气健脾，养血安神。用于心脾两虚，气短心悸，失眠多梦，头昏头晕，肢倦乏力，食欲不振，崩漏便血 | 口服。一次6g，一日3次 | 1. 忌不易消化食物<br>2. 感冒发热患者不宜服用<br>3. 有高血压、心脏病、肝病、糖尿病、肾病等慢性病患者应在医师指导下服用<br>4. 有口渴、尿黄、便秘等内热表现者不宜服用 |
| 当归养血丸 | 当归、白芍、地黄、炙黄芪、阿胶、牡丹皮、香附（炙）、茯苓、杜仲（炒）、白术（炒） | 益气养血调经。用于气血两虚所致的月经不调，症见月经提前、经血量少或量多、经期延长、肢体乏力 | 口服。一次9g，一日3次 | 1. 忌食寒凉、生冷食物<br>2. 月经过多者不宜服用<br>3. 感冒发热时不宜服用 |

（2）阴虚血热证：行经时间延长，量少，色鲜红，质稍稠；咽干口燥，手心灼热，潮热颧红，大便燥结；舌质红，舌苔少津、少苔，脉细数。

【辨证要点】经期延长，量少色鲜红，质稠；咽干口燥，手心灼热，潮热颧红。

【治法】养阴清热，凉血调经。

【中成药】葆宫止血颗粒、榆栀止血颗粒、知柏地黄丸（片、胶囊、颗粒）（表6-3）。

表 6-3　经期延长阴虚血热证可选用的中成药

| 药品名称 | 药物组成 | 功能主治 | 用法用量 | 注意事项 |
| --- | --- | --- | --- | --- |
| 葆宫止血颗粒 | 牡蛎（煅）、白芍、侧柏叶（炒炭）、地黄、金樱子、柴胡（醋炙）、三七、仙鹤草、椿皮、大青叶 | 固经止血，滋阴清热。用于冲任不固、阴虚血热所致月经过多、经期延长，症见月经量多或经期延长，经色深红、质稠，或有小血块，腰膝酸软，咽干口燥，潮热心烦，舌红少津，苔少或无苔，脉细数，功能性子宫出血及上环后子宫出血见上述证候者 | 口服。一次1袋，一日2次 | 不明确 |

续表

| 药品名称 | 药物组成 | 功能主治 | 用法用量 | 注意事项 |
|---|---|---|---|---|
| 榆栀止血颗粒 | 牡蛎（煅）、三七、白芍、侧柏叶（炒炭）、地黄、金樱子、柴胡（醋炙）、椿皮、仙鹤草、大青叶 | 固经止血，滋阴清热。用于冲任不固、阴虚血热所致月经过多、经期延长，症见月经量多或经期延长，经色深红、质稠，或有小血块，腰膝酸软，苔少或无苔，脉细数见上述证候者 | 口服。一次1袋，一日2次 | 1. 中病即止，不宜长期服用<br>2. 过敏体质或有过敏史者慎用<br>3. 虚寒者禁用 |
| 知柏地黄丸（片、胶囊、颗粒） | 知母、熟地黄、黄柏、山茱萸（制）、山药、牡丹皮、茯苓、泽泻 | 滋阴清热。用于潮热盗汗，耳鸣遗精，口干咽燥 | 口服。①大蜜丸：一次1丸，一日2次；②水蜜丸：一次8丸，一日3次；③片：一次6片，一日4次；④胶囊：一次4粒，一日2次；⑤颗粒：一次8g，一日2次 | 1. 虚寒性病证患者不适用，其表现为怕冷，手足凉，喜热饮<br>2. 不宜和感冒类药同时服用<br>3. 孕妇慎用 |

（3）血瘀证：月经淋漓延期不净，经量时多时少，色暗有块，经行不畅，小腹疼痛拒按；或面色晦暗，或面部褐斑；舌质紫暗，舌边有瘀点，脉弦涩。

【辨证要点】月经淋漓不净，量或多或少，色暗有块，小腹疼痛拒按。

【治法】活血祛瘀，固冲调经。

【中成药】致康胶囊、云南红药胶囊、茜芷胶囊（表6-4）。

**表6-4 经期延长血瘀证可选用的中成药**

| 药品名称 | 药物组成 | 功能主治 | 用法用量 | 注意事项 |
|---|---|---|---|---|
| 致康胶囊 | 大黄、黄连、三七、白芷、阿胶、龙骨（煅）、白及、醋没药、海螵蛸、茜草、龙血竭、甘草、珍珠、冰片 | 清热凉血止血，化瘀生肌定痛。用于创伤性出血，崩漏，呕血及便血等 | 口服。一次2~4粒，一日3次 | 1. 在服用本品期间，尤其用于胃及十二指肠溃疡、急慢性胃炎、溃疡性结肠炎、痔疮、直肠炎等消化系统疾病患者，饮食宜清淡，忌酒及辛辣、生冷、油腻食物<br>2. 忌愤怒、忧郁，保持心情舒畅<br>3. 过敏体质者慎用 |

续表

| 药品名称 | 药物组成 | 功能主治 | 用法用量 | 注意事项 |
| --- | --- | --- | --- | --- |
| 云南红药胶囊 | 三七、重楼、制黄草乌、紫金龙、玉葡萄根、滑叶跌打、大麻药、金铁锁、西南黄芩、石菖蒲 | 止血镇痛，活血散瘀，祛风除湿。用于功能性子宫出血，月经过多等 | 口服。一次2~3粒，一日3次 | 1. 服药期间，忌食蚕豆、荞、酸冷及鱼类<br>2. 本品含乌头碱类成分，应严格在医生指导下服用。服药后如果出现唇舌发麻、头晕、头痛、腹痛、腹泻、心烦欲吐、呼吸困难等情况，应马上停药并到医院就治<br>3. 不宜与其他含乌头碱及乌头碱类成分的药物合并使用<br>4. 严格按说明书用法用量使用，不得任意增加剂量、长时间服用<br>5. 心脏疾病患者慎用<br>6. 儿童慎用<br>7. 哺乳期妇女慎用，虚证月经过多者慎用<br>8. 不宜与含有以下成分的药物合用：半夏、瓜蒌、瓜蒌子、瓜蒌皮、天花粉、川贝母、浙贝母、平贝母、伊贝母、湖北贝母、白蔹、白及、赤石脂、藜芦，或遵医嘱 |
| 茜芷胶囊 | 川牛膝、三七、茜草（制）、白芷 | 活血止血，祛瘀生新，消肿止痛。用于气滞血瘀所致子宫出血过多，时间延长，淋漓不止，小腹疼痛 | 口服。一次5粒，一日3次 | 大出血者注意综合治疗 |

（4）湿热蕴结证：行经时间延长，量多，色鲜红，混杂黏液，阴中灼热，或伴有阴痒，平素带下量多，色黄臭秽；腰腹胀痛，四肢沉重；舌质偏红，舌苔黄腻，脉滑数。

【辨证要点】经期延长，量多色鲜红，混杂黏液；带下量多，色黄臭秽；腰腹胀痛。

【治法】清热利湿，止血调经。

【中成药】宫血宁胶囊、妇科千金片（胶囊）（表6-5）。

**表6-5　经期延长湿热蕴结证可选用的中成药**

| 药品名称 | 药物组成 | 功能主治 | 用法用量 | 注意事项 |
| --- | --- | --- | --- | --- |
| 宫血宁胶囊 | 重楼 | 凉血，收涩止血。用于崩漏下血，月经过多，产后或流产后宫缩不良出血及子宫性出血属血热妄行证者 | 口服。一次1~2粒，一日3次，血止停服 | 胃肠道疾病患者慎用或减量服用 |

续表

| 药品名称 | 药物组成 | 功能主治 | 用法用量 | 注意事项 |
|---|---|---|---|---|
| 妇科千金片（胶囊） | 千金拔、金樱根、穿心莲、功劳木、单面针、当归、鸡血藤、党参 | 清热除湿，益气化瘀。用于湿热瘀阻所致的带下病、腹痛，症见带下量多、色黄质稠、臭秽，小腹疼痛，腰骶酸痛，神疲乏力；慢性盆腔炎、子宫内膜炎、慢性宫颈炎见上述证候者 | 口服。①片：一次6片，一日3次；②胶囊：一次2粒，一日3次 | 1. 忌辛辣、生冷、油腻食物<br>2. 有高血压、心脏病、肝病、糖尿病、肾病等慢性病严重者应在医师指导下服用<br>3. 少女、孕妇、绝经后患者均应在医师指导下服用<br>4. 伴有赤带者，应去医院就诊<br>5. 孕妇禁用 |

## 9 预后

经期延长治疗得当，一般预后较好。经期延长合并月经过多者，可发展为崩漏，使病情反复，久治难愈。经期时间长，可影响生活质量，影响受孕或发生流产，应予以重视。

（段彦苍）

## 参考文献

1. 中华中医药学会．中医妇科常见病诊疗指南．北京：中国中医药出版社，2012

2. 中华中医药学会．中医妇科临床诊疗指南．北京：中国中医药出版社，2019

3. 世界中医药学会联合会，中华中医药学会．国际中医临床实践指南 经期延长（2019-10-11），世界中医药，2021，16（6）：860-864

# 第七章　经间期出血

## 1　范围

本《指南》规定了经间期出血的诊断、辨证和中成药治疗。

本《指南》适用于经间期出血的诊断、辨证和中成药治疗。

## 2　术语和定义

下列术语和定义适用于本《指南》。

经间期出血是指在两次月经中间，出现周期性的少量阴道流血者。其特点是阴道流血发生在经间期，即氤氲之时，且量甚少，一般1~2天即自止。西医学中排卵期出血、围排卵期出血等疾病可参照本病治疗。

## 3　流行病学

近年来，随着社会时代的发展，人们的工作和学习压力日益增加，思想负担加重，生活作息及饮食结构的紊乱等多种因素，导致经间期出血越来越常见。有统计资料显示妇科门诊中排卵型异常子宫出血患者高达10%，而经间期出血又占其20%~30%。本病的发生给患者带来了生活和学习上的诸多不便，造成了一定的心理负担和精神压力。

## 4　病因病理

### 4.1　中医病因病机

本病的发生与月经周期中的气血阴阳消长转化有密切关系。主要病因病机是阴虚、湿热、血瘀或阳虚的因素，使阴阳转化不协调，损伤阴络，冲任不固，血溢脉外，遂发生经间期出血。

### 4.2　西医病因病理

西医方面，多认为本病的发生首先与激素水平及下丘脑-垂体-卵巢轴有关，由于排卵前雌激素短暂下降使得雌激素绝对或相对不足，导致子宫内膜部分脱落出血；其次与凝血功能有关，子宫内膜的纤维蛋白原系统活性及凝血因子水平下降，从而导致体内血小板聚集能力下降，毛细血管通透性提高，导致出血。

## 5　临床表现

在两次月经中间，一般是周期的第12~16天出现少量阴道流血，持续2~3日或数日则自止，反复发生。可伴腰酸，一侧少腹胀痛，乳房胀痛，或带下增多，质黏透明如蛋清样，或赤白带下。

## 6　诊断

参考全国中医药行业高等教育“十三五”规划教材《中医妇科学》中“经间期出血”的诊断标准。

6.1 病史

多见于青年女子，可有月经不调史，或堕胎、小产史。

6.2 临床表现

在两次月经中间出现少量阴道流血，持续2~3日或数日则自止。

6.3 检查

（1）妇科检查：宫颈黏液透明，呈拉丝状，夹有血丝。

（2）辅助检查：测量基础体温，在高、低温相交替时出血，一般在基础体温升高后则出血停止，亦有高相时继续出血；血清雌、孕激素水平通常偏低。

## 7 鉴别诊断

（1）月经先期：月经先期的特点是周期的缩短，经量正常，或伴有经量过多、过少，在基础体温由高温下降时出血；而经间期出血较月经量少，出血时间有规律地发生于基础体温高低温交替时。

（2）月经过少：月经过少的特点是每次月经量均明显减少，甚或点滴而下；经间期出血则发生在两次正常月经的中间。

（3）赤带：赤带无周期性，持续时间较长或反复发作。应了解是否有接触性出血。妇科检查可见宫颈糜烂、赘生物；经间期出血有周期性，一般2~3天可自行停止。

## 8 治疗

8.1 西医治疗原则

西医对本病的治疗原则是止血，调整月经周期为主，治疗上主要给予性激素类药及止血药，相关药物有雌激素、氯米芬、安宫黄体酮、氨甲环酸、肾上腺色腙、维生素类等，短期治疗可。

8.2 中成药用药方案

8.2.1 基本原则

本病治疗原则以平衡阴阳为主，促进阴阳的顺利转化。根据阴阳互根的关系，要注意阳中求阴，补阴不忘阳。治疗时机重在经后期。一般以滋肾养血为主，热者清之，湿者除之，瘀者化之，气阳虚者补之，出血时适当配伍一些固冲止血药物。

8.2.2 分证论治（表7-1）

**表7-1 经间期出血分证论治**

| 证候 | 症状 | 治法 | 中成药 |
| --- | --- | --- | --- |
| 肾阴虚证 | 两次月经中间阴道少量出血，色鲜红，质黏；头晕耳鸣，夜寐不宁，五心烦热，腰膝酸软，大便秘结；舌红，苔少，脉细数 | 滋肾养阴，固冲止血 | 葆宫止血颗粒、六味地黄丸、杞菊地黄丸、知柏地黄丸、坤泰胶囊 |
| 湿热证 | 两次月经中间阴道少量出血，色深红，质黏腻；平时带下量多，色黄，小腹作痛，神疲乏力，胸胁满闷，口苦纳呆，溺黄便溏；舌红，苔黄腻，脉滑数 | 清利湿热 | 妇科千金胶囊、四妙丸 |

续表

| 证候 | 症状 | 治法 | 中成药 |
| --- | --- | --- | --- |
| 血瘀证 | 经间期出血量时或稍多，时或甚少，色黯红，或紫黑如酱，少腹胀痛或刺痛；情志抑郁，胸闷烦躁；舌暗或有瘀斑，脉细弦 | 化瘀止血 | 大黄䗪虫丸、少腹逐瘀丸、桂枝茯苓丸、独一味胶囊 |
| 肾阳虚证 | 经间期出血，量少，色淡，质稀；腰痛如折，畏寒肢冷，小便清长，大便溏薄，面色晦暗；舌淡暗，苔薄白，脉沉弱 | 补肾益阳，固冲止血 | 艾附暖宫丸、金匮肾气丸、附子理中丸 |

以下内容为表 7-1 内容的详解，重点强调同病同证情况下不同中成药选用区别。

（1）肾阴虚证：两次月经中间阴道少量出血，色鲜红，质黏；头晕耳鸣，夜寐不宁，五心烦热，腰膝酸软，大便秘结；舌红，苔少，脉细数。

【辨证要点】阴道少量出血出现在两次月经中间，色鲜红，质黏，头晕耳鸣，五心烦热，腰膝酸软，舌红，苔少，脉细数。

【治法】滋肾养阴，固冲止血。

【中成药】葆宫止血颗粒、六味地黄丸、杞菊地黄丸、知柏地黄丸、坤泰胶囊（表 7-2）。

**表 7-2　经间期出血肾阴虚证可选用的中成药**

| 药品名称 | 药物组成 | 功能主治 | 用法用量 | 注意事项 |
| --- | --- | --- | --- | --- |
| 葆宫止血颗粒 | 牡蛎（煅）、三七、白芍、侧柏叶（炒炭）、地黄、金樱子、柴胡（醋炙）、椿皮、仙鹤草、大青叶 | 固经止血，滋阴清热。用于冲任不固、阴虚血热所致月经过多、经期延长，症见月经量多或经期延长，经色深红、质稠，或有小血块，腰膝酸软，苔少或无苔，脉细数见上述证候者 | 开水冲服。一次 1 袋（15g），一日 2 次 | 1. 忌食辛辣，少进油腻<br>2. 脾胃虚寒，大便稀溏者慎用<br>3. 感冒发热腹泻患者不宜服用 |
| 六味地黄丸 | 熟地黄、酒萸肉、牡丹皮、山药、茯苓、泽泻 | 滋阴补肾，用于肾阴亏损，头晕耳鸣，腰膝酸软，骨蒸潮热，盗汗遗精 | 口服。①大蜜丸：一次 1 丸（9g），一日 2 次；②小蜜丸：一次 8 丸（原药材 3g），一日 3 次 | 1. 忌不易消化食物<br>2. 感冒发热腹泻患者不宜服用<br>3. 对本品过敏者禁用，过敏体质者慎用 |
| 杞菊地黄丸 | 枸杞子、菊花、熟地黄、酒萸肉、牡丹皮、山药、茯苓、泽泻 | 滋肾养肝。用于肝肾阴亏的眩晕耳鸣，羞明畏光，迎风流泪，视物昏花 | 口服。①大蜜丸：一次 1 丸（9g），一日 2 次；②小蜜丸：一次 8 丸（原药材 3g），一日 3 次 | 1. 脾胃虚寒，大便稀溏者慎用<br>2. 按照用法用量服用<br>3. 对本品过敏者禁用，过敏体质者慎用 |

续表

| 药品名称 | 药物组成 | 功能主治 | 用法用量 | 注意事项 |
|---|---|---|---|---|
| 知柏地黄丸 | 知母、黄柏、熟地黄、山药、山茱萸、牡丹皮、茯苓、泽泻 | 滋阴降火。用于阴虚火旺，潮热盗汗，口干咽痛，耳鸣遗精，小便短赤 | 口服。①大蜜丸：一次1丸（9g），一日2次；②小蜜丸：一次8丸（原药材3g），一日3次 | 1. 忌不易消化食物<br>2. 感冒发热腹泻患者不宜服用<br>3. 对本品过敏者禁用，过敏体质者慎用 |
| 坤泰胶囊 | 熟地黄、黄连、白芍、黄芩、阿胶、茯苓 | 滋阴清热，安神除烦。用于绝经期前后诸证，阴虚火旺者，症见潮热面红、自汗盗汗、心烦不宁、失眠多梦、头晕耳鸣、腰膝酸软、手足心热等 | 口服。一次4粒，每粒0.5g，一日3次。2～4周为一疗程 | 1. 忌食辛辣，少进油腻<br>2. 不宜与感冒药同时服用<br>3. 对本品过敏者禁用，过敏体质者慎用<br>4. 药品性状发生改变时禁用 |

（2）湿热证：两次月经中间阴道少量出血，色深红，质黏腻；平时带下量多，色黄，小腹作痛，神疲乏力，胸胁满闷，口苦纳呆，溺黄便溏；舌红，苔黄腻，脉滑数。

【辨证要点】出血量稍多，赤白相兼，质稠者，伴胸胁满闷，口苦纳呆，溺黄便溏，舌红，苔黄腻，脉滑数者多为湿热证。

【治法】清利湿热。

【中成药】妇科千金胶囊、四妙丸（表7-3）。

**表7-3　经间期出血湿热证可选用的中成药**

| 药品名称 | 药物组成 | 功能主治 | 用法用量 | 注意事项 |
|---|---|---|---|---|
| 妇科千金胶囊 | 千斤拔、金樱根、穿心莲、功劳木、单面针、当归、鸡血藤、党参 | 清热除湿，益气化瘀。用于湿热瘀阻所致的带下病，腹痛，症见带下量多、色黄质稠，小腹疼痛，腰骶酸痛，神疲乏力；慢性盆腔炎见有上述证候者 | 口服。一次2粒，每粒0.4g，一日3次 | 1. 忌辛辣、生冷、油腻食物<br>2. 脾胃虚寒，大便稀溏者慎用<br>3. 伴有腹痛较重者，应排除盆腔炎、内科急腹症等 |
| 四妙丸 | 苍术、牛膝、盐黄柏、薏苡仁 | 清热利湿。用于湿热下注所致的痹病，症见足膝红肿、筋骨疼痛 | 口服。一次1袋（6g），一日2~3次 | 1. 忌辛辣、生冷、油腻食物<br>2. 脾胃虚寒，大便稀溏者慎用 |

（3）血瘀证：经间期出血量时或稍多，时或甚少，色黯红，或紫黑如酱，少腹胀痛或刺痛；情志抑郁，胸闷烦躁；舌暗或有瘀斑，脉细弦。

【辨证要点】出血量时或稍多，时或甚少，色黯红，或紫黑如酱，伴有少腹胀痛或刺痛，舌暗或有瘀斑，脉细弦者则为血瘀证。

【治法】化瘀止血。

【中成药】大黄䗪虫丸、少腹逐瘀丸、桂枝茯苓丸、独一味胶囊（表7-4）。

表 7-4　经间期出血血瘀证可选用的中成药

| 药品名称 | 药物组成 | 功能主治 | 用法用量 | 注意事项 |
| --- | --- | --- | --- | --- |
| 大黄䗪虫丸 | 熟大黄、土鳖虫、水蛭（制）、虻虫（去翅足，炒）、蛴螬（炒）、干漆（煅）、桃仁、苦杏仁（炒）、黄芩、地黄、白芍、甘草 | 活血破瘀，通经消癥。用于瘀血内停所致的癥瘕、闭经，症见腹部肿块、肌肤甲错、面色暗黑、潮热羸瘦、经闭不行 | 口服。①大蜜丸：一次 1～2 丸，每丸 3g，一日 1～2 次；②小蜜丸：一次 1 袋（3g），一日 1~2 次 | 1. 孕妇忌服<br>2. 忌辛辣、生冷、油腻食物<br>3. 脾胃虚寒，大便稀溏者慎用 |
| 少腹逐瘀丸 | 当归、蒲黄、五灵脂、赤芍、小茴香、延胡索、没药、川芎、肉桂、炮姜 | 温经活血，散寒止痛。用于寒凝血瘀所致的月经后期、痛经，症见行经后错、行经小腹冷痛、经血紫暗、有血块 | 口服。大蜜丸，一次 1 丸（9g），一日 2~3 次 | 孕妇忌服 |
| 桂枝茯苓丸 | 桂枝、茯苓、牡丹皮、赤芍、桃仁 | 活血，化瘀，消癥。用于妇人宿有癥块，或血瘀经闭，行经腹痛，产后恶露不尽 | 口服。①大蜜丸：一次 1 丸（6g），一日 1～2 次；②小蜜丸：一次 9 丸（1.5g），一日 1~2 次 | 1. 孕妇慎用<br>2. 体弱、阴道出血量多者慎用<br>3. 忌食生冷、肥腻、辛辣食物 |
| 独一味胶囊 | 独一味 | 活血止痛，化瘀止血。用于多种外科手术后的刀口疼痛、出血，外伤骨折，筋骨扭伤，风湿痹痛以及崩漏、痛经、牙龈肿痛、出血等 | 口服。一次 3 粒，每粒 0.3g，一日 3 次 | 孕妇慎用 |

（4）肾阳虚证：经间期出血，量少，色淡，质稀；腰痛如折，畏寒肢冷，小便清长，大便溏薄，面色晦暗；舌淡黯，苔薄白，脉沉弱。

【辨证要点】出血量稍多，色淡红，质稀者，伴有腰痛如折，畏寒肢冷，小便清长，大便溏薄，舌淡黯，苔薄白，脉沉弱者多为肾阳虚证。

【治法】补肾益阳，固冲止血。

【中成药】艾附暖宫丸、金匮肾气丸、附子理中丸（表 7-5）。

表 7-5　经间期出血肾阳虚证可选用的中成药

| 药品名称 | 药物组成 | 功能主治 | 用法用量 | 注意事项 |
| --- | --- | --- | --- | --- |
| 艾附暖宫丸 | 艾叶、白芍、川芎、当归、地黄、蜂蜜、黄芪、肉桂、吴茱萸、香附、续断 | 理气补血，暖宫调经。用于子宫虚寒，月经量少、后错，经期腹痛，腰酸带下 | 口服。①大蜜丸：一次 1 丸（9g），一日 1~2 次。②小蜜丸：一次 9g，一日 2~3 次 | 1. 忌生冷、辛辣、油腻食物<br>2. 感冒发热患者不宜服用 |

续表

| 药品名称 | 药物组成 | 功能主治 | 用法用量 | 注意事项 |
|---|---|---|---|---|
| 金匮肾气丸 | 地黄、茯苓、山药、山茱萸（酒炙）、牡丹皮、泽泻、桂枝、牛膝（去头）、车前子（盐炙）、附子（炙） | 温补肾阳，化气行水。用于肾虚水肿，腰膝酸软，小便不利，畏寒肢冷 | 口服。①大蜜丸：一次1丸（6g），一日2次；②小蜜丸：一次20~25粒（4~5g），一日2次 | 忌房欲、气恼，忌食生冷食物 |
| 附子理中丸 | 附子（制）、党参、白术（炒）、干姜、甘草 | 温中健脾。用于脾胃虚寒，脘腹冷痛，呕吐泄泻，手足不温 | 口服。①大蜜丸，一次1丸（9g），一日1~2次；②小蜜丸，一次6g（约2/3外盖），一日2~3次 | 1. 忌不易消化食物<br>2. 感冒发热患者不宜服用<br>3. 孕妇、哺乳期妇女、儿童慎用 |

### 9 预后

本病经适当治疗，多数预后良好。若迁延日久，出血量增加、持续时间延长者，可发展为月经不调、崩漏，亦可影响受孕，引起不孕症。

（谈勇）

## 参考文献

1. 史常旭．功能失调性子宫出血的临床类型及其诊断．中国实用妇科与产科杂志，2004，20（4）：194-195

2. 谈勇．中医妇科学．北京：中国中医药出版社，2016：80

# 第八章　痛经（子宫内膜异位症与子宫腺肌病）

## 1　范围

本《指南》规定了由子宫内膜异位症和/或子宫腺肌病引起的继发性痛经的诊断、辨证和中成药治疗。

本《指南》适用于由子宫内膜异位症和/或子宫腺肌病引起的继发性痛经的诊断、辨证和中成药治疗。

## 2　术语和定义

痛经分为原发性痛经和继发性痛经。本指南限定于继发性痛经中的子宫内膜异位症和子宫腺肌病。

下列术语和定义适用于本《指南》。

子宫内膜异位症（endometriosis，EMS）简称内异症，是指子宫内膜组织（腺体和间质）在子宫腔被覆内膜及子宫以外的部位出现、生长、浸润，反复出血，继而引发疼痛、不孕及结节或包块等。卵巢型子宫内膜异位症形成囊肿者，称为子宫内膜异位囊肿（俗称“巧克力囊肿”）。内异症是育龄期妇女的常见病、多发病。内异症病变广泛，形态多样，极具侵袭性和复发性，具有性激素依赖的特点。

子宫腺肌病（adenomyosis）是指子宫内膜腺体及间质侵入子宫肌层中，伴随周围肌层细胞的代偿性肥大和增生，形成弥漫病变或局限性病变的一种良性疾病，既往曾称为内在性子宫内膜异位症。少数子宫内膜在子宫肌层中呈局限性生长，形成结节或团块，称为子宫腺肌瘤。病灶内部可以出现含咖啡色液体的囊腔，如果囊腔直径>5mm 称为囊性子宫腺肌病，虽然较少见，但可以发生于年轻妇女，患者常有明显的痛经。

## 3　流行病学

子宫内膜异位症多发于25~45 岁，发病率为该年龄段妇女的 10%~15%，是常见的妇科疾病。目前认为内异症发病的危险因素有年龄、月经紊乱、痛经、孕产史、生活习惯、生殖道梗阻、内分泌紊乱等，还有学者认为有人工流产、免疫、遗传、环境因素、社会经济状况等。内异症有家族聚集性。一级亲属中有内异症患者的妇女发生内异症的风险升高 7~10 倍。流行病学资料表明，二噁英污染可能与内异症发病有关。另，医源性妇科手术操作亦有可能将子宫内膜种植于腹壁切口处，特别是剖宫取胎后的腹壁瘢痕内异症，文献报道其发生率占腹壁瘢痕内异症的 90%左右。子宫内膜的种植，也可发生于阴道分娩所引起的会阴、阴道或宫颈裂伤部位，并可发生于会阴侧切处的瘢痕组织处。它的发病率是否增加，是否与脂肪摄入、心血管疾病风险升高有关等问题都尚未明确。

子宫腺肌病好发于生育年龄妇女，发病率为 7%~23%，约半数患者合并子宫肌瘤，15%~40%合并内异症。有学者指出，多次妊娠和分娩可能造成子宫的损伤，故经产、习惯性流产和流产史均为此病的危险因素。在妊娠或分娩过程中，子宫肌细胞会增生肥大，子宫壁的扩张与缩复等均有利于子宫内膜向肌层侵入。当分娩时产程过长，不协调宫缩，或出现难产、剖宫产，或进行胎盘植入、人工剥离胎盘或手术时子宫切口处理不当等，这些因素均易诱发子宫腺肌病。

**4 病因病理**

4.1 子宫内膜异位症

4.1.1 中医病因病机

多由于外邪入侵，情志内伤、房劳、饮食不节或手术损伤等原因，导致机体脏腑功能失调，气血失和，致部分经血不循常道而逆行，以致“离经”之血瘀积，留结于下腹，阻滞冲任、胞宫、胞脉、胞络而发病。

4.1.2 西医病因病理

4.1.2.1 病因

以Sampson经血逆流种植为主导理论，逆流至盆腔的子宫内膜需经黏附、侵袭、血管性形成等过程得以种植、生长、发生病变；在位内膜的特质起决定作用，即“在位内膜决定论”；其他发病机制包括体腔上皮化生、血管及淋巴转移学说以及干细胞理论等。相关基因的表达和调控异常、免疫炎症反应以及性激素受体表达异常等与内异症的发生密切相关。子宫内膜异位症具有一定的遗传倾向和家族聚集性，有家族病史的人患此病居多。

4.1.2.2 病理

子宫内膜异位症的主要病理变化为异位种植的子宫内膜随卵巢激素的变化而发生周期性出血，病灶局部反复出血和缓慢吸收导致周围纤维组织增生、粘连，出现紫褐色斑点或小泡，最后发展为大小不等的实质性瘢痕结节或形成囊肿。绝大多数子宫内膜异位症发生于盆腔，称为盆腔子宫内膜异位症。根据发生的部位不同，又大致可分为卵巢子宫内膜异位症和腹膜子宫内膜异位症。

（1）卵巢子宫内膜异位症：约80%患者病变累及一侧卵巢，50%患者双侧卵巢受累。卵巢的异位内膜病灶分为两种类型：①微小病变型：为位于卵巢浅表层的红色、蓝色或棕色等斑点或小囊，病灶只有数毫米大小，常导致卵巢与周围组织粘连，手术中刺破后有黏稠咖啡色液体流出；②典型病变型：又称囊肿型。异位内膜在卵巢皮质内生长、周期性出血，以至形成单个或多个囊肿，称为卵巢子宫内膜异位囊肿。典型情况下，陈旧性血液聚集在囊内形成咖啡色黏稠液体，似巧克力样，故俗称卵巢“巧克力囊肿”。但如出血新鲜，囊内液也可为暗红色，稀薄状。此外，由于其他卵巢囊性肿物发生内出血时也可表现为巧克力样，最终诊断需靠组织病理学证实。

（2）腹膜子宫内膜异位症：分布于盆腔腹膜和各脏器的表面，以子宫骶骨韧带、子宫直肠陷凹和子宫后壁下段浆膜最为常见。这些部位处于盆腔较低或最低处，与经血中的内膜碎片接触机会最多，故为内异症最好发部位。在病变早期，病灶局部有散在紫褐色出血点或颗粒状散在结节。随病变发展，子宫后壁与直肠前壁粘连，直肠子宫陷凹变浅，甚至完全消失。

严重者直肠子宫陷凹内的异位内膜向直肠阴道隔发展，在隔内形成包块，并向阴道后穹隆或直肠腔凸出，但极少穿透阴道或直肠黏膜层。输卵管内异症亦多累及其管壁浆膜层，直接累及黏膜较少。输卵管常与周围病变组织粘连，可因粘连和扭曲而影响其正常蠕动，严重者可致管腔不通，是内异症导致不孕的原因之一。

腹膜子宫内膜异位症亦分为 2 型：①色素沉着型，即典型的蓝紫色或褐色腹膜异位结节，术中较易辨认；②无色素沉着型，为异位内膜的早期病变，较色素沉着型更常见，也更具生长活性，表现形式多种多样。依其外观又可分为红色病变和白色病变。前者多被认为是疾病的最开始阶段，病灶多由内膜腺体或细胞构成，血管丰富，病变活跃；而后者多为出血被吸收后形成的瘢痕组织。手术中为辨认病灶可进行热色试验（heatcolor test，HCT），即将可疑病变部位加热，其内的含铁血黄素则呈现出棕褐色。无色素沉着的内膜异位病灶发展成典型的病灶需 6～24 个月。上述病理变化，在开腹手术和腹腔镜手术所见略有不同。由于腹腔镜对病灶的放大作用，腹膜及脏器表面的早期病灶或微小病灶较肉眼直视时能呈现出各种不同的病理形态。

镜检异位内膜组织在显微镜下可见到 4 种成分，即子宫内膜腺体、子宫内膜间质、纤维素和红细胞及含铁血黄素。传统上，病理学家要求腺体和间质都存在并伴有月经周期的证据（存在组织出血或富含含铁血黄素的巨噬细胞）才能确定诊断。现通常认为确诊需要有 2 种以上的成分。但典型的组织结构可因异位内膜反复出血被破坏而难以发现，故临床上常出现临床所见与病理报告不一致的现象。子宫内膜异位症的显微镜下诊断要点如下：①子宫腔及肌层以外发现子宫内膜腺体或间质或两者都存在，伴或不伴富含铁血黄素的巨噬细胞。②见到内膜间质细胞有时较腺体更具确诊意义。③卵巢表面的异位内膜组织见到腺体组织。④卵巢子宫内膜异位囊肿除典型者外，由于囊壁受压严重，内层上皮结构常被破坏，因而最不易获得组织学证据。有时仅可在囊壁内层找到少许立方上皮，间质部分或全部被含铁血黄素巨噬细胞代替；甚至镜下看不到内膜上皮及间质，仅见到含铁血黄素细胞，此时仍应考虑为内膜异位囊肿。⑤肉眼正常的盆腔腹膜，在镜下发现子宫内膜的腺体和间质称为镜下内异症。镜下内异症可能在内异症的组织发生和治疗后复发方面起重要作用。有报道称在正常腹膜活检中，10%～15%的妇女有镜下内异症。⑥异位内膜极少发生恶变，恶变率低于 1%。

4.2　子宫腺肌病

4.2.1　中医病因病机

妇女于行经、产后血室正开，余血未净，或因体弱血虚，摄生不慎，或因内伤七情，外感六淫，以致脏腑功能失调，气血运行不畅，痹阻冲任、胞宫胞络，“不通则痛”而为痛经；瘀血阻滞冲任，新血不得归经，或瘀伤脉络，络伤血溢，致令月经不调或经量过多或延长而形成此病。

4.2.2　西医病因病理

（1）病因：病因不清，当子宫内膜受到损伤，基底层内膜可直接侵入子宫肌层内生长，可能与子宫内膜基底层损伤有关。一般认为妊娠、刮宫术、人工流产手术及分娩可能是损伤子宫内膜基底层的主要原因。子宫内膜——肌层结合带（junctional zone）内环境稳定性遭到破坏，基底层防御功能减退可能参与了发病。

其他包括血管淋巴管播散、上皮化生、雌激素、孕激素和催乳素也参与了发病过程。

（2）病理：①巨检子宫多呈均匀增大，呈球形，一般不超过 12 周妊娠子宫大小。子宫肌层病灶有弥漫型及局限型两种。一般多为弥漫性生长，且多累及后壁，故后壁常较前壁厚。剖开子宫壁可见肌层明显增厚、变硬，在肌壁中见到粗厚的肌纤维束和微囊腔，腔中偶见陈旧血液。少数子宫内膜在子宫肌层中呈局限性生长形成结节或团块，类似子宫肌壁间肌瘤，称子宫腺肌瘤。其剖面缺乏子宫肌瘤明显且规则的肌纤维旋涡状结构，周围无包膜，与四周肌层无明显分界，因而难以将其自肌层剥出。②镜检子宫肌层内呈岛状分布的子宫内膜腺体与间质是本病的镜下特征。疾病切除的子宫做连续切片检查，10%～30%在子宫肌层中有子宫内膜组织，故诊断子宫腺肌病的确切侵袭深度仍然存在一些争议。

**5 临床表现**

5.1 子宫内膜异位症

（1）内异症的临床症状具有多样性。最典型的临床症状是盆腔疼痛，70%～80%的患者有不同程度的盆腔疼痛，包括痛经、慢性盆腔痛（CPP）、性交痛、肛门坠痛等。痛经常是继发性，且进行性加重。临床表现中也可有月经异常。妇科检查典型的体征是宫骶韧带痛性结节以及附件粘连包块。

（2）侵犯特殊器官的内异症常伴有其他症状。肠道内异症常有消化道症状，如便频、便秘、便血、排便痛或肠痉挛，严重时可出现肠梗阻。膀胱内异症常出现尿频、尿急、尿痛甚至血尿。输尿管内异症常发病隐匿，多以输尿管扩张或肾积水就诊，甚至出现肾萎缩、肾功能丧失。如果双侧输尿管及肾受累，可有高血压症状。

（3）不孕：40%～50%的患者合并不孕。

（4）盆腔结节及包块：17%～44%的患者合并盆腔包块（子宫内膜异位囊肿）。

（5）其他：肺及胸膜内异症可出现经期咯血及气胸。剖宫产术后腹壁切口、会阴切口内异症表现为瘢痕部位结节、与月经期密切相关的疼痛。

5.2 子宫腺肌病

（1）痛经：半数以上患者有继发性痛经，且渐进性加重。

（2）月经异常：月经过多、经期延长或不规则出血。

（3）不孕。

（4）子宫增大：多为均匀性增大，呈球形，也可为突起不平，质硬。可合并子宫肌瘤和内异症。

**6 诊断**

参考中华医学会妇产科分会子宫内膜异位症协作组制定的《子宫内膜异位症的诊治指南》（2015 年版）。

6.1 子宫内膜异位症

（1）临床症状和体征：如前所述。

（2）影像学检查：彩超检查，主要对卵巢子宫内膜异位囊肿的诊断有价值，典型的卵巢子宫内膜异位囊肿的超声影像为无回声区内有密集光点；经阴道或直肠超声、CT 及 MRI 检查对浸润直肠或阴道直肠隔的深部病变的诊断和评估有一定意义。

（3）腹腔镜检查：目前，内异症诊断的通行手段是腹腔镜下对病灶形态的观察，术中要仔细观察盆腔，特别是宫骶韧带、卵巢窝这些部位。确诊需要病理检查，组织病理学结果是内异症确诊的基本证据（但临床上有一定病例的确诊未能找到组织病理学证据）。病理诊断标准为病灶中可见子宫内膜腺体和间质，伴有炎症反应及纤维化。

（4）血清 CA125 水平检测：CA125 水平检测对早期内异症的诊断意义不大。CA125 水平升高更多见于重度内异症、盆腔有明显炎症反应、合并子宫内膜异位囊肿破裂或子宫腺肌病者。

（5）可疑膀胱内异症或肠道内异症，术前应行膀胱镜或肠镜检查并行活检，以除外器官本身的病变特别是恶性肿瘤。活检诊断内异症的概率为 10%～15%。

6.2　子宫腺肌病

根据症状、盆腔检查及以下的辅助检查可做出初步诊断：①超声检查显示子宫增大，肌层增厚，后壁更明显，子宫内膜线前移。病变部位为等回声或回声增强，其间可见点状低回声，病灶与周围无明显界限。②MRI 检查显示子宫内存在界限不清、信号强度低的病灶，T2 加权像可有高信号强度的病灶，子宫内膜肌层结合带变宽（>12mm）。③血清 CA 水平多数可升高。④病理检查是诊断的“金标准”。

**7　鉴别诊断**

（1）子宫内膜异位症：本病需与原发性痛经、盆腔炎性包块、卵巢恶性肿瘤和子宫腺肌病相鉴别。

（2）子宫腺肌病：本病需与子宫内膜异位症、子宫肌瘤及残角子宫积血相鉴别。

**8　治疗**

8.1　西医治疗原则

8.1.1　子宫内膜异位症

治疗目的：减灭和消除病灶，减轻和消除疼痛，改善和促进生育，减少和避免复发。治疗方案要基于以下因素：①年龄；②生育要求；③症状的严重性；④既往治疗史；⑤病变范围；⑥患者的意愿。治疗措施应个体化。对盆腔疼痛、不孕及盆腔包块的治疗要区别对待。治疗方法：可分为手术治疗、药物治疗、介入治疗及辅助治疗（如辅助生殖技术治疗）等。

8.1.2　子宫腺肌病

应视疾病的严重程度、患者的年龄及有无生育要求而定。分为期待治疗、药物治疗、手术治疗及合并不孕的治疗。

8.2　中成药用药方案

8.2.1　基本原则

以活血化瘀为治疗总则，根据辨证结果，分别佐以理气行滞、温经散寒、清热除湿、补气养血、补肾、化痰等法。结合病程长短及体质强弱决定祛邪扶正之先后。病程短，体质较强，属实证，以祛邪为主；病程较长，体质较弱，多为虚实夹杂证，可扶正祛邪并用，或先扶正后祛邪。还应结合月经周期不同阶段治疗，一般经前宜行气活血，经期以理气止痛、活血祛瘀为主，经后兼顾正气，在健脾补肾的基础上活血化瘀。同时注意辨病与辨证相结合，以痛经为主者重在祛瘀止痛；月经不调或不孕者要配合调经、助孕；癥瘕结块者要散结消癥。

8.2.2 分证论治（表8-1）

**表8-1 痛经（子宫内膜异位症及子宫腺肌病）分证论治**

| 证候 | 症状 | 治法 | 中成药 |
|---|---|---|---|
| 气滞血瘀证 | 经前或经期小腹胀痛或刺痛，拒按，甚或前后阴坠胀欲便，经行量或多或少，或行经时间延长，色暗有血块，块下而痛稍减，盆腔有包块或结节；经前心烦易怒，胸胁乳房胀痛，口干便结；舌紫暗或有瘀斑瘀点，苔薄白，脉弦涩 | 理气活血，化瘀止痛 | 血府逐瘀口服液（颗粒）、桂枝茯苓胶囊、女金胶囊、大黄䗪虫丸、丹莪妇康煎膏、红金消结胶囊、元胡止痛片、妇女痛经丸、舒尔经胶囊 |
| 寒凝血瘀证 | 经前或经期小腹冷痛或绞痛，拒按，得热痛减，经行量少，色紫暗有块，或经血淋沥不净，或见月经延后，盆腔有包块或结节；形寒肢冷，或大便不实；舌淡胖而紫暗，有瘀斑瘀点，苔白，脉沉迟而涩 | 温经散寒，化瘀止痛 | 少腹逐瘀丸、艾附暖宫丸、田七痛经胶囊、痛经宝颗粒 |
| 湿热瘀阻证 | 经前或经期小腹灼热疼痛，拒按，得热痛增，月经量多，色红质稠，有血块或经血淋沥不净，盆腔有包块或结节，带下量多，色黄质黏，味臭；身热口渴，头身、肢体沉重刺痛，或伴腰部胀痛，小便不利，大便不爽；舌质紫红，苔黄而腻，脉滑数或涩 | 清热除湿，化瘀止痛 | 宫血宁胶囊、化瘀散结灌肠液 |
| 气虚血瘀证 | 经期腹痛，肛门坠胀不适，经量或多或少，或经期延长，色暗淡，质稀或夹血块，盆腔有结节或包块；面色淡而晦暗，神疲乏力，少气懒言，纳差便溏；舌淡胖边尖有瘀斑，苔薄白，脉沉涩 | 益气活血，化瘀止痛 | 丹黄祛瘀胶囊 |
| 肾虚血瘀证 | 经前或经期腹痛，月经先后不定期，经量或多或少，色暗有块，盆腔有结节或包块；腰膝酸软，腰脊刺痛，神疲肢倦，头晕耳鸣，面色晦暗，性欲减退，夜尿频；舌质暗淡，苔白，脉沉细涩 | 补肾益气，活血化瘀 | 六味地黄丸 |
| 痰瘀互结证 | 经前或经期小腹痛，拒按，盆腔有包块或结节，月经量多，有血块，带下量多，色白质稠；形体肥胖，头晕，肢体沉重，胸闷纳呆，呕恶痰多；舌紫暗，或边尖有瘀斑，苔腻，脉弦滑或涩 | 化痰散结，活血化瘀 | 散结镇痛胶囊 |

以下内容为表8-1内容的详解，重点强调同病同证情况下不同中成药选用区别。

（1）气滞血瘀证：经前或经期小腹胀痛或刺痛，拒按，甚或前后阴坠胀欲便，经行量或多或少，或行经时间延长，色暗有血块，块下而痛稍减，盆腔有包块或结节；经前心烦易怒，胸胁乳房胀痛，口干便结；舌紫暗或有瘀斑瘀点，苔薄白，脉弦涩。

【辨证要点】经前或经期小腹胀痛或刺痛，拒按，甚或前后阴坠胀欲便，块下而痛稍减。

【中成药】血府逐瘀口服液（颗粒）、桂枝茯苓胶囊、女金胶囊、大黄䗪虫丸、丹莪妇康煎膏、红金消结胶囊、元胡止痛片、妇女痛经丸、舒尔经胶囊（表8-2）。

**表8-2　痛经（子宫内膜异位症与子宫腺肌病）气滞血瘀证可选用的中成药**

| 药品名称 | 药物组成 | 功能主治 | 用法用量 | 注意事项 |
| --- | --- | --- | --- | --- |
| 血府逐瘀口服液（颗粒） | 桃仁、红花、当归、川芎、地黄、赤芍、牛膝、柴胡、枳壳、桔梗、甘草 | 活血化瘀，行气止痛。用于瘀血内阻所致的妇科血证、痛证 | 口服液：口服。一次1支，一日3次，或遵医嘱。颗粒剂：口服。一次1袋，一日3次 | 尚不明确 |
| 桂枝茯苓胶囊 | 桂枝、茯苓、牡丹皮、桃仁、白芍 | 活血，化瘀，消癥。用于妇人瘀血阻络所致癥块、经闭、痛经、产后恶露不尽；子宫肌瘤、慢性盆腔炎包块、痛经、子宫内膜异位症、卵巢囊肿见上述证候者 | 饭后口服。一次3粒，一日3次。前列腺增生疗程8个月，其余适应证疗程12周，或遵医嘱 | 1. 孕妇禁用<br>2. 素有癥瘕，妊娠后漏下不止、胎动不安者，需经医师诊断认可后服用，以免误用伤胎<br>3. 体弱、阴道出血量多者慎用<br>4. 经期及经后3天停服<br>5. 少数病例服用后可出现轻度腹胀，甚至便秘。可在医生指导下对症处理，考虑是否停药 |
| 女金胶囊 | 当归、白芍、川芎、熟地黄、党参、白术、茯苓、甘草、肉桂、益母草、牡丹皮、没药、延胡索、藁本、白芷、黄芩、白薇、香附、砂仁、陈皮、赤石脂、鹿角霜、阿胶 | 调经养血，理气止痛。用于月经量少，月经后错，痛经，小腹胀痛，腰腿酸痛 | 口服。一次3粒，一日2次。1个月为一个疗程 | 1. 忌辛辣、生冷食物<br>2. 感冒发热患者不宜服用<br>3. 有高血压、心脏病、肾病等慢性病严重者应在医师指导下服用 |
| 大黄䗪虫丸 | 熟大黄、土鳖虫（炒）、水蛭（制）、虻虫（去翅足，炒）、蛴螬（炒）、干漆（煅）、桃仁、苦杏仁（炒）、黄芩、地黄、白芍、甘草 | 活血破瘀，通经消痞。用于瘀血内停所致的癥瘕、闭经，症见腹部肿块、肌肤甲错、面色黧黑、潮热、羸弱、经闭不行 | 口服。①水蜜丸：每次3g；②小蜜丸：每次3～6丸；③大蜜丸：每次1～2丸。每日1～2次 | 1. 孕妇禁用<br>2. 皮肤过敏者停服 |
| 丹莪妇康煎膏 | 丹参、莪术、竹叶、柴胡、三七、赤芍、当归、三棱、香附、延胡索、甘草 | 活血化瘀，疏肝理气，调经止痛。用于妇女瘀血阻滞所致月经不调、痛经、经期不适、癥瘕积聚，以及盆腔子宫内膜异位症 | 口服。一次10～15g（2～3勺），一日2次；自月经第10～15天开始，连服10～15天为一个疗程，经期可不停药 | 1. 合并胃炎者，宜饭后服用<br>2. 加适量蜂蜜调服可改善口感<br>3. 孕期禁用 |

续表

| 药品名称 | 药物组成 | 功能主治 | 用法用量 | 注意事项 |
|---|---|---|---|---|
| 红金消结胶囊 | 金荞麦、五香血藤、大红袍、柴胡、三七、香附、八角莲、鼠妇虫、黑蚂蚁、鸡矢藤 | 疏肝理气，软坚散结，活血化瘀，消肿止痛。用于气滞血瘀所致卵巢囊肿、子宫肌瘤 | 口服。一次4粒，一日3次 | 服药治疗期间忌食酸、冷及刺激性食物 |
| 元胡止痛片 | 延胡索、白芷 | 理气，活血，止痛。用于气滞血瘀所致的妇科痛证 | 口服。一次4~6片，一日3次 | 1. 饮食宜清淡，忌酒及辛辣、生冷、油腻食物<br>2. 慢性病严重者应在医师指导下服用<br>3. 儿童、孕妇、哺乳期妇女、年老体弱者应在医师指导下服用<br>4. 疼痛严重者应及时去医院就诊<br>5. 服药3天症状无缓解，应去医院就诊 |
| 妇女痛经丸 | 延胡索（醋制）、五灵脂（醋炒）、丹参、蒲黄（炭） | 活血，调经，止痛的功效。用于气血凝滞，小腹胀痛，经期腹痛 | 口服。一次50粒，一日2次 | 1. 服本药时不宜服用人参或其制剂<br>2. 气血亏虚所致的痛经不宜选用，其表现为经期或经后小腹隐痛喜按<br>3. 痛经伴有其他疾病者，应在医师指导下服用<br>4. 服药后痛经不减轻，或重度痛经者，应到医院诊治<br>5. 服药时间：一般宜在月经来潮前3~7天开始，服至疼痛缓解<br>6. 如有生育要求（未避孕）宜经行当日开始服药 |
| 舒尔经胶囊 | 当归、牡丹皮、赤芍、柴胡、桃仁、陈皮、香附、牛膝、益母草、延胡索、白芍 | 疏肝活血，调经止痛。用于痛经及月经量少、后错属气滞血瘀证者 | 口服。经期前3~5天开始服用，连服一周。一次2粒，一日2次。重症加倍 | 孕妇禁用 |

（2）寒凝血瘀证：经前或经期小腹冷痛或绞痛，拒按，得热痛减，经行量少，色紫暗有块，或经血淋漓不净，或见月经延后，盆腔有包块或结节；形寒肢冷，或大便不实；舌淡胖而紫暗，有瘀斑瘀点，苔白，脉沉迟而涩。

【辨证要点】经前或经期小腹冷痛或绞痛，拒按，得热痛减。

【治法】温经散寒，化瘀止痛。

【中成药】少腹逐瘀丸、艾附暖宫丸、田七痛经胶囊、痛经宝颗粒（表 8-3）。

**表 8-3 寒凝血瘀证可选用的中成药**

| 药品名称 | 药物组成 | 功能主治 | 用法用量 | 注意事项 |
|---|---|---|---|---|
| 少腹逐瘀丸 | 当归、蒲黄、五灵脂、赤芍、小茴香、延胡索、没药、川芎、肉桂、炮姜 | 活血逐瘀，祛寒止痛。用于寒凝血瘀所致的月经后期、痛经 | 温黄酒或温开水送服。一次 1 丸，一日 2~3 次 | 1. 本品含活血化瘀药物，有损胎儿，孕妇忌服<br>2. 忌生冷食物，不宜洗凉水澡<br>3. 服药期间不宜同时服用人参或其制剂<br>4. 感冒发热患者不宜服用<br>5. 青春期少女及更年期妇女，慢性病严重者应在医师指导下服用<br>6. 月经过多者，应及时去医院就诊 |
| 艾附暖宫丸 | 艾叶炭、香附、吴茱萸、肉桂、当归、川芎、白芍、地黄、炙黄芪、续断 | 理气养血，暖宫调经。用于血虚气滞、下焦虚寒所致月经失调、不孕症 | 口服。①小蜜丸：一次 9g，一日 2~3 次；②大蜜丸：一次 1 丸，一日 2~3 次 | 1. 本品适用于血虚气滞、下焦虚寒者，热证、实证者忌用<br>2. 若为子宫内膜异位症等继发引起，经治疗后即使痛经减轻或消失，也应定期复查，以防止复发或病情发展<br>3. 忌食寒凉之品 |
| 田七痛经胶囊 | 三七、延胡索、小茴香、五灵脂、川芎、冰片、蒲黄、木香 | 通调气血，止痛调经。用于经期腹痛及因寒所致的月经失调 | 口服。经期或经前 5 天一次 3~5 粒，一日 3 次；经后可继续服用，一次 3~5 粒，一日 2~3 次 | 1. 经期忌生冷饮食，不宜洗凉水澡<br>2. 服本药时不宜服用人参或其制剂<br>3. 气血亏虚所致的痛经、月经失调者不宜选用，其表现为经期或经后小腹隐痛喜按<br>4. 有生育要求（未避孕）宜经行当日起服用至痛经缓解 |
| 痛经宝颗粒 | 红花、当归、肉桂、三棱、莪术、丹参、五灵脂、木香、延胡索（醋制） | 温经化瘀，理气止痛的功效。用于寒凝气滞血瘀，妇女痛经，少腹冷痛，月经不调 | 温开水冲服。一次 1 袋，一日 2 次，于月经前一周开始，持续至月经来 3 天后停服，连续服用 3 个月经周期 | 1. 服药期间不宜同时服用人参或其制剂<br>2. 感冒发热患者不宜服用<br>3. 青春期少女及更年期妇女应在医师指导下服用<br>4. 痛经伴月经过多者，应及时去医院就诊 |

（3）湿热瘀阻证：经前或经期小腹灼热疼痛，拒按，得热痛增，月经量多，色红质稠，有血块或经血淋沥不净，盆腔有包块或结节，带下量多，色黄质黏，味臭；身热口渴，头身肢体沉重刺痛，或伴腰部胀痛，小便不利，便溏不爽；舌质紫红，苔黄而腻，脉滑数或涩。

【辨证要点】经前或经期小腹灼热疼痛，拒按，得热痛增。

【治法】清热除湿，化瘀止痛。

【中成药】宫血宁胶囊、化瘀散结灌肠液（表 8-4）。

表 8-4 痛经（子宫内膜异位症与子宫腺肌病）湿热瘀阻证可选用的中成药

| 药品名称 | 药物组成 | 功能主治 | 用法用量 | 注意事项 |
| --- | --- | --- | --- | --- |
| 宫血宁胶囊 | 重楼 | 清热除湿，化瘀止痛。用于内异症瘀久化热，血热妄行，以及湿热瘀结所致的少腹痛、腰骶痛、带下增多等 | 月经过多或子宫出血期：口服。一次1～2粒，一日3次，血止停服。慢性盆腔炎：口服。一次2粒，一日3次，4周为一疗程 | 1. 虽然此药说明书上并未列出治疗本病，但由于中医病机相同，同属湿热瘀阻之证，故临床亦可选用，也可与其他中成药联合使用<br>2. 胃肠道疾病患者慎用或减量服用<br>3. 孕妇忌服 |
| 化瘀散结灌肠液 | 当归、川芎、赤芍、地黄、桃仁、红花、川牛膝、三棱、莪术、丹参、鳖甲、龟甲、木通、连翘、金银花 | 活血化瘀，软坚散结，清热解毒。用于慢性盆腔炎 | 直肠给药，一次50mL，一日1次。令患者排尽残留粪便后，取侧位用肛管插入直肠12～14cm，缓慢推入。拔出肛管后卧床30分钟，10天为一个疗程，间隔3～4天后，继续第二疗程 | 1. 药液在常温（25～37℃）下注入<br>2. 儿童及老人慎用<br>3. 在医生指导下使用 |

（4）气虚血瘀证：经期腹痛，肛门坠胀不适，经量或多或少，或经期延长，色暗淡，质稀或夹血块，盆腔有结节或包块；面色淡而晦暗，神疲乏力，少气懒言，纳差便溏；舌淡胖边尖有瘀斑，苔薄白，脉沉涩。

【辨证要点】经期腹痛，肛门坠胀不适。

【治法】益气活血，化瘀止痛。

【中成药】丹黄祛瘀胶囊（表 8-5）。

表 8-5 痛经（子宫内膜异位症与子宫腺肌病）气虚血瘀证可选用的中成药

| 药品名称 | 药物组成 | 功能主治 | 用法用量 | 注意事项 |
| --- | --- | --- | --- | --- |
| 丹黄祛瘀胶囊 | 黄芪、丹参、党参、山药、土茯苓、当归、鸡血藤、芡实、鱼腥草、三棱、莪术、全蝎、败酱草、肉桂、白术、炮姜、土鳖虫、延胡索、川楝子、苦参 | 活血止痛，软坚散结。用于气虚血瘀、痰湿凝滞引起的慢性盆腔炎、痛经等 | 口服。一次2~4粒，一日2~3次 | 孕妇忌服 |

（5）肾虚血瘀证：经前或经期腹痛，月经先后不定期，经量或多或少，色暗有块，盆腔有结节或包块；腰膝酸软，腰脊刺痛，神疲肢倦，头晕耳鸣，面色晦暗，性欲减退，夜尿频；舌质暗淡，苔白，脉沉细涩。

【辨证要点】经前或经期腹痛，腰膝酸软，腰脊刺痛。

【治法】补肾益气，活血化瘀。

【中成药】六味地黄丸（表 8-6）。

**表 8-6　痛经（子宫内膜异位症与子宫腺肌病）肾虚血瘀证可选用的中成药**

| 药品名称 | 药物组成 | 功能主治 | 用法用量 | 注意事项 |
| --- | --- | --- | --- | --- |
| 六味地黄丸 | 熟地黄、山药、山茱萸、茯苓、牡丹皮、泽泻 | 滋阴补肾。用于肾阴亏虚所致的痛经 | 口服。①水蜜丸：一次6g，一日2次；②小蜜丸：一次9g，一日2次；③大蜜丸：一次1丸，一日2次 | 1. 阳虚患者不宜服用<br>2. 肾阴虚患者，但脾胃功能不好者慎用 |

（6）痰瘀互结证：经前或经期小腹痛，拒按，盆腔有包块或结节，月经量多，有血块，带下量多，色白质稠；形体肥胖，头晕，肢体沉重，胸闷纳呆，呕恶痰多；舌紫暗，或边尖有瘀斑，苔腻，脉弦滑或涩。

【辨证要点】经前或经期小腹痛，拒按，肢体沉重，胸闷纳呆，呕恶痰多。

【治法】化痰散结，活血化瘀。

【中成药】散结镇痛胶囊（表 8-7）。

**表 8-7　痛经（子宫内膜异位症与子宫腺肌病）痰瘀互结证可选用的中成药**

| 药品名称 | 药物组成 | 功能主治 | 用法用量 | 注意事项 |
| --- | --- | --- | --- | --- |
| 散结镇痛胶囊 | 龙血竭、三七、浙贝母、薏苡仁 | 软坚散结，化瘀定痛。用于痰瘀互结兼气滞所致的继发性痛经、月经不调、盆腔包块、不孕；子宫内膜异位症 | 口服。一次4粒，一日3次。于月经来潮第一天开始服药，连服3个月经周期为一疗程，或遵医嘱 | 1. 孕妇禁用<br>2. 皮肤过敏者停服<br>3. 禁食辛辣刺激之品 |

### 9　预后

此病为良性疾病，但有恶性侵袭行为，少数病例会发生恶变。10%～15%的卵巢癌患者在手术后发现同时并存子宫内膜异位症，其中3%可看到从良性内膜异位组织过渡到完全恶性的转换带，引起癌病变。中药、西药、手术等干预可减轻痛经等症状，如长期不治疗或病程迁延日久可致不孕。术后极易复发，需随访及治疗，以降低复发。

（张婷婷　曹阳）

## 参考文献


1. 傅艳群，谢云．血府逐瘀汤加减治疗子宫内膜异位症痛经．中医临床研究，2020，12（12）：135-136

2. 姜珊珊．桂枝茯苓丸加减治疗气滞血瘀型子宫内膜异位症所致痛经的临床观察．哈尔滨：黑龙江中医药大学，2019

3. 樊琼，韦玉娜，尹玲，等．大黄䗪虫丸治疗子宫内膜异位症盆腔疼痛气滞血瘀证的临床观察．中国实验方剂学杂志，2019，25（12）：121-126

4. 叶丽亚，吴甜．丹莪妇康煎膏治疗子宫内膜异位症临床研究．新中医，2019，51（01）：139-141

5. 郑颖惠．中药足浴配合红金消结胶囊治疗气滞血瘀型原发性痛经的临床效果．中国当代医

药，2021，04：173-176

6. 李健伟，颜真淑，刘蔚，等．红金消结胶囊在子宫内膜异位症保守治疗中的作用分析．北方药学，2012，04：67+87

7. 高俐．元胡止痛片联合膈下逐瘀汤对气滞血瘀型原发性痛经的疗效及血清性激素的影响．中国药物与临床，2016，16（02）：249-251

8. 辛菊云．妇女痛经丸治疗原发性痛经的临床疗效观察．社区医学杂志，2012，10（20）：31-32

9. 高维芬．少腹逐瘀汤加减治疗寒凝血瘀型子宫内膜异位症痛经的临床观察．人人健康，2019（23）：413-414

10. 王秀玲．艾附暖宫丸加味治疗寒凝气滞血瘀型痛经 29 例疗效观察．甘肃中医学院学报，2015，03：38-39

11. 张玉珍，罗颂平．田七痛经散（胶囊）治疗痛经 251 例临床小结．新中医，1985（01）：22-24

12. 孔珏莹，曾薇薇，高雅琦，等．化瘀散结灌肠液治疗热灼血瘀型子宫腺肌病的临床观察．上海中医药杂志，2018，06：44-46+55

13. 罗健，郑灵芝．丹黄祛瘀胶囊联合西药治疗子宫腺肌病临床观察．新中医，2016，03：149-151

14. 曹芸．散结镇痛胶囊对子宫内膜异位症及子宫腺肌病痛经治疗效果观察．首都食品与医药，2017，12：79-80

# 第九章　闭　经

## 1　范围

本《指南》规定了闭经的诊断、辨证和中成药治疗。

本《指南》适用于闭经的诊断和中成药治疗。

## 2　术语和定义

下列术语和定义适用于本《指南》。

闭经（amenorrhea）表现为无月经或月经停止。根据既往有无月经来潮，分为原发性闭经和继发性闭经两类。原发性闭经（primary amenorrhea）是指年龄超过 14 岁，第二性征未发育；或年龄超过 16 岁，第二性征已发育，月经还未来潮。继发性闭经（secondary amenorrhea）是指正常月经建立后月经停止 6 个月，或按自身原有月经周期计算停止 3 个周期以上者。西医学病理性闭经，可参照本病辨证治疗。

## 3　流行病学

闭经为常见的妇科疾病，近年来由于生活节奏的加快，工作压力的增大，闭经的发病率呈逐年上升趋势。国外研究认为原发性闭经发病率不足 1%，而继发性闭经发病率为 5%~7%。原发性闭经多为遗传原因或先天性发育缺陷引起，约 30%患者伴有生殖道异常。继发性闭经发病率明显高于原发性闭经，其病因复杂，以下丘脑性闭经最为常见，其次为垂体、卵巢、子宫性及下生殖道发育异常闭经。

## 4　病因病理

### 4.1　中医病因病机

闭经的病因病机分为虚实两类。虚者多因素禀肾虚，或早婚多产，房事不节，或久病、惊恐伤肾，致肾气亏损或素体肝血不足，日久累及于肾，致肝肾阴虚，阴虚血燥，冲任失养，血海不能满盈，则月经停闭；素体气血虚，或数伤于血，或大病久病，营血耗损，冲任血少，以致血海空虚，无血可下，遂致月经停闭。实者多因素体肥胖，痰湿偏盛，或饮食劳倦，脾失健运，内生痰湿，下注冲任，壅遏闭塞胞脉，经血不得下行，遂致月经停闭；或素性抑郁，七情所伤，肝气郁结，久则气滞血瘀，冲任瘀阻，胞脉不通，经血不得下行，遂致月经停闭；或经期产后，感受寒邪，或过食生冷，或淋雨涉水，寒湿之邪客于冲任，凝涩胞脉，经血不得下行，遂致月经停闭。

### 4.2　西医病因病理

正常月经的建立和维持，有赖于下丘脑-垂体-卵巢轴的神经内分泌调节、靶器官子宫内膜对性激素的周期性反应和下生殖道的通畅，其中任何一个环节发生障碍均可导致闭经，闭经的病因主要为原发性闭经和继发性闭经。

原发性闭经较少见，多为遗传原因或先天性发育缺陷引起。约 30%患者伴有生殖道异常。根据第二性征的发育情况，分为第二性征存在和第二性征缺乏两类。第二性征存在的原发性闭经包括 MRKH 综合征、雄激素不敏感综合征、对抗性卵巢综合征、生殖道闭锁、真两性畸形。第二性征缺乏的原发性闭经包括低促性腺激素性腺功能减退、高促性腺激素性腺功能减退。

继发性闭经发生率明显高于原发性闭经，病因复杂，根据控制正常月经周期的 5 个主要环节，以下丘脑性最常见，其次为垂体、卵巢、子宫性及下生殖道发育异常闭经。下丘脑性闭经指中枢神经系统及下丘脑各种功能和器质性疾病引起的闭经，以功能性原因为主。此类闭经的特点是下丘脑合成和分泌 GnRH 缺陷或下降导致垂体促性腺激素（Gn），即卵泡刺激素（FSH），特别是黄体生成素（LH）的分泌功能低下，故属低促性腺激素性闭经，治疗及时尚可逆。下丘脑性闭经包括精神应激、体重下降和神经性厌食、运动性闭经、药物性闭经、颅咽管瘤；垂体性闭经主要病变在垂体。腺垂体器质性病变或功能失调，均可影响促性腺激素分泌，继而影响卵巢功能引起闭经。垂体性闭经包括垂体梗死、垂体肿瘤、空蝶鞍综合征。卵巢性闭经原因在卵巢。卵巢分泌的性激素水平低下，子宫内膜不发生周期性变化而导致闭经。这类闭经促性腺激素升高，属高促性腺素性闭经。卵巢性闭经包括卵巢早衰、卵巢功能性肿瘤、多囊卵巢综合征。子宫性闭经的闭经原因在子宫。继发性子宫性闭经的病因包括感染、创伤导致宫腔粘连引起的闭经。月经调节功能正常，第二性征发育也正常。子宫性闭经包括 Asherman 综合征、手术切除子宫或放疗。

其他：内分泌功能异常甲状腺、肾上腺、胰腺等功能紊乱也可引起闭经。常见的疾病有甲状腺功能减退或亢进、肾上腺皮质功能亢进、肾上腺皮质肿瘤等。

## 5 临床表现

闭经为常见的妇科症状，表现为无月经或月经停止。根据既往有无月经来潮，分为原发性闭经和继发性闭经两类。原发性闭经指年龄超过 14 岁，第二性征未发育；或年龄超过 16 周岁，第二性征已发育，月经还未来潮。继发性闭经指正常月经建立后月经停止 6 个月，或按自身原有月经周期计算停止 3 个周期以上者。

## 6 诊断

参考中华中医药学会发布的《中医妇科临床诊疗指南》（2019 年版）和第 9 版《妇产科学》中“闭经”的诊断。

### 6.1 病史

病史包括年龄、月经及婚育史、避孕措施、服药史、不良情绪、生活及工作压力、营养状况、家族遗传病史等。

对于原发性闭经患者，应详细了解患者有无先天不足或后天生长发育状况不佳，有无严重慢性消耗性疾病、营养不良、甲状腺疾病、肾上腺疾病、结核病或接触史及家族遗传同类疾病等。

对于继发性闭经患者，应询问患者有无月经初潮来迟及月经后期病史，有无服用避孕药物史，有无精神过度刺激或生活环境改变，有无节食减肥或过度运动史，有无产后出血、多次流产、宫腔手术及放化疗史，有无严重慢性消耗性疾病、肥胖或营养不良、甲状腺疾病、肾上腺疾病、结核病或接触史。

### 6.2 临床表现

闭经为常见的妇科症状，表现为无月经或月经停止。根据既往有无月经来潮，分为原发性闭经和继发性闭经两类。原发性闭经指年龄超过 14 岁，第二性征未发育；或年龄超过 16 周岁，第二性征已发育，月经还未来潮。继发性闭经指正常月经建立后月经停止 6 个月，或按自身原有月经周期计算停止 3 个周期以上者。

6.3　检查

6.3.1　体格检查

体格检查包括智力发育、体格发育、第二性征发育情况，有无发育畸形，有无甲状腺肿大，有无乳房溢乳、皮肤色泽及毛发分布异常。对于原发性闭经伴性征幼稚者还应检查嗅觉有无缺失。

6.3.2　妇科检查

检查内、外生殖器发育情况及有无畸形，已婚妇女可以通过检查阴道及宫颈黏液了解体内雌激素水平。

6.3.3　辅助检查

生育期妇女闭经首先需排除妊娠。通过病史及体格检查，对闭经病因及病变部位有初步了解，再通过有选择的辅助检查明确诊断。

（1）评估激素水平：进行孕激素试验、雌孕激素试验、垂体兴奋试验，判断病变部位在子宫、卵巢、垂体或下丘脑。

（2）生殖激素水平测定：测定血清 FSH（促卵泡生成激素）、LH（促黄体生成素）、$E_2$（雌二醇）、PRL（催乳素）、T（睾酮）、AND（雄烯二酮）等激素水平，用于了解闭经和高泌乳素血症患者的卵巢、垂体或更高中枢的功能情况。

（3）其他内分泌激素水平测定：测定血清胰岛素、甲状腺激素等激素水平，以协助诊断。

（4）染色体检查：高促性腺激素释放激素性闭经及性别分化异常者应进行染色体检查。

6.4　影像学检查

（1）盆腔超声检查：盆腔内有无占位性病变，子宫大小，子宫内膜厚度，卵巢大小，卵泡数目及有无卵巢肿瘤。

（2）子宫输卵管造影：了解有无宫腔病变和宫腔粘连。

（3）CT 或磁共振显像：用于盆腔及头部蝶鞍区检查，了解盆腔肿块和中枢神经系统病变性质，诊断卵巢肿瘤、下丘脑病变、垂体微腺瘤、空蝶鞍等。

（4）静脉肾盂造影：怀疑米勒管发育不全综合征时，用以确定有无肾脏畸形。

（5）宫腔镜检查：能精确诊断宫腔粘连。

（6）腹腔镜检查：能直视下观察卵巢形态、子宫大小，对诊断多囊卵巢综合征等有价值。

（7）其他检查：如靶器官反应检查，包括基础体温测定、子宫内膜取样等。怀疑结核或血吸虫病，应行内膜培养。

**7　鉴别诊断**

（1）早孕：有早孕反应，妊娠试验阳性，盆腔 B 型超声检查可见孕囊或胎心搏动。

（2）其他：排除生殖器官先天畸形或发育不良、结核性盆腔炎，与甲状腺疾病、肾上腺疾病及其他原因引起的内分泌疾病鉴别。

## 8 治疗

### 8.1 西医治疗原则

针对病变环节及病因，分别采用全身治疗、药物治疗及手术治疗。

#### 8.1.1 全身治疗

全身治疗占重要地位，包括积极治疗全身性疾病，提高机体体质，供给足够营养，保持标准体重。运动性闭经者应适当减少运动量。应激或精神因素所致闭经，应进行耐心的心理治疗，消除精神紧张和焦虑。肿瘤、多囊卵巢综合征等引起的闭经，应对因治疗。

#### 8.1.2 激素治疗

明确病变环节及病因后，给予相应激素治疗以补充体内激素不足或拮抗其过多，达到治疗目的。

#### 8.1.3 辅助生殖技术

对于有生育要求，诱发排卵后未成功妊娠、合并输卵管问题的闭经患者或男方因素不孕者可采用辅助生殖技术治疗。

#### 8.1.4 手术治疗

针对各种器质性病因，采用相应的手术治疗。

### 8.2 中成药用药方案

#### 8.2.1 基本原则

虚者补而通之，实者泻而通之，虚实夹杂者当补中有通，攻中有补。因他病而致经闭者，当先治他病。

#### 8.2.2 分证论治（表9-1）

**表9-1 闭经分证论治**

| 证候 | 症状 | 治法 | 中成药 |
|---|---|---|---|
| 肾气亏损证 | 女子年逾16周岁尚未行经；或月经初潮偏迟，时有月经停闭；或月经周期建立后又月经停闭；第二性征发育不良，头晕耳鸣，腰膝酸软，小便频数，性欲淡漠；舌质淡暗，舌苔薄白，脉沉弱 | 补肾益气，养血调经 | 金匮肾气丸 |
| 肝肾阴虚证 | 经量减少，色鲜红，质黏稠，经期延后渐至停闭；腰膝酸软，头晕耳鸣，心烦少寐，五心烦热，烦躁易怒，眼目干涩，形体消瘦；舌质红，少苔，脉弦细而数或沉细无力 | 滋补肝肾，养血调经 | 杞菊地黄丸、六味地黄丸 |
| 气血虚弱证 | 月经延后，经量少，色淡，质稀薄，渐至月经停闭；神疲肢倦，头晕眼花，心悸气短，怔忡，少寐多梦，皮肤不润，面色萎黄；舌质淡，舌苔薄，脉细弱 | 健脾益气，养血调经 | 八珍益母丸、八珍丸、乌鸡白凤丸、人参养荣丸、四物片、妇科再造丸、人参归脾丸 |
| 阴虚血燥证 | 月经延后，经量少，色红，质稠，渐至月经停闭；五心烦热，颧红唇干，骨蒸劳热，盗汗，咽干口燥，干咳，大便燥结；舌质红，少苔，脉细数或弦数 | 滋阴清热，养血调经 | 知柏地黄丸、坤泰胶囊 |

续表

| 证候 | 症状 | 治法 | 中成药 |
| --- | --- | --- | --- |
| 痰湿阻滞证 | 月经延后，经量少，色淡，质黏稠，渐至月经停闭；形体肥胖，神疲倦怠，胸胁满闷，食少呕恶，头晕目眩；舌质淡胖，舌苔白腻，脉滑 | 燥湿化痰，活血调经 | 二陈丸、香砂六君丸、香砂平胃丸 |
| 气滞血瘀证 | 月经停闭；胸胁及乳房胀满，小腹胀痛拒按，精神抑郁，烦躁易怒，嗳气叹息；舌质暗有瘀斑瘀点，脉弦涩 | 理气活血，祛瘀调经 | 血府逐瘀丸、益母草膏、大黄䗪虫丸、逍遥丸、七制香附丸、调经活血片、妇科调经片、桂枝茯苓丸 |
| 寒凝血瘀证 | 月经停闭；小腹冷痛拒按，得热痛减，形寒肢冷，面色青白；舌质紫暗，舌苔白，脉沉紧 | 温经散寒，活血调经 | 少腹逐瘀丸、艾附暖宫丸 |

以下内容为表 9-1 内容的详解，重点强调同病同证情况下不同中成药选用区别。

（1）肾气亏损证：女子年逾 16 周岁尚未行经；或月经初潮偏迟，时有月经停闭；或月经周期建立后又月经停闭；第二性征发育不良，头晕耳鸣，腰膝酸软，小便频数，性欲淡漠；舌质淡暗，舌苔薄白，脉沉弱。

【辨证要点】月经初潮不能如期而至，或时有月经停闭，或月经周期建立后出现停闭，第二性征发育不良，并伴头晕耳鸣，腰膝酸软等症，舌质淡暗，舌苔薄白，脉沉弱。

【治法】补肾益气，养血调经。

【中成药】金匮肾气丸（表 9-2）。

**表 9-2 闭经肾气亏损证可选用的中成药**

| 药品名称 | 药物组成 | 功能主治 | 用法用量 | 注意事项 |
| --- | --- | --- | --- | --- |
| 金匮肾气丸 | 肉桂、附子（制）、熟地黄、山药、山茱萸（酒炙）、茯苓、牡丹皮、泽泻 | 温补肾阳，化气行水。用于肾虚水肿，腰膝酸软，小便不利，畏寒肢冷 | 口服。水蜜丸一次 4 ~ 5g（20 ~ 25 粒），大蜜丸一次 1 丸，一日 2 次 | 1. 若阴虚有火，虚火上炎者忌用<br>2. 忌房欲、气恼；忌食生冷物 |

（2）肝肾阴虚证：经量减少，色鲜红，质黏稠，经期延后渐至停闭；腰膝酸软，头晕耳鸣，心烦少寐，五心烦热，烦躁易怒，眼目干涩，形体消瘦；舌质红，少苔，脉弦细而数或沉细无力。

【辨证要点】闭经或由经少渐至闭经，色鲜红，质黏稠，伴腰酸腿软，头晕耳鸣，心烦少寐，五心烦热，烦躁易怒等证，舌质红，少苔，脉弦细而数或沉细无力。

【治法】滋阴清热，养血调经。

【中成药】杞菊地黄丸、六味地黄丸（表 9-3）。

**表 9-3 闭经肝肾阴虚证可选用的中成药**

| 药品名称 | 药物组成 | 功能主治 | 用法用量 | 注意事项 |
|---|---|---|---|---|
| 杞菊地黄丸 | 枸杞子、菊花、熟地黄、酒萸肉、牡丹皮、山药、茯苓、泽泻 | 滋肾养肝。用于肝肾阴虚的眩晕、耳鸣、目涩畏光、视物昏花 | 口服。一次 8 丸，一日 3 次 | 1. 忌不易消化食物<br>2. 感冒发热患者不宜服用 |
| 六味地黄丸 | 熟地黄、山药、山茱萸、茯苓、牡丹皮、泽泻 | 滋阴补肾。用于肾阴亏虚，头晕耳鸣，腰膝酸软，骨蒸潮热，盗汗遗精 | 口服。一次 8 丸，一日 3 次 | 1. 阳虚患者，不宜服用<br>2. 忌食辛辣、不易消化食物<br>3. 服药期间出现食欲不振、胃脘不适、大便稀、腹痛等症状时，应去医院就诊<br>4. 不宜在服药期间服感冒药 |

（3）气血虚弱证：月经延后，经量少，色淡，质稀薄，渐至月经停闭；神疲肢倦，头晕眼花，心悸气短，怔忡，少寐多梦，皮肤不润，面色萎黄；舌质淡，舌苔薄，脉细弱。

【辨证要点】闭经或由经少渐至闭经，量少，色淡，质稀薄，伴头晕目花，神疲气短，面色萎黄等证，舌质淡，舌苔薄，脉细弱。

【治法】健脾益气，养血调经。

【中成药】八珍益母丸、八珍丸、乌鸡白凤丸、人参养荣丸、四物片、人参归脾丸（表 9-4）。

**表 9-4 闭经气血虚弱证可选用的中成药**

| 药品名称 | 药物组成 | 功能主治 | 用法用量 | 注意事项 |
|---|---|---|---|---|
| 八珍益母丸 | 益母草、党参、炒白术、茯苓、甘草、当归、酒白芍、川芎、熟地黄 | 益气养血，活血调经。用于气血两虚兼有血瘀所致的月经不调，见月经周期错后、行经量少、淋漓不净、精神不振、肢体乏力 | 口服。一次 6g（1 袋），一日 2 次 | 1. 湿热蕴结致经不调者慎用<br>2. 忌辛辣、生冷食物<br>3. 感冒发热患者不宜服用 |
| 八珍丸 | 党参、白术（炒）、茯苓、甘草、当归、白芍、川芎、熟地黄 | 补气益血。用于气血两虚，面色萎黄，食欲不振，四肢乏力，月经过多 | 口服。大蜜丸，一次 1 丸，一日 2 次；水蜜丸，一次 6g，一日 2 次 | 1. 忌不易消化食物<br>2. 感冒发热患者不宜服用 |
| 人参养荣丸 | 人参、白术（土炒）、茯苓、炙甘草、当归、熟地黄、白芍（麸炒）、炙黄芪、陈皮、远志（制）、肉桂、五味子（酒蒸） | 温补气血。用于心脾不足，气血两亏，形瘦神疲，食少便溏，病后虚弱 | 口服。大蜜丸，一次 1 丸，一日 1~2 次；水蜜丸，一次 6g，一日 1~2 次 | 1. 忌不易消化食物<br>2. 感冒发热患者不宜服用 |

续表

| 药品名称 | 药物组成 | 功能主治 | 用法用量 | 注意事项 |
| --- | --- | --- | --- | --- |
| 四物片 | 当归、川芎、白芍、熟地黄 | 养血调经。用于血虚所致的面色萎黄、头晕眼花、心悸气短及月经不调 | 口服。一次4~6片，一日3次 | 尚不明确 |
| 人参归脾丸 | 人参、白术（麸炒）、茯苓、甘草（蜜炙）、黄芪（蜜炙）、当归、木香、远志（去心，甘草炙）、龙眼肉、酸枣仁（炒） | 益气补血，健脾养心。用于气血不足，心悸，失眠，食少乏力，面色萎黄，月经量少，色淡 | 口服。一次1丸，一日2次 | 1. 身体壮实不虚者忌服<br>2. 不宜和感冒类药同时服用<br>3. 不宜喝茶和吃萝卜，以免影响药效<br>4. 服本药时不宜同时服用藜芦、五灵脂、皂荚或其制剂<br>5. 高血压患者或正在接受其他药物治疗者应在医师指导下服用。<br>6. 本品宜饭前服用或进食同时服 |

（4）阴虚血燥证：月经延后，经量少，色红，质稠，渐至月经停闭；五心烦热，颧红唇干，骨蒸劳热，盗汗，咽干口燥，干咳，大便燥结；舌质红，少苔，脉细数或弦数。

【辨证要点】闭经或由月经延后渐至闭经，量少，色红，质稠，并伴五心烦热，两颧潮红，低热盗汗等证，舌质红，少苔，脉细数或弦数。

【治法】滋阴清热，养血调经。

【中成药】知柏地黄丸、坤泰胶囊（表9-5）。

**表9-5 闭经阴虚血燥证可选用的中成药**

| 药品名称 | 药物组成 | 功能主治 | 用法用量 | 注意事项 |
| --- | --- | --- | --- | --- |
| 知柏地黄丸 | 知母、黄柏、熟地黄、山茱萸（制）、牡丹皮、山药、茯苓、泽泻 | 滋阴降火。用于阴虚火旺，潮热盗汗，口干咽痛，耳鸣遗精，小便短赤 | 口服。小蜜丸一次9g，一日2次 | 1. 忌不易消化食物<br>2. 感冒发热患者不宜服用 |
| 坤泰胶囊 | 熟地黄、黄连、白芍、黄芩、阿胶、茯苓 | 滋阴清热，安神除烦。用于绝经期前后诸证，阴虚火旺者，症见潮热面红，自汗盗汗，心烦不宁，失眠多梦，头晕耳鸣，腰膝酸软，手足心热；妇女卵巢功能衰退、更年期综合征见上述表现者 | 口服。一次4粒，一日3次，2~4周为一疗程，或遵医嘱 | 1. 阳虚体质慎用<br>2. 忌食辛辣，少进油腻<br>3. 不宜与感冒药同时服用<br>4. 高血压、心脏病、肾病及脾胃虚弱者，请在医师指导下服用 |

（5）痰湿阻滞证：月经延后，经量少，色淡，质黏稠，渐至月经停闭；形体肥胖，神疲倦怠，胸胁满闷，食少呕恶，头晕目眩；舌质淡胖，舌苔白腻，脉滑。

【辨证要点】闭经或由月经延后渐至闭经，量少，色淡，质黏稠，伴肥胖多痰，胸胁满闷，倦怠浮肿等证，舌质淡胖，舌苔白腻，脉滑。

【治法】燥湿化痰，活血调经。

【中成药】二陈丸、香砂六君丸、香砂平胃丸（表9-6）。

**表9-6 闭经痰湿阻滞证可选用的中成药**

| 药品名称 | 药物组成 | 功能主治 | 用法用量 | 注意事项 |
|---|---|---|---|---|
| 二陈丸 | 陈皮、半夏（制）、茯苓、甘草 | 燥湿化痰，理气和胃。用于痰湿停滞导致的咳嗽痰多，胸脘胀闷，恶心呕吐 | 口服。一次9~15g，一日2次 | 1. 忌烟、酒及辛辣、生冷、油腻食物<br>2. 不宜在服药期间同时服用滋补性中药 |
| 香砂六君丸 | 木香、砂仁、党参、炒白术、茯苓、炙甘草、陈皮、姜半夏 | 益气健脾，和胃。用于脾虚气滞，消化不良，嗳气食少，脘腹胀满，大便溏泄 | 口服。一次6~9g，一日2~3次 | 饮食宜清淡，忌酒及辛辣、生冷、油腻食物 |
| 香砂平胃丸 | 苍术、陈皮、姜厚朴、木香、砂仁、甘草 | 健脾，燥湿。用于胃脘胀痛 | 口服。一次6g，一日1~2次 | 1. 脾胃阴虚者慎用，其表现为食欲不振、口干舌燥、手足心热等<br>2. 忌食生冷食物<br>3. 重度胃痛应在医师指导下服用 |

（6）气滞血瘀证：月经停闭；胸胁及乳房胀满，小腹胀痛拒按，精神抑郁，烦躁易怒，嗳气叹息；舌质暗有瘀斑瘀点，脉弦涩。

【辨证要点】闭经，伴胸胁胀满，少腹胀痛或拒按，抑郁烦怒等证，舌质暗有瘀斑瘀点，脉弦涩。

【治法】理气活血，祛瘀调经。

【中成药】血府逐瘀丸、益母草膏、大黄䗪虫丸、逍遥丸、七制香附丸、调经活血片、妇科调经片、桂枝茯苓丸（表9-7）。

**表9-7 闭经气滞血瘀证可选用的中成药**

| 药品名称 | 药物组成 | 功能主治 | 用法用量 | 注意事项 |
|---|---|---|---|---|
| 血府逐瘀丸 | 柴胡、当归、地黄、赤芍、红花、桃仁、麸炒枳壳、甘草、川芎、牛膝、桔梗 | 活血祛瘀，行气止痛。用于气滞血瘀所致的胸痛，头痛日久，痛如针刺而有定处，内热烦闷，心悸失眠，急躁易怒 | 空腹，用红糖水送服。一次6~12g，一日2次 | 1. 忌食辛冷<br>2. 孕妇忌服 |
| 益母草膏 | 益母草 | 活血调经。用于血瘀所致的月经不调、产后恶露不绝，症见经水量少、淋漓不净、产后出血时间过长；产后子宫复旧不全见上述证候者 | 口服。一次10g，一日1~2次 | 1. 孕妇禁用<br>2. 忌辛辣、生冷食物<br>3. 青春期少女及更年期妇女应在医师指导下服用 |

续表

| 药品名称 | 药物组成 | 功能主治 | 用法用量 | 注意事项 |
| --- | --- | --- | --- | --- |
| 大黄䗪虫丸 | 熟大黄、土鳖虫（炒）、水蛭（制）、虻虫（去翅足，炒）、蛴螬（炒）、干漆（煅）、桃仁、炒苦杏仁、黄芩、地黄、白芍、甘草 | 活血破瘀，通经消癥。用于瘀血内停所致的癥瘕、闭经，症见腹部肿块、肌肤甲错、面色黯黑、潮热羸瘦、经闭不行 | 口服。一次1~2丸，一日1~2次 | 1. 孕妇禁用<br>2. 皮肤过敏者停服 |
| 逍遥丸 | 柴胡、当归、白芍、白术（炒）、茯苓、薄荷、生姜、炙甘草 | 疏肝健脾，养血调经。用于肝气不舒所致月经不调，胸胁胀痛，头晕目眩，食欲减退 | 口服。一次8丸，一日3次 | 1. 忌食寒凉、生冷食物<br>2. 孕妇服用时请向医师咨询<br>3. 感冒时不宜服用本药<br>4. 忌气恼、劳碌<br>5. 脐腹胀痛严重者及时就诊 |
| 七制香附丸 | 醋香附、地黄、茯苓、当归、熟地黄、川芎、炒白术、白芍、益母草、艾叶（炭）、黄芩、酒茱萸、天冬、阿胶、炒酸枣仁、砂仁、醋延胡索、艾叶、粳米、盐小茴香、人参、甘草、食盐 | 舒肝理气，养血调经。气滞血虚所致的痛经、月经量少，症见胸胁胀痛、经行量少、行经小腹胀痛、经前双乳胀痛、经水数月不行 | 口服。一次1袋，一日2次 | 1. 孕妇忌服<br>2. 忌食生冷食物<br>3. 服本药时不宜和感冒药同时服用<br>4. 服本药时不宜同时服用藜芦、五灵脂、皂荚及其制剂<br>5. 不宜喝茶和吃萝卜，以免影响药效<br>6. 平素月经周期正常，突然月经错后，应在排除早早孕后才可服药 |
| 调经活血片 | 木香、川芎、延胡索（醋制）、当归、熟地黄、赤芍、红花、乌药、白术、丹参、香附（制）、吴茱萸（甘草水制）、泽兰、鸡血藤、菟丝子 | 调经活血，行气止痛。用于月经不调，行经腹痛 | 口服。一次5片，一日3次 | 1. 忌食寒凉、生冷食物<br>2. 感冒时不宜服用本药<br>3. 孕妇忌服 |
| 妇科调经片 | 熟地黄、当归、白芍、川芎、延胡索（醋炙）、赤芍、香附（醋炙）、白术（麸炒）、大枣、甘草 | 养血柔肝，理气调经。用于肝郁血虚所致的月经不调，经期前后不定，经期腹痛 | 口服。一次4片，一日4次 | 1. 忌辛辣、生冷食物<br>2. 感冒发热患者不宜服用<br>3. 青春期少女及更年期妇女应在医师指导下服用 |

续表

| 药品名称 | 药物组成 | 功能主治 | 用法用量 | 注意事项 |
|---|---|---|---|---|
| 桂枝茯苓丸 | 桂枝、茯苓、牡丹皮、赤芍、桃仁 | 活血、化瘀、消癥。妇人宿有癥块，或血瘀经闭，行经腹痛，产后恶露不尽 | 口服。一次1丸，一日1~2次 | 1. 忌食生冷、肥腻、辛辣食物<br>2. 体弱、阴道出血量多者不宜使用<br>3. 经期及经后3天禁用 |

（7）寒凝血瘀证：月经停闭；小腹冷痛拒按，得热痛减，形寒肢冷，面色青白；舌质紫暗，舌苔白，脉沉紧。

【辨证要点】闭经，伴小腹冷痛拒按，得热痛减，形寒肢冷等证，舌质紫暗，舌苔白，脉沉紧。

【治法】温经散寒，活血调经。

【中成药】少腹逐瘀丸、艾附暖宫丸（表9-8）。

**表9-8 闭经寒凝血瘀证可选用的中成药**

| 药品名称 | 药物组成 | 功能主治 | 用法用量 | 注意事项 |
|---|---|---|---|---|
| 少腹逐瘀丸 | 当归、蒲黄、五灵脂（醋炒）、赤芍、小茴香（盐炒）、延胡索（醋制）、没药（炒）、川芎、肉桂、炮姜 | 温经活血，散寒止痛。用于寒凝血瘀所致的月经后期、痛经，症见行经后错、行经小腹冷痛、经血紫暗、有血块、产后小腹疼痛喜热、拒按 | 温黄酒或温开水送服。一次1丸，一日2~3次 | 1. 忌生冷食物，不宜洗凉水澡<br>2. 服药期间不宜同时服用人参或其制剂<br>3. 感冒发热患者不宜服用<br>4. 青春期少女及更年期妇女，慢性病严重者应在医师指导下服用 |
| 艾附暖宫丸 | 艾叶炭、香附、吴茱萸、肉桂、当归、川芎、白芍、地黄、炙黄芪、续断 | 理气养血，暖宫调经。用于血虚气滞、下焦虚寒所致的月经不调、痛经，症见行经后错、经量少、有血块、小腹疼痛、经行小腹冷痛喜热、腰膝酸痛 | 口服。大蜜丸：一次1丸，一日2~3次；水蜜丸：一次4.5g（约2/3量杯，瓶盖为量杯），一日2~3次 | 1. 本品适用于血虚气滞、下焦虚寒者，热证、实证者忌用<br>2. 忌食寒凉之品，不宜洗凉水澡<br>3. 感冒发热患者不宜服用 |

## 9 预后

闭经的预后与转归取决于病因、病位、病性、体质、环境、精神状态、饮食等诸多因素。若病因简单，病损脏腑单一，病程短者，一般预后尚好，月经可行。但恢复排卵和重建周期需要时间，有难度。若病因复杂，多脏腑受累，病程久者，则较难治愈。

（冯晓玲）

## 参考文献

1. 中华中医药学会．中医妇科临床诊疗指南．北京：中国中医药出版社，2019

2. 谢幸，孔北华，段涛．妇产科学．9版．北京：人民卫生出版社，2018

3. 马宝璋，杜惠兰．中医妇科学．3版．上海：上海科学技术出版社，2018

4. 杨永强，林朝清，魏绍斌．中成药治疗月经不调的辨证应用．中国计划生育和妇产科，2015，7（02）：9-10，15

5. 邹本宏，苏宏，张优，等．坤泰胶囊治疗甲亢引起月经减少、闭经临床观察．辽宁中医药大学学报，2016，18（12）：201-204

6. 解克平，韩莹．中成药治疗抗精神病药物引起女性精神分裂症患者闭经的研究．精神医学杂志，2009，22（01）：25-26

7. 许朝霞，李娜．基于2005~2015年文献的闭经患者的中医证治特征探讨．时珍国医国药，2017，28（12）：3057-3059

8. 魏绍斌，季晓黎．闭经的中医治疗方略．中国实用妇科与产科杂志，2008，24（12）：904-905

# 第十章 多囊卵巢综合征

## 1 范围

本《指南》规定了多囊卵巢综合征的诊断、辨证、治疗。

本《指南》适用于多囊卵巢综合征的诊断和治疗。

## 2 定义

下列术语和定义适用于本指南。

多囊卵巢综合征（polycystic ovary syndrome，PCOS）是一种发病多因性、临床表现多态性的内分泌综合征。以月经紊乱、不孕、多毛、肥胖、痤疮、双侧卵巢持续增大，以及雄激素过多、持续无排卵为临床特征。中医学无此病名，根据其临床表现与“月经失调”“闭经”“不孕症”等有相似之处。

本病从青春期开始发病，20~30 岁为高峰，约占总数的 85. 3%。本病占妇科内分泌疾病的 8%，不孕症的 0. 6%~4. 3%。

## 3 流行病学

乔杰院士团队采用国际诊断标准，调查 10 个省市 152 个城市社区和 112 个农村社区的 16886 名育龄期女性，共有 15924 人完成调查。PCOS 患病率为 5. 61%（894/15924）。其中，按鹿特丹诊断标准进行亚型分型诊断，高雄激素合并排卵障碍占 19%；高雄激素合并卵巢多囊性改变占 37%；排卵障碍合并卵巢多囊性改变占 15%；同时具备三项指标的占 29%。

对中国汉族 19~45 岁育龄期女性 PCOS 患者的大规模横向流行病学调查发现，PCOS 患者代谢综合征发生率为 18. 2%，明显高于非 PCOS 人群（14. 7%）；胰岛素抵抗发生率为 14. 2%，显著高于非 PCOS 人群的 9. 3%。调整年龄因素后，PCOS 患者的向心性肥胖、高血压、血脂异常和空腹胰岛素水平等均显著高于非 PCOS 人群。

## 4 病因病理

### 4. 1 中医病因病机

多囊卵巢综合征以其临床表现，属于中医学“月经后期”“闭经”“不孕”等病证。主要病机是肾-天癸-冲任-胞宫轴调节失常。

中医病因：①肾虚，禀赋不足，肾气或肾阴亏损，封藏失职；②痰湿，素体脾虚或脾肾不足，水湿失于运化，聚而成痰，阻滞冲任；③气滞血瘀，情志不畅，肝郁气滞，瘀血内留，阻滞冲任；④肝经郁热，肝郁化火，热扰冲任，气血逆乱。

### 4. 1 西医病因病理

多囊卵巢综合征的病因未明。可能受遗传因素和环境因素的影响，导致内分泌与代谢紊乱，下丘脑-垂体-卵巢轴功能异常，胰岛素抵抗或高胰岛素血症。

**5　临床表现**

月经后期或闭经，或经期延长、崩漏，肥胖，面部痤疮，毛发浓密，不孕。

**6　诊断**

6.1　诊断要点

6.1.1　病史

病发于青春期，渐现月经稀发、闭经，或月经频发、淋漓不净。

6.1.2　体征

（1）多毛：可出现不同程度的多毛，尤以性毛为主，如阴毛浓密，延及肛周腹股沟及腹中线，乳晕周围的毛发浓密，唇口可见细须。

（2）痤疮：多见油性皮肤和痤疮，以颜面额部较著。

（3）肥胖：体重指数≥25，常见腹部肥胖（腰围/臀围≥0.80）。

（4）黑棘皮症：常在阴唇、颈背部、腋下、乳房下和腹股沟等皮肤皱褶部位出现灰褐色色素沉着，呈对称性，皮肤增厚，质地柔软。

6.1.3　辅助检查

（1）超声检查：双侧卵巢均匀性增大，包膜回声增强，轮廓较光滑，间质增生，内部回声增强，一侧或两侧卵巢各有 10 个以上直径为 2~9㎜的无回声区，围绕卵巢边缘，呈车轮状排列，称为"项链征"。连续检测未见主导卵泡发育和排卵迹象。

（2）内分泌测定：血清雄激素：睾酮、脱氢表雄酮、硫酸脱氢表雄酮升高，睾酮水平通常不超过正常范围上限 2 倍；血清 FSH 值偏低而 LH 值升高，LH/FSH>2~3，无排卵前 LH 峰出现；血清雌激素测定，雌酮（$E_1$）升高，雌二醇（$E_2$）为正常或稍增高，恒定于早卵泡期其水平，无周期性变化，$E_1/E_2>1$，高于正常周期；尿 17-酮皮质类固醇正常或轻度升高，正常时提示雄激素来源于卵巢，升高时提示肾上腺功能亢进；部分患者血清催乳素（PRL）轻度增高。腹部肥胖型测定空腹血糖及口服葡萄糖耐量试验（OGTT），测定空腹胰岛素水平（正常<20mU/L）及葡萄糖负荷后血清胰岛素（正常<150mU/L），肥胖型患者可有甘油三酯增高。

（3）诊断性刮宫：B 超提示子宫内膜增厚的患者，建议在月经前数日或月经来潮 6 小时内行诊断性刮宫，子宫内膜呈增生期或增生过长，无分泌期变化。年龄>35 岁的患者应常规行诊断性刮宫，以早期发现子宫内膜不典型增生或子宫内膜癌。

（4）腹腔镜检查：可见卵巢增大，包膜增厚，表面光滑，呈灰白色，有新生血管。包膜下显露多个卵泡，但无排卵征象（排卵孔、血体或黄体）。腹腔镜下取卵巢组织送病理检查，诊断即可确定。在诊断的同时可进行腹腔镜治疗。

6.2　鉴别诊断

（1）卵泡膜细胞增殖症：临床和内分泌征象与 PCOS 相仿，但更严重，患者比 PCOS 更肥胖，男性化更明显，睾酮水平也高于 PCOS，可高达 5.2~6.9nm/L。血清硫酸脱氢表雄酮正常，LH/FSH 比值可正常。腹腔镜下可见卵巢皮质黄素化的卵泡膜细胞群，皮质下无类似 PCOS 的多个小卵泡。

（2）卵巢雄激素肿瘤：卵巢睾丸母细胞瘤、卵巢门细胞瘤等均可产生大量雄激素，但多为单侧实性肿瘤，可通过 B 超、CT 或 MRI 协助鉴别。

（3）肾上腺皮质增生或肿瘤：血清硫酸脱氢表雄酮值超过正常范围上限2倍或>18.2μmol/L时，应与肾上腺皮质增生或肿瘤相鉴别。肾上腺皮质增生患者血17-α羟孕酮明显增高，ACTH兴奋试验反应亢进，地塞米松抑制试验抑制率≤0.70；肾上腺皮质肿瘤患者则对这两项试验均无明显反应。

6.3 辨证

6.3.1 辨证要点

本病的辨证应当分青春期和育龄期两阶段，临证多从肾辨治，还与肝郁、脾虚、痰湿、气滞血瘀等因素有关，按照月经病的辨证要点，抓住月经的期、量、色、质和全身症状加以辨证，区分寒热虚实。一般而言，形体肥胖，腰膝酸软，口腻多痰者，多属肾虚痰湿；精神抑郁，烦躁易怒，胸胁乳房胀痛者，多为肾虚血瘀；毛发浓密，面部痤疮，大便秘结，多为肾虚湿热；而乏力倦怠，大便溏薄，则为脾虚痰湿。

**7 治疗**

（1）治疗原则：青春期患者重在调经，以调畅月经为先，恢复周期为根本，闭经者，虚则补而通之，实则泄而通之；月经频发来潮或淋漓不净者，寻找病因，肾虚者补肾固摄冲任，瘀热者清化而固冲，痰湿者宜蠲化痰浊；育龄期患者，调经意在种子，综合分析属于肾虚、肝郁、脾虚、痰湿、气滞血瘀等病理因素，辨证施治。

（2）分证论治（表10-1）

**表10-1 多囊卵巢综合征分证论治**

| 证候 | 症状 | 治法 | 中成药 |
|---|---|---|---|
| 肾虚证 | 月经初潮迟至、后期、量少，色淡质稀，渐至停闭。偶有漏下不止，或经期延长，色紫黯红，形体瘦弱，头晕耳鸣，腰膝酸软，带下量少，阴中干涩，或大便时有溏薄，婚后日久不孕，舌质淡苔薄或舌红少苔，脉沉细或细数 | 补肾调经 | 右归丸、滋肾育胎丸、知柏地黄丸（《国家基本医疗保险目录（2000年版）》 |
| 痰湿证 | 月经后期、量少，甚则停闭。带下量多，婚久不孕；形体肥胖，多毛，头晕胸闷，四肢倦怠，疲乏无力，舌体胖大，色淡，苔厚腻，脉沉滑 | 化痰除湿，通络调经 | 补中益气丸（颗粒） |
| 气滞血瘀证 | 月经后期量少，经行有块，甚则经闭不孕。精神抑郁，情怀不畅，烦躁易怒，小腹胀满拒按，或胸胁满痛，乳房胀痛。舌体黯红，有瘀点或瘀斑，脉沉弦涩 | 行气活血，祛瘀调经 | 血府逐瘀颗粒 |
| 肝经郁热证 | 月经稀发、量少，甚则经闭不行，或月经紊乱，淋漓不断；面部痤疮，毛发浓密，胸胁乳房胀痛，便秘溲黄，带下量多色黄，外阴瘙痒，舌红苔黄腻，脉弦或弦数 | 清热利湿，疏肝调经 | 加味逍遥丸 |

（1）肾虚证：月经初潮迟至、后期、量少，色淡质稀，渐至停闭。偶有漏下不止，或经期延长，色紫黯红，形体瘦弱，头晕耳鸣，腰膝酸软，带下量少，阴中干涩，或大便时有溏薄，婚后日久不孕，舌质淡苔薄或舌红少苔，脉沉细或细数。

【辨证要点】月经初潮延迟，经色淡质稀，头晕耳鸣，腰膝酸软，带下量少。

【治法】补肾调经。

【中成药】右归丸、滋肾育胎丸、知柏地黄丸（表10-2）。

**表10-2 多囊卵巢综合征肾虚证可选用的中成药**

| 药品名称 | 药物组成 | 功能主治 | 用法用量 | 注意事项 |
|---|---|---|---|---|
| 右归丸 | 熟地黄、山药、山茱肉、枸杞子、菟丝子、鹿角胶、当归、杜仲、肉桂、制附子 | 益气养血，活血调经。用于气血两虚兼有血瘀所致的月经不调，症见月经周期错后、行经量少、精神不振、肢体乏力 | 口服。小蜜丸一次9g，大蜜丸一次1丸，一日3次 | 1. 阴虚火旺者，禁服右归丸<br>2. 服药期间，忌生冷食物 |
| 滋肾育胎丸 | 人参、菟丝子、桑寄生、续断、阿胶（炒）、党参、白术、杜仲、熟地黄、巴戟天、枸杞子、制首乌、鹿角霜、艾叶、砂仁 | 补肾健脾，益气培元，养血安胎，强壮身体。用于脾肾两虚，冲任不固所致的滑胎（防治先兆流产和习惯性流产） | 口服。每次5g，一日3次 | 1. 感冒发热勿服<br>2. 服药时忌食萝卜、薏苡仁、绿豆芽<br>3. 肝肾阴虚，口干口苦，用淡盐水或蜂蜜水送服 |
| 知柏地黄丸 | 知母、黄柏、熟地黄、山茱萸、山药、茯苓、牡丹皮、泽泻 | 滋阴清热。用于阴虚火旺，潮热盗汗，口干咽痛，耳鸣遗精，小便短赤 | 口服。每次8粒，一日3次 | 宜空腹或饭前服用。开水或淡盐水送服 |

（2）痰湿证：月经后期、量少，甚则停闭。带下量多，婚久不孕；形体肥胖，多毛，头晕胸闷，四肢倦怠，疲乏无力，舌体胖大，色淡，苔厚腻，脉沉滑。

【辨证要点】月经后期或闭经，带下量多，形体肥胖，头晕胸闷，舌淡胖，苔厚腻。

【治法】化痰除湿，通络调经。

【中成药】补中益气丸（颗粒）（表10-3）。

**表10-3 多囊卵巢综合征痰湿证可选用的中成药**

| 药品名称 | 药物组成 | 功能主治 | 用法用量 | 注意事项 |
|---|---|---|---|---|
| 补中益气丸（颗粒） | 炙黄芪、党参、炙甘草、白术、当归、升麻、柴胡、陈皮 | 补中益气，升阳举陷。用于脾胃虚弱、中气下陷所致的泄泻、脱肛、子宫脱垂、阴挺，症见体倦乏力、食少腹胀、便溏久泻、肛门下坠 | 口服。丸剂每次6g，颗粒剂每次1包，一日2~3次 | 凡阴虚发热，阳气欲脱，湿热证者不宜使用 |

（3）气滞血瘀证：月经后期量少，经行有块，甚则经闭不孕。精神抑郁，情怀不畅，烦躁易怒，小腹胀满拒按，或胸胁满痛，乳房胀痛。舌体黯红，有瘀点或瘀斑，脉沉弦涩。

【辨证要点】月经后期或闭经，经行有块，烦躁易怒，胸胁乳房胀痛，舌黯有瘀点瘀斑。

【治法】行气活血，祛瘀调经。

【中成药】血府逐瘀口服液（颗粒）（表10-4）。

**表10-4　多囊卵巢综合征气滞血瘀证可选用的中成药**

| 药品名称 | 药物组成 | 功能主治 | 用法用量 | 注意事项 |
| --- | --- | --- | --- | --- |
| 血府逐瘀口服液（颗粒） | 桃仁、红花、当归、川芎、地黄、赤芍、柴胡、牛膝、枳壳、桔梗、甘草 | 活血化瘀，行气止痛。用于瘀血内阻，头痛或胸痛，内热瞀闷，失眠多梦，心悸怔忡，急躁易怒 | 口服。口服液每次1支，颗粒剂每次1包，一日3次 | 忌食生冷。孕妇忌服 |

（4）肝经郁热证：月经后期、量少，甚则经闭不行，或月经紊乱，淋漓不断；面部痤疮，毛发浓密，胸胁乳房胀痛，便秘溲黄，带下量多色黄，外阴瘙痒，舌红苔黄腻，脉弦或弦数。

【辨证要点】月经后期、量少，或月经紊乱，淋漓不尽，面部痤疮，胸胁乳房胀痛，舌红，苔黄腻，脉弦数。

【治法】清热利湿，疏肝调经。

【中成药】加味逍遥丸（表10-5）。

**表10-5　多囊卵巢综合征肝经郁热证可选用的中成药**

| 药品名称 | 药物组成 | 功能主治 | 用法用量 | 注意事项 |
| --- | --- | --- | --- | --- |
| 加味逍遥丸 | 牡丹皮、栀子（姜炙）、当归、白芍、柴胡、白术（麸炒）、茯苓、薄荷、甘草 | 疏肝清热，健脾养血。适用于肝郁血虚，肝脾不和，两胁胀痛，头晕目眩，倦怠食少，月经不调，脐腹胀痛 | 口服。每次6g，一日2次 | 忌生冷及油腻难消化的食物 |

### 8　预后

多囊卵巢综合征是青春期、育龄期女性的常见病，因内分泌、代谢紊乱，排卵障碍，会导致不孕，也会由于持续不排卵而发生子宫内膜异常增生，甚至诱发癌变。如出现异常子宫出血、子宫内膜增厚，要进行诊断性刮宫和子宫内膜活检。高胰岛素血症或胰岛素抵抗会导致肥胖，有发生妊娠糖尿病和Ⅱ型糖尿病的风险，以及发生心脑血管事件的风险。

药物促排卵有助获得妊娠，但仍存在妊娠后发生自然流产，甚至反复流产的风险。

治疗应首选改善生活方式，控制体重，适龄生育。中成药、针灸都有助于调经和促排卵治疗。

（罗颂平）

## 参考文献

1. 中华中医药学会．中医妇科临床诊疗指南．北京：中国中医药出版社，2012

2. 中华预防医学会生育力保护分会生殖内分泌生育保护学组．多囊卵巢综合征相关不孕治疗及生育保护共识．生殖医学杂志，2020，29（7）：843-851

3. 中华医学会妇产科学分会内分泌学组及指南专家组．多囊卵巢综合征中国诊疗指南．中华

妇产科杂志，2018，53：2-6

4. 洪琳，应用滋肾育胎丸治疗多囊卵巢综合征无排卵症后妊娠效果评价．云南中医中药杂志，2016，37（6）：27-28

5. 李玉嫦，曾蕾，李永红，等．滋肾育胎丸联合达英-35 治疗多囊卵巢综合征的疗效观察．实用临床医学，2019，20（8）：44-46

6. 李莹，王宇，徐德伟．滋肾育胎丸对多囊卵巢综合征合并不孕患者的疗效及激素水平的影响分析．当代医学，2019，25（8）：48-50

# 第十一章　崩　漏

## 1　范围

本《指南》规定了崩漏的诊断、辨证和中成药治疗。

本《指南》适用于崩漏的诊断、辨证和中成药治疗。

## 2　术语和定义

下列术语和定义适用于本《指南》。

崩漏（metrorrhagia and metrostaxis）是指妇女经血非时暴下不止或淋漓不尽，前者称“崩中”或“经崩”，后者称“漏下”或“经漏”。属于西医学异常子宫出血（abnormal uterine bleeding，AUB）中的排卵障碍性 AUB（AUB-O）范畴。

## 3　流行病学

崩漏发病率为 11%~13%，可发生于从月经初潮后至绝经的任何年龄，以青春期及围绝经期女性居多。崩漏如未及时控制，可引起贫血、继发感染、不孕，影响患者的生活质量和身心健康，甚至会导致大量出血从而危及患者生命。

## 4　病因病理

### 4.1　中医病因病机

主要是各种病因损伤脏腑、气血，致使胞宫藏泻失常，冲任不固，不能制约经血而妄行。先天禀赋不足，或绝经过渡期肾气渐衰，或房事不节，肾气损伤，或肾阳虚损，肾失封藏，或肾阴虚损，阴虚内热，热扰冲任，均可致冲任不固；若素体脾虚，或饮食劳倦思虑伤脾，统摄无权，冲任不固；素体阳盛，或感受热邪，或嗜食辛辣，或忿怒抑郁，肝郁化火，或虚火内炽，扰动血海；若经期产后感受寒热湿邪，邪与血结，或七情内伤，气滞血瘀，瘀阻冲任，血不循经而妄行，均可致经血非时而下发为崩漏。

### 4.2　西医病因病理

#### 4.2.1　病因

崩漏属于 AUB-O 中的无排卵性 AUB 范畴。当机体受内外各种因素，如精神紧张、营养不良、代谢紊乱、慢性疾病、环境及气候骤变、饮食紊乱、过度运动、酗酒以及其他药物等影响时，可通过大脑皮层和中枢神经系统，引起下丘脑-垂体-卵巢轴功能调节或靶细胞效应异常而导致异常子宫出血。

#### 4.2.2　病理

无排卵性 AUB 患者的子宫内膜受雌激素持续作用而无孕激素拮抗，可发生不同程度的增生性改变：①增生期子宫内膜；②子宫内膜增生：包括不伴有不典型的增生（既往所称的单纯型增生、复杂型增生）和不典型增生/子宫内膜上皮内瘤变（属于癌前病变）；③少数可呈萎缩性改变。

**5　临床表现**

月经周期紊乱，经期长短不一，经量时多时少，甚至大量出血。出血量多或时间长时可继发贫血，伴有乏力、头晕、心悸等症状，甚至出现失血性休克。

**6　诊断**

参考《中医妇科学》《中西医结合妇产科学》《中医妇科常见病诊疗指南》《排卵障碍性异常子宫出血中西医结合诊疗指南》《异常子宫出血诊断与治疗指南》《国际中医临床实践指南 崩漏》拟定。

6.1　病史

禀赋不足，或不禁房事，素体虚弱，饮食不节，劳倦思虑太过，情志因素，或经期、产后感邪。注意询问月经史、孕产史，有无生殖器炎症或肿瘤病史，有无使用宫内节育器等。

6.2　症状

月经的周期、经期、经量均严重紊乱，行经时间超过半月以上，甚或数月不止，血量或多或少，甚至量多如崩。亦有停闭数月突然暴下不止或淋漓不尽，可伴有不同程度贫血。

6.3　辅助检查

（1）妇科检查：无明显器质性病变。

（2）实验室检查：生殖内分泌激素、甲状腺素及其他内分泌激素测定，可明确诊断及鉴别。

（3）其他检查：①血常规、凝血功能检查：评估出血严重程度，确定有无贫血，排除全身凝血相关疾病。②基础体温测定：判断有无排卵，还可提示黄体功能不足、黄体萎缩不全。③盆腔超声检查：排除子宫内膜息肉、子宫腺肌病、子宫肌瘤、子宫内膜恶变和不典型增生等器质性病变。④诊断性刮宫并行病理检查，除外子宫内膜病变。有条件者宫腔镜直视下活检。

**7　鉴别诊断**

（1）月经病：如月经先期、月经先后无定期、月经过多、经期延长、经间期出血等。崩漏周期、经期、经量均严重紊乱；上述疾病多为单一因素异常。

（2）胎产出血：如胎漏、胎动不安、异位妊娠等，行妊娠试验及超声检查可鉴别；恶露不绝发生在产后。

（3）生殖器官肿瘤：如生殖器官良、恶性肿瘤，通过妇科检查结合超声、MRI检查或宫腔镜等可资鉴别。

（4）生殖器官炎症：如子宫内膜炎、子宫肌炎等，行妇科检查或宫腔镜检查以助鉴别。

（5）激素类药物应用不当及宫内节育器引起的异常子宫出血需仔细询问病史排除。

（6）全身性疾病：如血液病、肝肾衰竭、甲状腺功能亢进或减退等，通过血液学检查等进行鉴别。

## 8 治疗

### 8.1 西医治疗原则

青春期及生育年龄以止血、调整周期为主，有生育要求者促排卵；绝经过渡期以止血、调整周期、减少经量，防止子宫内膜病变为治疗原则。常用性激素止血和调整月经周期。

### 8.2 中成药用药方案

#### 8.2.1 基本原则

急则治其标，缓则治其本。灵活掌握和运用塞流、澄源、复旧三法。出血期首先止血，塞流时需澄源，辨证祛因止血；血止后调经是巩固止血疗效、避免复发的关键，需正本清源，祛除病因，调理善后，使机体脏腑气血冲任等恢复正常，胞宫藏泻有时，月经周期恢复正常。

#### 8.2.2 分证论治（表 11-1）

**表 11-1 崩漏分证论治**

| 证候 | | 症状 | 治法 | 中成药 |
|---|---|---|---|---|
| 脾虚证 | | 经血非时暴下不止，或淋漓日久不尽，色淡，质稀；面色苍白，精神萎靡，气短乏力，不思饮食，小腹空坠，面浮肢肿，便溏；舌淡体胖，边有齿痕，苔薄白，脉细弱或缓弱 | 补气健脾，固冲摄血 | 归脾丸（合剂、胶囊、颗粒、片）、人参归脾丸、补中益气丸（颗粒、合剂、片、口服液） |
| 肾气虚证 | | 经血非时而下，量少淋漓或量多，色淡红或淡黯，质清稀；面色晦黯，腰膝酸软，性欲减退，小便频数；舌质淡黯，苔薄白，脉沉弱或沉细无力 | 补肾益气，固冲止血 | 妇科止血灵片 |
| 肾阴虚证 | | 经血非时而下，量少淋漓或量多，色鲜红，质稍稠；头晕耳鸣，腰膝酸软，口干舌燥，五心烦热，失眠健忘，大便偏干；舌质红，少苔，脉细数 | 滋肾益阴，固冲止血 | 左归丸合二至丸 |
| 肾阳虚证 | | 经血非时而下，量多如注或量少淋漓，色淡黯，质清稀；面色晦黯，目眶黯黑，腰膝酸软，畏寒肢冷，性欲减退，小便清长，五更泄泻；舌质淡黯，苔白润，脉沉迟无力或弱 | 温肾固冲，止血调经 | 妇科再造丸（胶囊） |
| 血热证 | 虚热证 | 经血非时而下，量少淋漓，或量多势急，色鲜红，质稠；伴见心烦失眠，面颊潮红，咽干口燥，潮热汗出，小便短赤，大便燥结；舌质红，少苔，脉细数 | 养阴清热，固冲止血 | 葆宫止血颗粒、固经丸、榆栀止血颗粒 |
| | 实热证 | 经血非时而下，量多如崩，或淋漓不断，色深红，质稠，有血块；面红目赤，口渴烦热，渴喜冷饮，小便黄或大便干结；舌质红，苔黄，脉滑数 | 清热凉血，固冲止血 | 宫血宁胶囊、妇科断红饮胶囊、丹栀逍遥丸（片、胶囊）、加味逍遥丸（片、胶囊、颗粒、口服液） |
| 血瘀证 | | 经乱无期，量时多时少，时出时止，经行不畅，色紫黯有块，质稠；小腹疼痛拒按，胸胁胀满或刺痛；舌质紫黯，有瘀点瘀斑，苔薄白，脉涩或弦 | 活血祛瘀，理血归经 | 致康胶囊、云南红药胶囊、云南白药胶囊、茜芷胶囊、宫宁颗粒 |

以下内容为表 11-1 内容的详解，重点强调同病同证情况下不同中成药选用区别。

（1）脾虚证：经血非时暴下不止，或淋漓日久不尽，色淡，质稀；面色苍白，精神萎靡，气短乏力，不思饮食，小腹空坠，面浮肢肿，便溏；舌淡体胖，边有齿痕，苔薄白，脉细弱或缓弱。

【辨证要点】经血非时暴下不止，或淋漓不断，色淡质稀，气短乏力，小腹空坠。

【治法】补气健脾，固冲摄血。

【中成药】归脾丸（合剂、胶囊、颗粒、片）、人参归脾丸、补中益气丸（颗粒、合剂、片、口服液）（表11-2）。

**表11-2 崩漏脾虚证可选用的中成药**

| 药品名称 | 药物组成 | 功能主治 | 用法用量 | 注意事项 |
|---|---|---|---|---|
| 归脾丸（合剂、胶囊、颗粒、片） | 党参、炒白术、炙黄芪、炙甘草、茯苓、制远志、炒酸枣仁、龙眼肉、当归、木香、大枣（去核） | 益气健脾，养血安神。用于心脾两虚，气短心悸，失眠多梦，头昏头晕，肢倦乏力，食欲不振，崩漏便血 | 用温开水或生姜汤送服。水蜜丸一次6g，小蜜丸一次9g，大蜜丸一次1丸，一日3次 | 1. 感冒发热患者不宜服用<br>2. 有高血压、心脏病、肝病、糖尿病、肾病等慢性病严重者应在医师指导下服用<br>3. 孕妇、哺乳期妇女应在医师指导下服用<br>4. 对本品过敏者禁用，过敏体质者慎用 |
| 人参归脾丸 | 人参、白术（麸炒）、茯苓、甘草（蜜炙）、黄芪（蜜炙）、当归、木香、远志（去心，甘草炙）、龙眼肉、酸枣仁（炒） | 益气养血，健脾养心。用于心脾两虚，气血不足所致的心悸怔忡，失眠健忘，食少体倦，面色萎黄以及脾不统血所致的便血、崩漏、带下诸症 | 口服。一次1丸，一日2次 | 1. 身体壮实不虚者忌服<br>2. 不宜和感冒类药同时服用<br>3. 不宜喝茶和吃萝卜，以免影响药效<br>4. 服本药时不宜同时服用藜芦、五灵脂、皂荚或其制剂<br>5. 高血压患者或正在接受其他药物治疗者应在医师指导下服用。 |
| 补中益气丸（颗粒、合剂、片、口服液） | 黄芪（蜜炙）、党参、甘草（蜜炙）、白术（炒）、当归、升麻、柴胡、陈皮、生姜、大枣 | 补中益气，升阳举陷。用于脾胃虚弱，中气下陷，体倦乏力，食少腹胀，久泻，脱肛，子宫脱垂 | 口服。一次6g，一日2~3次 | 1. 忌不易消化食物<br>2. 感冒发热患者不宜服用<br>3. 有高血压、心脏病、肝病、糖尿病、肾病等慢性病严重者应在医师指导下服用<br>4. 孕妇、哺乳期妇女应在医师指导下服用 |

（2）肾气虚证：经血非时而下，量多或淋漓日久不尽，色淡红或淡黯，质清稀；面色晦黯，眼眶黯，腰膝酸软，头晕耳鸣，精神不振，小便频数；舌淡黯，苔白润，脉沉弱。

【辨证要点】经血非时而下，量多或淋漓日久不尽，腰膝酸软，头晕耳鸣。

【治法】补肾益气，固冲止血。

【中成药】妇科止血灵片（表11-3）。

表 11-3　崩漏肾气虚证可选用的中成药

| 药品名称 | 药物组成 | 功能主治 | 用法用量 | 注意事项 |
| --- | --- | --- | --- | --- |
| 妇科止血灵片 | 熟地黄、五味子、杜仲（炭）、续断、白芍、山药、牡蛎（煅）、海螵蛸、地榆（炒）、蒲黄（炭）、槲寄生 | 补肾敛阴，固冲止血。用于妇女功能性子宫出血 | 口服。一次5片，一日3次 | 1. 忌辛辣、生冷食物<br>2. 感冒发热患者不宜服用<br>3. 青春期少女及更年期妇女应在医师指导下服用<br>4. 对该品过敏者禁用，过敏体质者慎用 |

（3）肾阴虚证：经血非时而下，量少淋漓或量多，色鲜红，质稍稠；头晕耳鸣，腰膝酸软，口干舌燥，五心烦热，失眠健忘，大便偏干；舌质红，少苔，脉细数。

【辨证要点】经血非时而下，量少淋漓或量多，色鲜红质稍稠，头晕耳鸣，腰膝酸软，五心烦热。

【治法】滋肾益阴，固冲止血。

【中成药】左归丸合二至丸（表 11-4）。

表 11-4　崩漏肾阴虚证可选用的中成药

| 药品名称 | 药物组成 | 功能主治 | 用法用量 | 注意事项 |
| --- | --- | --- | --- | --- |
| 左归丸 | 熟地黄、菟丝子、牛膝、龟甲胶、鹿角胶、山药、山茱萸、枸杞子 | 滋肾补阴。本品用于真阴不足，腰酸膝软，盗汗，神疲口燥 | 口服。一次9g，一日2次 | 1. 孕妇忌服<br>2. 忌油腻食物<br>3. 感冒患者不宜服用<br>4. 对本品过敏者禁用，过敏体质者慎用 |
| 二至丸 | 女贞子（蒸）、墨旱莲 | 补益肝肾，滋阴止血。本品用于肝肾阴虚，眩晕耳鸣，咽干鼻燥，腰膝酸痛，月经量多 | 口服。一次9g，一日2次 | 1. 忌不易消化食物<br>2. 感冒发热患者不宜服用<br>3. 有高血压、心脏病、肝病、糖尿病、肾病等慢性病严重者应在医师指导下服用<br>4. 孕妇、哺乳期妇女应在医师指导下服用<br>5. 对本品过敏者禁用，过敏体质者慎用 |

（4）肾阳虚证：经血非时而下，量多如注或量少淋漓，色淡黯，质清稀；面色晦黯，目眶黯黑，腰膝酸软，畏寒肢冷，性欲减退，小便清长，五更泄泻；舌质淡黯，苔白润，脉沉迟无力或弱。

【辨证要点】经血非时而下，量多如注或量少淋漓，色淡黯质清稀，腰膝酸软，畏寒肢冷。

【治法】温肾固冲，止血调经。

【中成药】妇科再造丸（胶囊）（表 11-5）。

**表 11-5　崩漏肾阳虚证可选用的中成药**

| 药品名称 | 药物组成 | 功能主治 | 用法用量 | 注意事项 |
|---|---|---|---|---|
| 妇科再造丸（胶囊） | 当归（酒炙）、香附（醋炙）、白芍、熟地黄、阿胶、茯苓、党参、黄芪、山药、白术、女贞子（酒蒸）、龟甲（醋炙）、山茱萸、续断、杜仲（盐炙）、肉苁蓉、覆盆子、鹿角霜、川芎、丹参、牛膝、益母草、延胡索、三七、艾叶（醋炙）、小茴香、藁本、海螵蛸、地榆（酒炙）、益智、泽泻、荷叶（醋炙）、秦艽、地骨皮、白薇、椿皮、琥珀、黄芩（（酒炙）、酸枣仁、远志（制）、陈皮、甘草 | 养血调经，补益肝肾，暖宫止痛。用于月经先后不定期，带经月久、淋漓出血、痛经、带下等症 | 口服。一次 10 丸，一日 2 次，一个月经周期为一疗程，经前一周开始服用；或遵医嘱 | 1. 孕妇禁用<br>2. 忌食辛辣、生冷、油腻食物<br>3. 感冒时不宜服用<br>4. 对本品过敏者禁用，过敏体质者慎用 |

（5）虚热证：经血非时而下，量少淋漓，或量多势急，色鲜红，质稠；伴见心烦失眠，面颊潮红，咽干口燥，潮热汗出，小便短赤，大便燥结；舌质红，少苔，脉细数。

【辨证要点】经血非时而下，量少淋漓或量多势急，色鲜红质稠，心烦失眠，面颊潮红。

【治法】养阴清热，固冲止血。

【中成药】葆宫止血颗粒、固经丸、榆栀止血颗粒（表 11-6）。

**表 11-6　崩漏虚热证可选用的中成药**

| 药品名称 | 药物组成 | 功能主治 | 用法用量 | 注意事项 |
|---|---|---|---|---|
| 葆宫止血颗粒 | 牡蛎（煅）、白芍、侧柏叶（炒炭）、地黄、金樱子、柴胡（醋炙）、三七、仙鹤草、椿皮、大青叶 | 固经止血，滋阴清热。用于冲任不固、阴虚血热所致月经过多、经期延长，症见月经量多或经期延长，经色深红、质稠，或有小血块，腰膝酸软，咽干口燥，潮热心烦，舌红少津，苔少或无苔，脉细数，功能性子宫出血及上环后子宫出血见上述证候者 | 开水冲服。一次 1 袋，一日 2 次。月经来后开始服药，14 天为一个疗程，连续服用 2 个月经周期 | 未记载 |
| 固经丸 | 黄柏（盐炒）、黄芩（酒炒）、椿皮（炒）、香附（醋制）、白芍（炒）、龟甲（制） | 滋阴清热，固经止带。用于阴虚血热，月经先期，经血量多、色紫黑，白带量多 | 口服。一次 6g，一日 2 次 | 未记载 |

续表

| 药品名称 | 药物组成 | 功能主治 | 用法用量 | 注意事项 |
| --- | --- | --- | --- | --- |
| 榆栀止血颗粒 | 牡蛎（煅）、三七、白芍、侧柏叶（炒炭）、地黄、金樱子、柴胡（醋炙）、椿皮、仙鹤草、大青叶 | 固经止血，滋阴清热。本品用于冲任不固、阴虚血热所致月经过多、经期延长，症见月经量多或经期延长，经色深红、质稠，或有小血块，腰膝酸软，苔少或无苔，脉细数见上述证候者 | 开水冲服，一次1袋，一日2次。月经来后即开始服药，14天为一个疗程，连续服2个月经周期 | 1. 极个别患者出现轻度头晕乏力，轻度ALT升高<br>2. 虚寒者禁用<br>3. 本品仅有给药7天的临床安全性数据。中病即止，不宜长期服用<br>4. 无肿瘤、节育器、外伤及全身出血性疾病所致的子宫异常出血的临床研究资料<br>5. 过敏体质或有过敏史者慎用 |

（6）实热证：经血非时而下，量多如崩，或淋漓不断，色深红，质稠，有血块；面红目赤，口渴烦热，渴喜冷饮，小便黄或大便干结；舌质红，苔黄，脉滑数。

【辨证要点】经血非时而下，量多如崩或淋漓不断，色深红质稠，面红目赤，口渴烦热。

【治法】清热凉血，固冲止血。

【中成药】宫血宁胶囊、妇科断红饮胶囊，肝郁化火者可选用丹栀逍遥丸（片、胶囊）、加味逍遥丸（片、胶囊、颗粒、口服液）（表11-7）。

**表11-7 崩漏实热证可选用的中成药**

| 药品名称 | 药物组成 | 功能主治 | 用法用量 | 注意事项 |
| --- | --- | --- | --- | --- |
| 宫血宁胶囊 | 重楼 | 凉血止血，清热除湿，化瘀止痛。用于崩漏下血，月经过多，产后或流产后宫缩不良出血及子宫功能性出血属血热妄行证者 | 月经过多或子宫出血期：口服。一次1~2粒，一日3次，血止停服 | 胃肠道疾病患者慎用或减量服用 |
| 妇科断红饮胶囊 | 赤芍、益母草、三七、仙鹤草、地榆炭、蒲黄炭 | 凉血，化瘀，止血。用于功能失调性子宫出血，表现为月经过多，经期延长，中医诊断为"漏证"，辨证属血热者，症见经血量多，或淋漓不净，色深红或紫红，质黏稠，夹有少量血块，伴有面赤头晕，烦躁易怒，口干喜饮，便秘尿赤 | 口服。一次3粒，一日3次，14天为一疗程，或中病即止 | 1. 个别患者出现头痛、眼干，可自行缓解<br>2. 孕妇、哺乳期妇女及对本品过敏者禁用<br>3. 暴崩下血者非本品适用范围<br>4. 因肿瘤、节育器、外伤及全身出血性疾病所致的子宫异常出血非本品适用范围 |

续表

| 药品名称 | 药物组成 | 功能主治 | 用法用量 | 注意事项 |
| --- | --- | --- | --- | --- |
| 丹栀逍遥丸（片、胶囊）、加味逍遥丸（片、胶囊、颗粒、口服液） | 牡丹皮、焦栀子、柴胡（酒制）、酒白芍、当归、茯苓、白术（土炒）、薄荷、炙甘草 | 舒肝解郁，清热调经。用于肝郁化火，胸胁胀痛，烦闷急躁，颊赤口干，食欲不振或有潮热，以及妇女月经先期，经行不畅，乳房与少腹胀痛 | 口服。一次 6~9g，一日 2 次 | 1. 孕妇慎用<br>2. 少吃生冷及油腻难消化的食品<br>3. 服药期间忌生气恼怒<br>4. 对本品过敏者禁用，过敏体质者慎用 |

（7）血瘀证：经乱无期，量时多时少，时出时止，经行不畅，色紫黯有块，质稠；小腹疼痛拒按，胸胁胀满或刺痛；舌质紫黯，有瘀点瘀斑，苔薄白，脉涩或弦。

【辨证要点】经乱无期，量时多时少，经行不畅，色紫黯有块，小腹疼痛拒按。

【治法】活血祛瘀，理血归经。

【中成药】致康胶囊、云南红药胶囊、云南白药胶囊、茜芷胶囊、宫宁颗粒（表 11-8）。

**表 11-8　崩漏血瘀证可选用的中成药**

| 品名称 | 药物组成 | 功能主治 | 用法用量 | 注意事项 |
| --- | --- | --- | --- | --- |
| 致康胶囊 | 大黄、黄连、三七、白芷、阿胶、龙骨（煅）、白及、没药（制）、海螵蛸、茜草、龙血竭、甘草、珍珠、冰片 | 清热凉血止血，化瘀生肌定痛。用于创伤性出血，崩漏，呕血及便血等 | 口服。一次 2 ~ 4 粒，一日 3 次；或遵医嘱 | 1. 服药期间，饮食宜清淡，忌酒及辛辣、生冷、油腻食物<br>2. 忌愤怒、忧郁，保持心情舒畅<br>3. 过敏体质者慎用<br>4. 在治疗剂量内未发现有血栓形成倾向，长时间超剂量服用应在医师指导下进行 |
| 云南红药胶囊 | 三七、重楼、制黄草乌、紫金龙、玉葡萄根、滑叶跌打、大麻药、金铁锁、西南黄芩、石菖蒲 | 止血镇痛，活血散瘀，祛风除湿。用于胃溃疡出血，支气管扩张咯血，功能性子宫出血，月经过多，眼底出血，眼结膜出血，鼻衄，痔疮出血，软组织挫伤，风湿性关节炎，风湿性腰腿痛等 | 口服。一次 2 ~ 3 粒，一日 3 次 | 1. 孕妇忌服，血小板减少性紫癜及血液病引起的出血性疾病禁用<br>2. 服后一日内，忌食蚕豆、荞、酸冷及鱼类 |
| 云南白药胶囊 | 三七、重楼等 | 化瘀止血，活血止痛，解毒消肿。用于跌打损伤，瘀血肿痛，吐血、咳血、便血、痔血、崩漏下血，手术出血，疮疡肿毒及软组织挫伤，闭合性骨折，支气管扩张及肺结核咳血，溃疡病出血，以及皮肤感染性疾病 | 口服。一次 1 ~ 2 粒，一日 4 次 | 1. 孕妇忌用；过敏体质者忌用；运动员慎用<br>2. 服药一日内，忌食蚕豆、鱼类及酸冷食物<br>3. 用药后若出现过敏反应，应立即停药 |

续表

| 品名称 | 药物组成 | 功能主治 | 用法用量 | 注意事项 |
| --- | --- | --- | --- | --- |
| 茜芷胶囊 | 川牛膝、三七、茜草、白芷 | 活血止血，祛瘀生新，消肿止痛。用于气滞血瘀所致子宫出血过多，时间延长，淋漓不止，小腹疼痛；药物流产后子宫出血量多见上述证候者 | 饭后温开水送服。一次5粒，一日3次，连服9天为一个疗程 | 1. 孕妇禁服<br>2. 大出血者注意综合治疗 |
| 宫宁颗粒 | 茜草、蒲黄、三七、地榆、黄芩、地黄、仙鹤草、海螵蛸、党参、白芍、甘草 | 化瘀清热，固经止血。用于瘀热所致的月经过多、经期延长；放置宫内节育器后引起的子宫异常出血见上述证候者 | 口服。一次1袋，一日3次，连服7天 | 未记载 |

血止后，调整并控制周期是巩固止血疗效、避免复发的关键，可采用中医药或联合西药治疗。中医药调经需正本清源，祛除病因，并根据患者不同证候调理善后，使机体脏腑气血冲任等恢复正常，胞宫藏泻有时，周期恢复正常。

## 9 预后

崩漏患者经过止血、调经、复旧的治疗多可治愈。若超声检查子宫内膜持续增厚，诊断性刮宫结果显示为不典型增生/子宫内膜上皮内瘤变，应警惕子宫内膜癌的发生。

（杜惠兰）

# 参考文献

1. Marret H，Fauconnier A，Chabbert-Buffet N，et al. Clinical practice guidelines on menorrhagia：management of abnormal uterine bleeding before menopause. Eur J Obstet Gynecol Reprod Biol，2010，152：133-137

2. 谢幸，孔北华，段涛. 妇产科学. 9版，北京：人民卫生出版社，2018，334-336

3. Liu Z，Doan QV，Blumenthal P，et al. A systematic review evaluating health-related quality of life，work impairment，and health care costs and utilization in abnormal uterine bleeding. Value Health，2007，10：173-182

4. 罗颂平，谈勇. 中医妇科学. 北京：人民卫生出版社，2012

5. 马宝璋，杜惠兰. 中医妇科学. 上海：上海科技出版社，2018

6. 杜惠兰. 中西医结合妇产科学. 10版. 北京：中国中医药出版社，2016

7. 中华中医药学会. 中医妇科常见病诊疗指南. 北京：中国中医药出版社，2012

8. 中国中西医结合学会妇产科专业委员会. 排卵障碍性异常子宫出血中西医结合诊疗指南. 中国中西医结合杂志，2020，40（04）：391-400

9. 中华医学会妇产科学分会妇科内分泌学组. 异常子宫出血诊断与治疗指南. 中华妇产科杂志，2014，49（11）：801-806

10. 世界中医药学会联合会，中华中医药学会. 国际中医临床实践指南 崩漏. 世界中医药，2021，16（6）：870-877

11. 李雪梅. 妇科止血灵片联合米非司酮治疗更年期功能性子宫出血的疗效. 中国老年学杂志，2019，39（23）：5755-5756

12. 王薇，吴兰芳. 科再造胶囊治疗功能性子宫出血的疗效观察. 首都医药，2013，20（08）：43-44

13. 李振东，陈姝. 葆宫止血颗粒治疗功能性子宫出血的临床疗效观察. 海峡药学，2016，28（2）：131-132

14. 麦贞. 宫血宁胶囊联合去氧孕烯炔雌醇治疗子宫功能失调性出血的疗效. 上海医药，2019，40（15）：28-30

15. 刘建武，陶莉莉，邱如卿，等. 妇科断红饮胶囊治疗血热内扰证功能失调性子宫出血324例临床研究. 中医药临床杂志，2011，23（23）：628-630

16. 刘晓红. 丹栀逍遥丸治疗青春期功能失调性子宫出血临床研究. 河南中医，2015，35（05）：1115-1117

17. 刘颖，周瑞兰. 致康胶囊治疗热迫血分及瘀滞胞宫型围绝经期功血的临床疗效观察. 中国妇幼保健，2012，27（27）：4220-4222

18. 葛晓芬，杨欣，魏丽惠，等. 云南红药与宫血宁胶囊用于月经过多的疗效评价. 中国妇产科临床杂志，2019，20（04）：329-331

# 第十二章　异常子宫出血（无排卵型）

## 1　范围

本《指南》规定了异常子宫出血（无排卵型）的诊断、辨证和中成药治疗。

本《指南》适用于异常子宫出血（无排卵型）的诊断、辨证和中成药治疗。

## 2　术语和定义

下列术语和定义适用于本《指南》。

异常子宫出血（无排卵型）（abnormal uterine bleeding-ovulatory disorders）是指由于调节生殖的神经内分泌机制失常引起的异常子宫出血，又称无排卵型功能失调性子宫出血，相当于中医学的“崩漏”。

## 3　流行病学

无排卵型与有排卵型异常子宫出血发病率约占妇科门诊 10%（其中无排卵型占 80%~90%，有排卵型占 10%~20%）。本病的预后与病程长短（病史）有关，病程 <4 年建立正常周期的患者占 63.2%，病程>4 年的患者大多难以自然痊愈，并存在子宫内膜非典型增生，甚至癌变的风险，还有少数女性由于雌激素分泌不足，内膜出现萎缩性改变。超过 50%的病例是年龄>45 岁的妇女，青少年患者占 20%。无排卵通常继发于多囊卵巢综合征、特发性原因，大约 20%的子宫内膜异位症伴有功能失调性子宫出血，发病机制尚不清楚。

异常子宫出血（无排卵型）是妇科常见疾病，也是难治性疾病，可直接引起月经周期紊乱，增加盆腔感染机会，影响妇女生殖生育功能，出血严重者可引起贫血，甚则导致休克而危及生命。除此之外，长期患病还可能给患者带来情绪及心理方面的问题，严重影响其生活质量。

## 4　病因病理

### 4.1　中医病因病机

由于素体脾虚或劳倦思虑、饮食不节损伤脾气，脾虚血失统摄，冲任不固，不能制约经血。先天肾气不足；或少女肾气未盛，天癸未充；或房劳多产损伤肾气；或久病大病穷必及肾；或七七之年肾气渐衰，天癸渐竭，肾失封藏，冲任不固，不能制约经血，子宫藏泄失常。素体阳盛血热或阴虚内热；或七情内伤，肝郁化火，热伤冲任，迫血妄行。七情内伤，气滞血瘀；或热灼、寒凝、虚滞致瘀；或经期、产后性生活不洁，内生瘀血，瘀阻冲任、子宫，血不归经而妄行，皆可导致异常子宫出血。

### 4.2　西医病因病理

#### 4.2.1　病因

青春期，下丘脑-垂体-卵巢轴激素间的反馈调节尚未成熟，大脑中枢对雌激素的正反馈作用存在缺陷，下丘脑和垂体与卵巢间尚未建立稳定的周期性调节，FSH 呈持续低水平，无促排卵性 LH 峰形成，卵巢虽有卵泡生长，但卵泡发育到一定程度即发生退行性变，形成闭锁卵泡，无排卵发生。在绝经过渡期，卵巢功能不断衰退，卵泡近于耗尽，剩余卵泡往往对垂体促性腺激素的反应性低下，故雌激素分泌量锐减，以致促性腺激素水平升高，FSH 常比 LH 更高，不形成排卵期前 LH 高峰，故不排卵。

生育期妇女有时因应激、肥胖或 PCOS 等因素影响，也可发生无排卵。各种原因引起的无排卵均可导致子宫内膜受单一雌激素作用而无孕酮对抗，从而引起雌激素突破性出血。雌激素突破性出血有两种类型：①雌激素缓慢累积维持在阈值水平，可发生间断性少量出血，内膜修复慢，出血时间长；②雌激素累积维持在较高水平，子宫内膜持续增厚，但因无孕激素作用，脆弱脱落而局部修复困难，临床表现为少量出血淋漓不断或一段时间闭经后的大量出血。无排卵性 AUB 的另一出血机制是雌激素撤退性出血，即在单一雌激素的持久刺激下，子宫内膜持续增生。此时，若有一批卵泡闭锁，或由于大量雌激素对 FSH 的负反馈作用，使雌激素水平突然下降，内膜因失去雌激素支持而剥脱，其表现与外源性雌激素撤药所引起的出血相似。

另外，无排卵性 AUB 还与子宫内膜出血自限机制缺陷有关。主要表现：①组织脆性增加：在单纯雌激素的作用下，子宫内膜间质缺乏孕激素作用反应不足，致使子宫内膜组织脆弱，容易自发破溃出血；②子宫内膜脱落不完全：由于雌激素波动，子宫内膜脱落不规则和不完整，子宫内膜某一区域在雌激素作用下修复，而另一区域发生脱落和出血，这种持续性增生子宫内膜的局灶性脱落缺乏足够的组织丢失量，使内膜的再生和修复困难；③血管结构与功能异常：单一雌激素的持续作用，子宫内膜破裂的毛细血管密度增加，小血管多处断裂，加之缺乏螺旋化，收缩不力造成流血时间延长，流血量增多。多次组织破损活化纤溶酶，引起更多的纤维蛋白裂解，子宫内膜纤溶亢进。另外增殖期子宫内膜前列腺素 $E_2$（$PGE_2$）含量高于 $PGF_{2\alpha}$，过度增生的子宫内膜组织中 $PGE_2$ 含量和敏感性更高，血管易于扩张，出血增加。

4.2.2　病理

（1）子宫内膜增生症（endometrial hyperplasia）：根据 2014 年世界卫生组织（WHO）女性生殖系统肿瘤学分类，分为：①不伴有不典型增生（hyperplasia without atypia），指子宫内膜腺体过度增生，大小和形态不规则，腺体和间质比例高于增殖期子宫内膜，但无明显的细胞不典型。包括既往所称的单纯型增生（simple hyerplasia）和复杂型增生（complex hyerplasia），是长期雌激素作用而无孕激素拮抗所致，发生子宫内膜癌的风险极低。②不典型增生（atypical hyperplasia，AH）/子宫内膜上皮内瘤变（edometrioid intraepithelil neoplasia，EIN），指子宫内膜增生伴有细胞不典型。镜下表现为管状或分支腺体排列拥挤，并伴有细胞不典型（包括细胞核增大、多形性、圆形、极性丧失和核仁），病变区域内腺体比例超过间质，腺体拥挤，仅有少量间质分隔。发生子宫内膜癌的风险较高，属于癌前病变。

（2）增生期子宫内膜（proliferative phase endometrium）：子宫内膜所见与正常月经周期中的增生期内膜无区别，只是在月经周期后半期甚至月经期，仍表现为增生期形态。

（3）萎缩型子宫内膜（atrophic endometrium）：子宫内膜萎缩变薄，腺体少而小，腺管狭而直，腺上皮为单层立方形或低柱状细胞，同质少而致密，胶原纤维相对增多。

**5 临床表现**

少数无排卵妇女可有规律的月经周期，临床上称“无排卵月经”，但多数无排卵女性表现为月经紊乱，即失去正常周期和出血自限性，出血间隔长短不一，短者几日，长者数月；出血量多少不一，出血量少者只有点滴出血，多者大量出血，不能自止，导致贫血或休克。出血的类型取决于血雌激素水平及其下降速度、雌激素对子宫内膜持续作用的时间及子宫内膜的厚度。

**6 诊断**

参照谢幸、孔北华、段涛主编的《妇产科学（第9版）》拟定。

6.1 病史

通过详细询问病史，了解疾病经过和诊疗情况；注意患者年龄、月经史、婚育史及避孕措施；排除妊娠；是否存在引起异常子宫出血的器质性疾病，包括生殖器肿瘤、感染、血液系统及肝、肾、甲状腺疾病等，了解疾病经过和诊疗情况；近期有无服用干扰排卵的药物等。通过详细询问病史，确定其特异的出血模式。

6.2 体格检查

体格检查包括妇科检查和全身检查，排除阴道、宫颈及子宫结构异常和器质性病变，确定出血来源。

6.3 辅助检查

辅助检查的主要目的是鉴别诊断和确定病情的严重程度，了解是否有合并症。

主要包括血常规、凝血功能、生殖内分泌激素检测、妊娠HCG检测、子宫附件超声检查以及基础体温测定（BBT），必要时行宫腔镜检查、诊断性刮宫手术。

7 鉴别诊断

（1）异常妊娠或妊娠并发症：如流产、异位妊娠、滋养细胞疾病、产后子宫修复不全、胎盘残留等。可通过血β-HCG测定、超声检查或诊断性刮宫等协助鉴别。

（2）生殖器肿瘤：子宫内膜癌、子宫肌瘤、子宫颈癌、卵巢肿瘤等，通过超声检查或诊断性刮宫可鉴别。宫颈病变可通过妇科检查结合宫颈细胞学检查、宫颈活检等进行鉴别。

（3）生殖器感染：急性或慢性子宫内膜炎等。通过妇科检查、超声检查或宫腔镜检查可鉴别。

（4）全身性疾病：如血液病、肝功能损害、甲状腺功能亢进或减退症等。通过检查血常规、肝肾功能、甲状腺激素等可鉴别。

（5）生殖道损伤：如阴道裂伤、阴道异物等，通过妇科检查鉴别。

（6）性激素类药物使用不当、宫内节育器或异物引起的异常子宫出血。

8 治疗

8.1 西医治疗原则

出血期止血并纠正贫血，血止后调整周期，预防子宫内膜增生和AUB复发，有生育要求者促排卵治疗。青春期少女以止血、调整月经周期为主；生育期妇女以止血、调整月经周期和促排卵为主；绝经过渡期妇女则以止血、调整月经周期、减少经量、防止子宫内膜癌变为主。常用性激素药物止血和调整月经周期。出血期可辅以促进凝血和抗纤溶药物，促进止血。必要时手术治疗。

8.2　中成药用药方案

8.2.1　基本原则

急者治其标，缓者治其本，灵活掌握“塞流、澄源、复旧”三法。塞流即止血，暴崩之际，急当止血防脱；澄源即正本清源，根据不同证型辨证论治；复旧即固本善后，调理恢复。无论更年期崩漏还是青春期崩漏，不可把治崩三法截然分开，应标本兼治以达到止血、调经的目的。

8.2.2　分证论治（表12-1）

**表12-1　异常子宫出血（无排卵型）分证论治**

| 证型 | 辨证要点 | 治法 | 中成药 |
| --- | --- | --- | --- |
| 血瘀证 | 经血非时而下，量时多时少，时出时止，经行不畅，血紫暗有块，质稠，小腹疼痛拒按，或痛经；舌质紫暗，有瘀点瘀斑，苔薄白，脉涩或脉弦 | 活血祛瘀，调经止血 | 致康胶囊、龙血竭胶囊（散、片）、独一味胶囊、云南白药（片、胶囊） |
| 实热证 | 经血非时而下，量多如崩，或淋沥不断，色深红，质稠，有血块；口渴烦热，面红目赤，小腹或少腹疼痛，腹部拒按，渴喜冷饮，口苦咽干，小便黄或大便干结；舌质红，苔黄，脉滑数 | 清热凉血，调经止血 | 致康胶囊、妇科断红饮胶囊、断血流片、宫血宁胶囊、榆栀止血颗粒 |
| 虚热证 | 经血非时而下，量少淋沥，或量多势急，色鲜红，质稠；伴见心烦失眠，面颊潮红，咽干口燥，潮热汗出，大便干结；舌红，少苔，脉细数 | 养阴清热，固冲止血 | 固经丸、葆宫止血颗粒、二至丸 |
| 肾气虚证 | 经血非时而下，出血量多，势急如崩，或淋沥不断，色淡红或暗，质清稀；面色晦暗，眼眶暗，腰膝酸软，小腹空坠，小便频数；舌淡暗，苔薄白，脉沉弱或沉细无力 | 补肾益气，固冲止血 | 右归丸（胶囊）、妇科止血宁片 |
| 肾阳虚证 | 经血非时而下，出血量多，势急如崩，或淋沥不断，色淡红或暗，质清稀；面色晦暗，眼眶暗，腰膝酸软，畏寒肢冷，小便清长，性欲减退，五更泄泻；舌淡暗，苔白润，脉沉迟无力或弱 | 温肾固冲，止血调经 | 右归丸（胶囊）、妇科再造丸（胶囊） |
| 肾阴虚证 | 经血非时而下，出血量多，势急如崩，或淋沥不断，色鲜红，质稍稠；头晕耳鸣，腰膝酸软，口干舌燥，五心烦热，失眠健忘，大便偏干；舌质红，少苔，脉细数 | 滋肾益阴，固冲止血 | 二至丸、左归丸 |
| 脾虚证 | 经血非时而下，量多，色淡，质清稀，或暴崩之后，经血淋沥；面色苍白，精神不振，气短乏力，语音低微，小腹空坠，食欲不振，面浮肢肿，手足不温，便溏；舌淡体胖，边有齿痕，苔薄白，脉缓弱 | 滋肾益阴，固冲止血 | 人参归脾丸、宫血停颗粒 |

以下内容为表12-1内容的详解，重点强调同病同证情况下不同中成药选用区别。

（1）血瘀证：经血非时而下，量时多时少，时出时止，经行不畅，血紫暗有块，质稠，小腹疼痛拒按，或痛经；舌质紫暗，有瘀点瘀斑，苔薄白，脉涩或脉弦。

【辨证要点】经行不畅，血紫暗有块，小腹疼痛拒按；舌质紫暗，有瘀点瘀斑，苔薄白，脉涩或脉弦。

【治法】活血祛瘀，理血归经。

【中成药】致康胶囊、龙血竭胶囊（散、片）、独一味胶囊、云南白药（片、胶囊）（表 12-2）。

**表 12-2　异常子宫出血（无排卵型）血瘀证可选用的中成药**

| 药品名称 | 药物组成 | 功能主治 | 用法用量 | 注意事项 |
|---|---|---|---|---|
| 致康胶囊 | 大黄、黄连、三七、白芷、阿胶、龙骨（煅）、白及、醋没药、海螵蛸、茜草、龙血竭、甘草、珍珠、冰片 | 清热凉血止血，化瘀生肌定痛。用于创伤性出血，崩漏，呕血及便血等 | 口服。一次 2～4 粒，一日 3 次；或遵医嘱 | 1. 孕妇禁服；过敏体质者慎用<br>2. 在服用本品期间，尤其用于胃及十二指肠溃疡、急慢性胃炎、溃疡性结肠炎、痔疮、直肠炎等消化系统疾病患者，饮食宜清淡，忌酒及辛辣、生冷、油腻食物<br>3. 忌愤怒、忧郁，保持心情舒畅<br>4. 在治疗剂量内未发现有血栓形成的倾向，长时间超剂量服用应在医师指导下进行 |
| 龙血竭胶囊（散、片） | 补骨脂、益母草、金钱草、海金沙、琥珀、山慈菇 | 活血散瘀，定痛止血，敛疮生肌。用于跌打损伤，瘀血作痛 | 口服。一次 4～6 粒，一日 3 次<br>外用。取内容物适量，敷患处或用酒调敷患处 | 1. 忌生冷、油腻食物<br>2. 孕妇禁用<br>3. 个别患者服药后有轻微的口渴感，胃部不适、轻度腹泻，不影响继续服药 |
| 独一味胶囊 | 独一味浸膏 | 活血止痛，化瘀止血。用于多种外科手术后的刀口疼痛、出血，外伤骨折，筋骨扭伤，风湿痹痛以及崩漏，痛经，牙龈肿痛、出血等 | 口服。一次 3 粒，一日 3 次，7 天为一疗程；或必要时服 | 不良反应：<br>1. 消化系统：胃脘不适、腹痛、腹胀、腹泻、恶心、呕吐、口干等，有肝生化指标异常病例报告<br>2. 全身性反应：疼痛、水肿、乏力、潮红、过敏反应等<br>3. 皮肤：皮疹、瘙痒等<br>4. 神经系统：头晕、头痛等<br>5. 心血管系统：心悸、胸闷等<br>6. 其他：有鼻衄、黑便、紫癜病例报告<br>7. 孕妇禁用 |
| 云南白药（片、胶囊） | 蒲黄、白及等 | 化瘀止血，活血止痛，解毒消肿。用于跌打损伤，瘀血肿痛，如吐血、咳血、便血、痔血、崩漏下血、支气管扩张及肺结核咯血、溃疡病出血、疮疡肿毒及软组织挫伤、闭合性骨折，以及皮肤感染性疾病 | 口服。一次 0.25～0.5g，一日 4 次 | 1. 孕妇忌用<br>2. 有本药过敏史者或家族过敏体质者慎用。伴有严重心律失常的患者不宜使用<br>3. 有组织破损或感染者，外敷用药之前必须认真彻底清创、冲洗、消毒，有的患者外敷云南白药后可有轻微灼痛，随着病情的好转将逐渐消失<br>4. 偶有变态反应 |

（2）实热证：经血非时而下，量多如崩，或淋沥不断，色深红，质稠，有血块；口渴烦热，面红目赤，小腹或少腹疼痛，腹部拒按，渴喜冷饮，口苦咽干，小便黄或大便干结；舌质红，苔黄，脉滑数。

【辨证要点】色深红，质稠，有血块；口渴烦热，渴喜冷饮，口苦咽干，小便黄或大便干结；舌质红，苔黄，脉滑数。

【治法】清热凉血，固冲止血。

【中成药】致康胶囊、妇科断红饮胶囊、断血流片、宫血宁胶囊、榆栀止血颗粒（表12-3）。

**表12-3　异常子宫出血（无排卵型）实热证可选用的中成药**

| 药品名称 | 药物组成 | 功能主治 | 用法用量 | 注意事项 |
| --- | --- | --- | --- | --- |
| 致康胶囊 | 大黄、黄连、三七、白芷、阿胶、龙骨（煅）、白及、醋没药、海螵蛸、茜草、龙血竭、甘草、珍珠、冰片 | 清热凉血止血，化瘀生肌定痛。用于创伤性出血，崩漏，呕血及便血等 | 口服。一次2~4粒，一日3次；或遵医嘱 | 1. 孕妇禁服；过敏体质者慎用<br>2. 在服用本品期间，尤其用于胃及十二指肠溃疡、急慢性胃炎、溃疡性结肠炎、痔疮、直肠炎等消化系统疾病患者，饮食宜清淡，忌酒及辛辣、生冷、油腻食物<br>3. 忌愤怒、忧郁，保持心情舒畅<br>4. 在治疗剂量内未发现有血栓形成的倾向，长时间超剂量服用应在医师指导下进行 |
| 妇科断红饮胶囊 | 赤芍、益母草、三七、仙鹤草、地榆（炒炭）、蒲黄（炒炭） | 凉血，化瘀，止血。用于功能失调性子宫出血，表现为月经过多，经期延长，中医诊断为“漏证”，辨证属血热证，症见经血量多，或淋沥不净，色深红或紫红，质黏稠，夹有少量血块，伴有面赤头晕，烦躁易怒，口干喜饮，便秘尿赤 | 口服。一次3粒，一日3次，14天为一个疗程，或中病即止 | 1. 暴崩下血者非本品适用范围<br>2. 因肿瘤、节育器、外伤及全身出血性疾病所致的子宫异常出血非本品适用范围<br>3. 个别患者出现头痛、眼干，可自行缓解<br>4. 孕妇、哺乳期妇女及对本品过敏者禁用 |
| 断血流片 | 断血流 | 凉血止血。用于功能失调性子宫出血，月经过多，产后出血，子宫肌瘤出血，尿血，便血，吐血，咯血，鼻出血，单纯性紫癜，原发性血小板减少性紫癜等 | 口服。一次3~6片，一日3次 | 1. 忌烟、酒及辛辣、生冷食物<br>2. 孕妇禁用 |

续表

| 药品名称 | 药物组成 | 功能主治 | 用法用量 | 注意事项 |
| --- | --- | --- | --- | --- |
| 榆栀止血颗粒 | 地榆炭、墨旱莲、炒栀子、绵马贯众、仙鹤草、炒槐花、拳参、大蓟、侧柏叶（炒）、棕榈炭、牡丹皮、茜草、蒲黄炭、生地黄、白芍、黄芩、当归 | 清热，凉血，止血。用于排卵性功能失调性子宫出血所致的月经量多且中医辨证属于热血证者，可伴见口干心烦，尿赤便结，舌红、苔黄，脉滑数等 | 冲服。一次10g，一日3次。经期服用，血止即停 | 1. 本品仅有给药7天的临床安全数据。中病即止，不宜长期服用<br>2. 无肿瘤、节育器、外伤及全身出血性疾病所致的子宫异常出血的临床研究资料<br>3. 过敏体质或有过敏史者慎用 |
| 宫血宁胶囊 | 重楼 | 凉血止血，清热除湿，化瘀止痛。用于崩漏下血、月经过多、产后或流产后宫缩不良出血及子宫功能性出血属于血热妄行证者，以及慢性盆腔炎之湿热瘀结所致少腹痛、腰骶痛、带下增多等 | 月经期或子宫出血：口服。一次1~2粒，一日3次。在月经期或子宫出血期服用。慢性盆腔炎：口服。一次2粒，一日3次，4周为一个疗程 | 孕妇忌服。胃肠道疾病患者慎用或减量服用 |

（3）虚热证：经血非时而下，量少淋沥，或量多势急，色鲜红，质稠；伴见心烦失眠，面颊潮红，咽干口燥，潮热汗出，大便干结；舌红，少苔，脉细数。

【辨证要点】色鲜红，质稠；心烦，咽干口燥，大便干结；舌红，少苔，脉细数。

【治法】养阴清热，固冲止血。

【中成药】固经丸、葆宫止血颗粒、二至丸（表12-4）。

**表12-4　异常子宫出血（无排卵型）虚热证可选用的中成药**

| 药品名称 | 药物组成 | 功能主治 | 用法用量 | 注意事项 |
| --- | --- | --- | --- | --- |
| 固经丸 | 白芍、椿皮、龟甲、黄柏、黄芩、香附 | 滋阴清热，固经止带。用于阴虚血热，月经先期，经血量多、色紫黑，白带量多 | 口服。一次6g，一日2次 | 忌辛辣、生冷食物；感冒发热者不宜服用；脾虚便溏者应在医师指导下服用 |
| 葆宫止血颗粒 | 牡蛎（煅）、白芍、侧柏叶（炒炭）、地黄、金樱子、柴胡（醋炙）、三七、仙鹤草、椿皮、大青叶 | 固经止血，滋阴清热。用于冲任不固、阴虚血热所致月经过多、经期延长，症见月经量多或经期延长，经色深红、质稠，或有小血块，腰膝酸软，咽干口燥，潮热心烦，舌红少津，苔少或无苔，脉细数；功能失调性子宫出血及上环后子宫出血见上述证候者 | 开水冲服。一次1袋，一日2次。月经来后开始服用。14天为一个疗程，连续服用2个月经周期 | 尚不明确 |

续表

| 药品名称 | 药物组成 | 功能主治 | 用法用量 | 注意事项 |
| --- | --- | --- | --- | --- |
| 二至丸 | 墨旱莲、女贞子（蒸） | 补益肝肾，滋阴止血。用于肝肾阴虚，眩晕耳鸣，咽干鼻燥，腰膝酸痛，月经量多 | 口服。一次 9g，一日 2 次 | 1. 忌食不易消化食物<br>2. 感冒发热患者不宜服用<br>3. 有高血压、心脏病、肝病、糖尿病、肾病等慢性病严重者应在医师指导下服用 |

（4）肾气虚证：经血非时而下，出血量多，势急如崩，或淋沥不断，色淡红或暗，质清稀；面色晦暗，眼眶暗，腰膝酸软，小腹空坠，小便频数；舌淡暗，苔薄白，脉沉弱或沉细无力。

【辨证要点】经色淡红或暗，质清稀；小便频数；舌淡暗，苔薄白，脉沉弱或沉细无力。

【治法】补肾益气，固冲止血。

【中成药】右归丸（胶囊）、妇科止血宁片（表 12–5）。

**表 12–5　异常子宫出血（无排卵型）肾气虚证可选用的中成药**

| 药品名称 | 药物组成 | 功能主治 | 用法用量 | 注意事项 |
| --- | --- | --- | --- | --- |
| 右归丸（胶囊） | 熟地黄、附子（炮附片）、肉桂、山药、山茱萸（酒炙）、菟丝子、鹿角胶、枸杞子、当归、杜仲（盐炒） | 温补肾阳，填精止遗。用于肾阳不足，命门火衰，腰膝酸冷，精神不振，怯寒畏冷，阳痿遗精，大便溏薄，尿频而清 | 口服。一次 4 粒，一日 3 次 | 尚不明确 |
| 妇科止血宁片 | 熟地黄、五味子、杜仲（炭）、续断、白芍、山药、牡蛎（煅）、海螵蛸、地榆（炒）、蒲黄（炭）、槲寄生 | 补肾敛阴，固冲止血 | 口服。一次 5 片，一日 3 次 | 1. 用药期间忌食生冷、辛辣食物<br>2. 不宜在服药期间同时服用滋补性中成药 |

（5）肾阳虚证：经血非时而下，出血量多，势急如崩，或淋沥不断，色淡红或暗，质清稀；面色晦暗，眼眶暗，腰膝酸软，畏寒肢冷，小便清长，性欲减退，五更泄泻；舌淡暗，苔白润，脉沉迟无力或弱。

【辨证要点】经色淡红或暗，质清稀；畏寒肢冷，小便清长，五更泄泻；舌淡暗，苔白润，脉沉迟无力或弱。

【治法】温肾固冲，止血调经。

【中成药】妇科再造丸（胶囊）、右归丸（胶囊）（表 12–6）。

表 12-6 异常子宫出血（无排卵型）肾阳虚证可选用的中成药

| 药品名称 | 药物组成 | 功能主治 | 用法用量 | 注意事项 |
|---|---|---|---|---|
| 妇科再造丸（胶囊） | 当归（酒炙）、香附（醋炙）、白芍、熟地黄、阿胶、茯苓、党参、黄芪、山药、白术、女贞子（酒炙）、龟板（醋炙）、山茱萸、续断、杜仲（盐炙）、肉苁蓉、覆盆子、鹿角霜、川芎、丹参、牛膝、益母草、延胡索、三七（油酥）、艾叶（醋炙）、小茴香、藁木、海螵蛸、地榆（酒炙）、益智仁、泽泻、荷叶、秦艽、地骨皮、白薇、椿皮、琥珀、黄芩（酒炙）、酸枣仁、远志（制）、陈皮、甘草 | 养血调经，补益肝肾，暖宫止痛。用于月经先后不定期，带经日久、淋漓出血、痛经、带下等症 | 口服。一次6粒，一日2次。一个月经周期为一疗程，经前一周开始服用 | 1. 孕妇慎用<br>2. 感冒伤风应暂停使用 |
| 右归丸（胶囊） | 熟地黄、附子（炮附片）、肉桂、山药、山茱萸（酒炙）、菟丝子、鹿角胶、枸杞子、当归、杜仲（盐炒） | 温补肾阳，填精止遗。用于肾阳不足，命门火衰，腰膝酸冷，精神不振，怯寒畏冷，阳痿遗精，大便溏薄，尿频而清 | 口服。一次1丸，一日3次 | 尚不明确 |

（6）肾阴虚证：经血非时而下，出血量多，势急如崩，或淋沥不断，色鲜红，质稍稠；头晕耳鸣，腰膝酸软，口干舌燥，五心烦热，失眠健忘，大便偏干；舌质红，少苔，脉细数。

【辨证要点】经色鲜红，质稍稠；口干舌燥，五心烦热，大便偏干；舌质红，少苔，脉细数。

【治法】滋肾益阴，固冲止血。

【中成药】二至丸、左归丸（表 12-7）。

表 12-7 异常子宫出血（无排卵型）肾阴虚证可选用的中成药

| 药品名称 | 药物组成 | 功能主治 | 用法用量 | 注意事项 |
|---|---|---|---|---|
| 二至丸 | 墨旱莲、女贞子（蒸） | 补益肝肾，滋阴止血。用于肝肾阴虚，眩晕耳鸣，咽干鼻燥，腰膝酸痛，月经量多 | 口服。一次9g，一日2次 | 1. 忌食不易消化食物<br>2. 感冒发热患者不宜服用<br>3. 有高血压、心脏病、肝病、糖尿病、肾病等慢性病严重者应在医师指导下服用 |

续表

| 药品名称 | 药物组成 | 功能主治 | 用法用量 | 注意事项 |
| --- | --- | --- | --- | --- |
| 左归丸 | 大怀熟地黄、山药、枸杞子、山萸肉、川牛膝、菟丝子、鹿胶、龟胶 | 壮水之主，培左肾之元阴。主治真阴肾水不足，不能滋养营卫，渐至衰弱，或虚热往来，自汗盗汗；或神不守舍，血不归原；或虚损伤阴；或遗淋不禁；或气虚昏运；或眼花耳聋；或口燥舌干；或腰酸腿软，凡精髓内亏，津液枯涸之证 | 口服。一次9g，一日2次 | 本方多阴柔滋腻之品，易滞脾碍胃，故脾虚便溏者慎用；长期服用，宜配醒脾助运之品 |

（7）脾虚证：经血非时而下，量多，色淡，质清稀，或暴崩之后，经血淋沥；面色苍白，精神不振，气短乏力，语音低微，小腹空坠，食欲不振，面浮肢肿，手足不温，便溏；舌淡体胖，边有齿痕，苔薄白，脉缓弱。

【辨证要点】精神不振，气短乏力，食欲不振，便溏；舌淡体胖，边有齿痕，苔薄白，脉缓弱。

【治法】滋肾益阴，固冲止血。

【中成药】人参归脾丸、宫血停颗粒、阿胶当归口服液（表12-8）。

**表12-8 异常子宫出血（无排卵型）脾虚证可选用的中成药**

| 药品名称 | 药物组成 | 功能主治 | 用法用量 | 注意事项 |
| --- | --- | --- | --- | --- |
| 人参归脾丸 | 人参、白术（麸炒）、茯苓、甘草（蜜炙）、黄芪（蜜炙）、当归、木香、远志（去心，甘草炙）、龙眼肉、酸枣仁（炒）。辅料为赋形剂蜂蜜 | 用于气血不足，心悸，失眠，食少乏力，面色萎黄，月经量少，色淡 | 口服。一次1丸，一日2次 | 1. 不宜和感冒类药同时服用<br>2. 不宜喝茶和吃萝卜，以免影响药效<br>3. 服本药时不宜同时服用藜芦、五灵脂、皂荚或其制剂<br>4. 高血压患者或正在接受其他药物治疗者应在医师指导下服用<br>5. 本品宜饭前服用或进食同时服<br>6. 本品温补气血，若热邪内伏，阴虚脉数以及痰湿壅盛者禁用 |
| 宫血停颗粒 | 黄芪、升麻、党参、益母草、蒲黄、枳壳、龙骨（煅）、牡蛎（煅）、当归、女贞子、旱莲草。辅料为蔗糖、糊精 | 补益脾肾，活瘀止血。用于脾肾两虚、气虚血瘀而致的月经过多 | 开水冲服。一次2袋（20g），一日3次 | 1. 忌食辛辣、生冷食物<br>2. 感冒时不宜服用。患有糖尿病及其他疾病者，应在医师指导下服用<br>3. 平素月经正常，突然出现月经过多，或阴道不规则出血应去医院就诊<br>4. 月经量多，服药5天出血不减少，应去医院就诊 |

续表

| 药品名称 | 药物组成 | 功能主治 | 用法用量 | 注意事项 |
|---|---|---|---|---|
| 阿胶当归口服液 | 当归、阿胶、党参、茯苓、炙黄芪、白芍（酒制）、熟地黄、川芎（酒制）、甘草（蜜炙）。辅料为苯甲酸钠、蔗糖 | 补养气血。用于气血亏虚所致贫血，产后血虚体弱，月经不调 | 口服。一次15mL，一日3次 | 1. 忌油腻食物<br>2. 凡脾胃虚弱，食入难化，呕吐泄泻，腹胀便溏，咳嗽痰多者忌服<br>3. 不宜和感冒类药同时服用<br>4. 服药同时不宜服用藜芦及其制剂<br>5. 孕妇、高血压、糖尿病患者或正在接受其他药物治疗的患者应在医师指导下服用<br>6. 本品宜饭前或进食同时服用 |

### 9 预后

绝大多数异常子宫出血（无排卵型）经过及时、足量、足疗程恰当的治疗，能较快达到止血目的。若治疗不及时，持续出血，可能并发贫血、感染、免疫力低下等，甚或休克。止血后需进一步给予调整月经周期治疗，有生育要求者需行促排卵治疗。

（夏敏）

## 参考文献

1. 夏敏，罗颂平．中医妇科临床诊疗指南·排卵障碍性异常子宫出血．北京：中国中医药出版社，2019：107-119

2. 谢幸，孔北华，段涛．妇产科学．9版．北京：人民卫生出版社，2018

3. 中国中西医结合学会妇产科专业委员会．排卵障碍性异常子宫出血中西医结合诊疗指南．中国中西医结合杂志，2020，40（4）：391-400

4. 罗颂平，谈勇．中医妇科学．北京：人民卫生出版社，2015：78-87

5. 杜惠兰．中西医结合妇产科学．北京：中国中医药出版社，2016：118-127

6. 马宝璋，杜惠兰．中医妇科学．北京：上海科学技术出版社，2018：62-87

7. 刘燕．致康胶囊联合戊酸雌二醇治疗青春期功能失调性子宫出血的疗效观察．现代药物与临床，2019，34（7）：2087-2092

8. 管晓宁．探究宫血宁胶囊与去氧孕烯炔雌醇片联合治疗无排卵性功能失调性子宫出血的临床效果．实用妇科内分泌杂志（电子版），2019，6（2）：59-62

9. 朱海琳，孟兆青，丁岗，等．断血流的研究进展．世界科学技术-中医药现代化，2013，15（09）：2002-2010

10. 刘建武，陶莉莉，邱如卿，等．妇科断红饮胶囊治疗血热内扰证功能失调性子宫出血324例临床研究．中医药临床杂志，2011，23（7）：628-630

11. 李秋月．妇科止血灵辅助治疗更年期功能性子宫出血的效果及对患者激素水平的影响．海峡药学，2019，31（7）：236-238

12. 叶玉慧，康春梅. 去氧孕烯炔雌醇联合葆宫止血颗粒对功能失调性子宫出血的疗效．中外女性健康研究，2019，（16）：59-60

13. 穆丹，何洁丽. 妇科再造胶囊联合炔诺酮治疗无排卵型功能性子宫出血的疗效观察．现代药物与临床，2017，32（7）：1301-1304

14. 李红．宫血停颗粒治疗崩漏60例．河南中医，2013，33（08）：1278-1279

# 第十三章　经行头痛

## 1　范围

本《指南》规定了经行头痛的诊断、辨证和中成药治疗。

本《指南》适用于经行头痛的诊断、辨证和中成药治疗。

## 2　术语和定义

下列术语和定义适用于本《指南》。

经行头痛（menstrual headache）是指妇女每遇经期或行经前后出现以头痛为主要症状的疾病。西医学经前期综合症出现头痛者，可参照本病治疗。

## 3　流行病学

经前期综合征（PMS）在育龄期妇女的发病率为30%～40%，经前头痛的发生率占经前期综合征的73.63%，经行头痛占女性偏头痛的65%。随着社会发展，工作及家庭对女性的要求增加，女性的生活压力越来越高，精神越来越紧张，经行头痛的发病率也呈逐年增高趋势，严重影响着女性的身心健康及生活质量。

## 4　病因病理

### 4.1　中医病因病机

本病属于内伤性头痛范畴，其发作与月经密切相关。头为诸阳之会，五脏六腑之气皆上荣于头，肝为藏血之脏，经行时气血下注冲任而为月经，阴血相对不足，故凡外感、内伤均可在此时引起脏腑气血失调而为患。常见的病因有情志内伤，肝郁化火，上扰清窍；或瘀血内阻，络脉不通；或素体血虚，经行时阴血益感不足，脑失所养，均可在经行前后引起头痛。

### 4.2　西医病因病理

经行头痛的发病机制尚未完全明确，趋向于与精神因素、卵巢激素失调、神经递质异常、泌乳素的影响、β-内啡肽、5-羟色胺、前列腺素等异常有关。

## 5　临床表现

多见于25～45岁妇女，伴随月经周期，出现头痛，严重者剧痛难忍，月经来潮后，症状自然减轻直至消失，其疼痛部位有侧头痛、前头痛、后头痛之分，一般以侧头痛为多见。

## 6　诊断

参照全国中医药行业高等教育“十三五”规划教材《中医妇科学》，2012版中华中医药学会《中医妇科常见病诊疗指南》及国家卫生健康委员会“十三五”规划教材《妇产科学》拟定。

### 6.1　病史

有慢性盆腔炎病史，或久病体弱，长期情志不畅，精神过度刺激史。

6.2 症状

头痛随月经周期发作，经后自止，连续2个月经周期以上。头痛部位可在前额、颠顶或头部一侧，疼痛性质可为掣痛、刺痛、胀痛、隐痛或绵绵作痛，严重者剧痛难忍。

疼痛程度的判定方法：视觉模拟标度尺（VAS法）。

用0~100mm的刻度尺，量化患者的主观疼痛程度，VAS指数0代表无痛，100mm代表无法忍受的剧痛。VAS指数1~3为轻度，4~6为中度，7~10为重度。

6.3 辅助检查

根据病情，必要时可行头颅CT检查，以排除颅内占位性病变。

## 7 鉴别诊断

（1）经行外感头痛：经行期间感受风寒或风热之邪所致头痛，虽可见头痛不适，但临床上必有表证可辨，如恶寒、发热、鼻塞、流涕、脉浮等，其发病与月经周期无关。

（2）偏头风头痛：或左或右，反复发作，来去突然，疼痛剧烈，与月经周期无明显关系。

（3）高血压病：经期或经行前后血压升高引起的头痛，查体测量血压高于140/90mmHg。

（4）颅内占位性病变：因颅内占位性病变引起的头痛，其发病与月经周期无关，伴恶心、呕吐、视物模糊等，行头颅CT检查有助诊断。

（5）鼻窦炎：经期或经行前后发生的鼻窦炎，出现头痛，其发病与月经周期无关，伴鼻塞、流脓涕等，必要时可拍X光片协助诊断。

## 8 治疗

8.1 西医治疗原则

8.1.1 心理治疗

帮助患者调整心理状态，给予心理安慰与疏导，让精神放松，有助于减轻症状，患者症状重者可进行认知-行为心理治疗。

8.1.2 调整生活状态

调整生活状态包括合理的饮食及营养、戒烟、限制钠盐和咖啡的摄入，适当的身体锻炼，可协助缓解神经紧张和焦虑。

8.1.3 药物治疗

口服避孕药通过抑制排卵缓解症状，抑制循环和内源性激素的波动。也可用促性腺激素释放激素类似物（GnRH-a）抑制排卵，连用4~6个周期。根据患者情况，采用抗焦虑药、抗抑郁药、醛固酮受体的竞争性抑制剂及避孕药等内服。

8.2 中成药用药方案

8.2.1 基本原则

以调理气血、通经活络为主。实证者，或清热平肝，或行气活血以止痛；虚证者，宜养血益气以止痛。使气顺血和，清窍得养，则头痛自止。

8.2.2 分证论治（表13-1）。

**表 13-1　经行头痛分证论治**

| 证型 | 症状 | 治法 | 中成药 |
| --- | --- | --- | --- |
| 气血两虚证 | 经期或经后头部隐痛或空痛，劳累后加重，或月经延后，量少，色淡红，质清稀；面色萎黄，唇舌色淡，头晕眼花，神疲乏力，气短懒言，心悸失眠；舌淡，苔薄白，脉细弱 | 补气养血 | 八珍丸（胶囊、颗粒）、四物片（胶囊、颗粒）、八珍益母膏（丸、颗粒） |
| 气滞血瘀证 | 经前或经期头部刺痛或胀痛，或头痛剧烈，痛如锥刺，经色紫黑，有血块；小腹疼痛拒按，面色晦黯或有黯斑；舌边尖有瘀点、瘀斑，脉弦涩 | 理气活血，化瘀止痛 | 血府逐瘀丸（口服液、胶囊） |
| 肝阳上亢证 | 经前或经期颠顶部胀痛或掣痛，月经色红；心烦易怒，头晕目赤；舌红，苔黄，脉弦数 | 平肝潜阳，息风止痛 | 天麻钩藤颗粒 |
| 肝肾阴虚证 | 经期或经后头部隐痛，月经量少；腰膝酸软，头晕眼花，咽干口燥，颧红，手足心热；舌红，少苔，脉细数 | 滋阴补肾，养肝止痛 | 杞菊地黄丸（片、胶囊）、六味地黄丸（颗粒、胶囊） |
| 肝郁化热证 | 经前或经期头部灼痛，颞侧明显，或月经提前，经量偏多，色红，质黏稠；心烦易怒，胸胁胀闷，善太息，口苦咽干，溲赤便结；舌红，苔黄，脉弦数 | 疏肝解郁，清热止痛 | 加味逍遥丸（片、胶囊、颗粒）、丹栀逍遥丸、龙胆泻肝丸（片、胶囊、颗粒） |

以下内容为表 13-1 内容的详解，重点强调同病同证情况下不同中成药选用区别。

（1）气血两虚证：经期或经后头部隐痛或空痛，劳累后加重，或月经延后，量少，色淡红，质清稀；面色萎黄，唇舌色淡，头晕眼花，神疲乏力，气短懒言，心悸失眠；舌淡，苔薄白，脉细弱。

【辨证要点】经期或经后头部隐痛或空痛，劳累后加重；月经量少，色淡质稀；唇舌色淡，头晕眼花，神疲乏力；舌淡，脉细弱。

【治法】补气养血。

【中成药】八珍丸（胶囊、颗粒）、四物片（胶囊、颗粒）、八珍益母膏（丸、颗粒）（表 13-2）。

**表 13-2　经行头痛气血两虚证可选用的中成药**

| 药品名称 | 药物组成 | 功能主治 | 用法用量 | 注意事项 |
| --- | --- | --- | --- | --- |
| 八珍丸（胶囊、颗粒） | 党参、白术（炒）、茯苓、甘草、当归、白芍、川芎、熟地黄 | 补气益血。用于气血两虚，面色萎黄，食欲不振，四肢乏力，月经过多 | 口服。水蜜丸：一次 6g，一日 2 次；浓缩丸每 8 丸相当于原生药 3g：一次 8 丸，一日 3 次；大蜜丸：一次 1 丸，一日 2 次。胶囊：一次 3 粒，一日 2 次。颗粒：开水冲服，一次 1 袋，一日 2 次 | 1. 忌不易消化食物<br>2. 感冒发热患者不宜服用<br>3. 有高血压、心脏病、肝病、糖尿病、肾病等慢性病严重者应在医师指导下服用<br>4. 儿童、孕妇、哺乳期妇女应在医师指导下服用<br>5. 对本品过敏者禁用，过敏体质者慎用<br>6. 如正在使用其他药品，使用本品前请咨询医师或药师 |

续表

| 药品名称 | 药物组成 | 功能主治 | 用法用量 | 注意事项 |
|---|---|---|---|---|
| 四物片（胶囊、颗粒） | 当归、川芎、白芍、熟地黄 | 养血调经。用于血虚所致的面色萎黄、头晕眼花、心悸气短及月经不调 | 口服。片剂：一次4~6片，一日3次。胶囊：①规格：每粒装0.5g，一次5~7粒，一日3次；②规格：每粒装5~8g，一次2~3粒，一日3次。颗粒：温开水冲服，一次5g，一日3次 | 1. 寒凝血瘀不宜使用<br>2. 血热所致月经提前、月经过多不宜使用<br>3. 孕妇忌用<br>4. 服药时忌食寒凉、油腻之品 |
| 八珍益母膏（丸、颗粒） | 益母草、熟地黄、川芎、当归、党参、白芍（酒炒）、茯苓、白术（炒）、甘草 | 补气血，调月经。用于头晕心慌，疲乏无力，月经量少、色淡，经期后错 | 口服。膏剂：一次10g，一日2次。丸剂：一次6g（1袋），一日2次。颗粒：一次1袋，一日2次 | 1. 服药期间不宜吃生冷食物<br>2. 青春期少女及围绝经期妇女应在医师指导下服药<br>3. 一般服药一个月经周期，其症状无改善，应去医院就诊<br>4. 感冒、发热患者不宜服用<br>5. 有高血压、心脏病、肝病、糖尿病、肾病等慢性病严重者应在医师指导下服用 |

（2）气滞血瘀证：经前或经期头部刺痛或胀痛，或头痛剧烈，痛如锥刺，经色紫黑，有血块；小腹疼痛拒按，面色晦黯或有黯斑；舌边尖有瘀点、瘀斑，脉弦涩。

【辨证要点】经前或经期头部刺痛或胀痛；经色紫黑，有血块；舌边尖有瘀点、瘀斑。

【治法】理气活血，化瘀止痛。

【中成药】血府逐瘀丸（口服液、胶囊）（表13-3）。

**表13-3　经行头痛气滞血瘀证可选用的中成药**

| 药品名称 | 药物组成 | 功能主治 | 用法用量 | 注意事项 |
|---|---|---|---|---|
| 血府逐瘀丸（口服液、胶囊） | 柴胡、当归、地黄、赤芍，红花、桃仁、麸炒枳壳、甘草、川芎、牛膝、桔梗 | 活血祛瘀，行气止痛。用于瘀血内阻，头痛或胸痛，内热瞀闷，失眠多梦，心悸怔忡，急躁善怒 | 口服。丸剂：空腹，用红糖水送服。①水蜜丸：一次6~12g，一日2次；②水蜜丸（规格：每袋装5g）：一次5~10g，一日2次；③大蜜丸：一次1~2丸，一日2次。口服液：空腹服，一次2支，一日3次，或遵医嘱。胶囊：一次6粒，一日2次；一个月为一个疗程 | 1. 忌食辛冷<br>2. 孕妇忌服<br>3. 胶囊建议饭后服用<br>4. 脾胃虚弱者慎用<br>5. 过敏体质者慎用<br>6. 不宜与藜芦、海藻、京大戟、红大戟、甘遂、芫花同用 |

（3）肝阳上亢证：经前或经期颠顶部胀痛或掣痛，月经色红；心烦易怒，头晕目赤；舌红，苔黄，脉弦数。

【辨证要点】经前或经期颠顶部胀痛或掣痛；月经色红；心烦易怒，头晕目赤。

【治法】平肝潜阳，息风止痛。

【中成药】天麻钩藤颗粒（表13-4）。

表 13-4　经行头痛肝阳上亢证可选用的中成药

| 药品名称 | 药物组成 | 功能主治 | 用法用量 | 注意事项 |
|---|---|---|---|---|
| 天麻钩藤颗粒 | 天麻、钩藤、石决明、栀子、黄芩、牛膝、盐杜仲、益母草、桑寄生、首乌藤、茯苓 | 平肝息风，清热安神。用于肝阳上亢所引起的头痛、眩晕、耳鸣、眼花、震颤、失眠；高血压见上述证候者 | 口服。开水冲服，一次 1 袋，一日 3 次，或遵医嘱 | 尚不明确 |

（4）肝肾阴虚证：经期或经后头部隐痛，月经量少；腰膝酸软，头晕眼花，咽干口燥，颧红，手足心热；舌红，少苔，脉细数。

【辨证要点】经期或经后头部隐痛；月经量少；腰膝酸软，手足心热；舌红，少苔，脉细数。

【治法】滋阴补肾，养肝止痛。

【中成药】杞菊地黄丸（片、胶囊）、六味地黄丸（颗粒、胶囊）（表 13-5）。

表 13-5　经行头痛肝肾阴虚证可选用的中成药

| 药品名称 | 药物组成 | 功能主治 | 用法用量 | 注意事项 |
|---|---|---|---|---|
| 杞菊地黄丸（片、胶囊） | 熟地黄、山茱萸（制）、山药、枸杞子、菊花、泽泻、牡丹皮、茯苓 | 滋肾养肝。用于肝肾阴亏，眩晕耳鸣，羞明畏光，迎风流泪，视物昏花 | 口服。丸剂：①浓缩丸：一次 8 丸，一日 3 次；②水蜜丸：一次 6g，一日 2 次。片剂：一次 3~4片，一日 3 次。胶囊：一次 5 ~ 6 粒，一日 3 次 | 1. 脾胃虚寒，大便稀溏者慎用<br>2. 用药两周后症状未改善，应去医院就诊<br>3. 对本品过敏者禁用，过敏体质者慎用<br>4. 本品性状发生改变时禁止使用<br>5. 儿童必须在成人监护下使用<br>6. 如正在使用其他药品，使用本品前请咨询医师或药师 |
| 六味地黄丸（颗粒、胶囊） | 熟地黄、酒萸肉、牡丹皮、山药、茯苓、泽泻 | 滋阴补肾。用于肾阴亏损，头晕耳鸣，腰膝酸软，骨蒸潮热，盗汗遗精 | 口服。丸剂：①浓缩丸：一次 8 丸，一日 3 次；②水丸：一次 1 袋，一日 2 次；③水蜜丸：一次 6g（约 30 丸），一日 2 次。颗粒：开水冲服，一次 5g，一日 2 次。胶囊：一次 1 粒，一日 2 次 | 监测数据显示，六味地黄制剂有腹泻、腹痛、腹胀、恶心、呕吐、胃肠不适、食欲不振、便秘、瘙痒、皮疹、头痛、心悸、过敏等不良反应报告。<br>1. 忌辛辣、不易消化食物<br>2. 不宜在服药期间服感冒药<br>3. 服药期间出现食欲不振、胃脘不适、大便稀、腹痛等症状时应去医院就诊<br>4. 服药 2~4 周症状无缓解，应去医院就诊<br>5. 按照用法用量服用，儿童、孕妇、哺乳期妇女应在医师指导下服用<br>6. 对本品过敏者禁用，过敏体质者慎用<br>7. 本品性状发生改变时禁止服用<br>8. 儿童必须在成人的监护下使用<br>9. 如正在使用其他药品，使用本品前请咨询医师或药师<br>10. 服药期间出现上述不良反应时应停药，如症状不缓解应去医院就诊<br>11. 高血压、心脏病、肝病、糖尿病、肾病等严重者应在医师指导下服用 |

（5）肝郁化热证：经前或经期头部灼痛，颞侧明显，或月经提前，经量偏多，

色红，质黏稠；心烦易怒，胸胁胀闷，善太息，口苦咽干，溲赤便结；舌红，苔黄，脉弦数。

【辨证要点】经前或经期头部灼痛；经量偏多，色红，质黏稠；口苦咽干，溲赤便结。

【治法】疏肝解郁，清热止痛。

【中成药】加味逍遥丸（片、胶囊、颗粒）、丹栀逍遥丸、龙胆泻肝丸（片、胶囊、颗粒）（表13-6）。

**表13-6 经行头痛肝郁化热证可选用的中成药**

| 药品名称 | 药物组成 | 功能主治 | 用法用量 | 注意事项 |
|---|---|---|---|---|
| 加味逍遥丸（片、胶囊、颗粒） | 柴胡、当归、白芍、白术（麸炒）、茯苓、甘草、牡丹皮、栀子（姜炙）、薄荷 | 舒肝清热，健脾养血。用于肝郁血虚，肝脾不和，两胁胀痛，头晕目眩，倦怠食少，月经不调，脐腹胀痛 | 口服。丸剂：一次6g，一日2次。片剂：一次3片，一日2次。胶囊：一次3粒，一日2次。颗粒：一次2g，一日2次 | 1. 忌生冷及油腻难消化的食物<br>2. 服药期间要保持情绪乐观，切忌生气恼怒<br>3. 有高血压、心脏病、肝病、糖尿病、肾病等慢性病严重者应在医师指导下服用<br>4. 平素月经正常，突然出现经量过多、经期延长，或月经过少、经期错后，或阴道不规则出血者，应去医院就诊<br>5. 脐腹胀痛严重者应去医院就诊<br>6. 儿童、年老体弱、孕妇、哺乳期妇女及月经量多者应在医师指导下服用<br>7. 服药3天症状无缓解，应去医院就诊<br>8. 对本品过敏者禁用，过敏体质者慎用<br>9. 本品性状发生改变时禁止使用<br>10. 儿童必须在成人监护下使用<br>11. 如正在使用其他药品，使用本品前请咨询医师或药师 |
| 丹栀逍遥丸 | 牡丹皮、焦栀子、柴胡（酒制）、酒白芍、当归、茯苓、白术（土炒）、薄荷、炙甘草 | 疏肝解郁，清热调经。用于肝郁化火，胸胁胀痛，烦闷急躁，颊赤口干，食欲不振或有潮热，以及妇女月经先期，经行不畅，乳房与少腹胀痛 | 口服。水丸：一次6～9g，一日2次 | 1. 少吃生冷及油腻难消化的食物<br>2. 服药期间要保持情绪乐观，切忌生气恼怒<br>3. 服药1周后症状未见缓解或症状加重者，应及时到医院就诊<br>4. 孕妇慎用<br>5. 对本品过敏者禁用，过敏体质者慎用<br>6. 本品性状发生改变时禁止使用<br>7. 儿童必须在成人监护下使用<br>8. 如正在使用其他药品，使用本品前请咨询医师或药师 |

续表

| 药品名称 | 药物组成 | 功能主治 | 用法用量 | 注意事项 |
| --- | --- | --- | --- | --- |
| 龙胆泻肝丸（片、胶囊、颗粒） | 龙胆、柴胡、黄芩、栀子（炒）、泽泻、木通、车前子（盐炒）、当归（酒炒）、地黄、甘草（蜜炙） | 清肝胆，利湿热。用于肝火上炎，肝胆湿热所致的眩晕头痛，目赤肿痛，耳鸣耳聋，耳道流脓，耳肿疼痛，胁痛口苦，尿赤涩痛，带下阴痒；高血压神经性头痛、急性黄疸性肝炎、急性胆囊炎、带状疱疹、急性膀胱炎、阴道炎、急性结膜炎、神经性耳聋、化脓性中耳炎、外耳道疖肿等见上述证候者 | 口服。丸剂：①浓缩丸：一次 8 丸，一日 2 次；②水丸：一次 3～6g，一日 2 次；③大蜜丸：一次 1～2 丸，一日 2 次。片剂：一次 4～6 片，一日 2～3 次。胶囊：一次 1g，一日 3 次。颗粒：开水冲服，一次 1 袋，一日 2 次 | 少数患者可见恶心、腹痛、腹泻等消化道反应。<br>1. 孕妇、年老体弱、大便溏软者慎用<br>2. 忌烟、酒及辛辣食物<br>3. 不宜在服药期间同时服用滋补性中药<br>4. 有高血压、心脏病、肝病、糖尿病、肾病等慢性病严重者应在医师指导下服用<br>5. 服药后大便次数增多且不成形者应酌情减量<br>6. 孕妇慎用，哺乳期妇女、年老体弱及脾虚便溏者，应在医师指导下服用<br>7. 服药 3 天症状无缓解，应去医院就诊<br>8. 对本品过敏者禁用，过敏体质者慎用<br>9. 本品性状发生改变时禁止使用<br>10. 如正在使用其他药品，使用本品前请咨询医师或药师 |

## 9　预后

本病治疗得当，经行头痛可消失，预后良好。

# 参考文献


1. 谈勇．中医妇科学．4 版．北京：中国中医药出版社，2016

2. 中华中医药学会．中医妇科常见病诊疗指南．北京：中国中医药出版社，2012

3. 步姣，王轶蓉．经行头痛的中医药治疗概况．实用中医内科杂志，2020，01：43-45

4. 冯路，许朝霞，宋雪阳，等．经行头痛的中医治疗研究进展．江苏中医药，2019，02：83-85

5. 伍嘉仪，翁衡，郑玮琳，等．基于中医药大数据智能处理与知识服务系统探析经行头痛临床特征与方药规律．广州中医药大学学报，2020，09：1808-1815

6. 张丽，匡洪影．经前期综合征中西医病因病机的浅析．中医药学报，2019，04：42-46

7. 崔敏，刘卉．经期头痛的中医治疗进展．亚太传统医药，2018，02：131-133

8. Ryu A，Kim TH. Premenstrual syndrome. A mini review. Maturitas，2015，82：436-440

9. Tolossa FW，Bekele ML. Prevalence，impacts and medical managements of premenstrual syndrome among female students：cross－sectional study in College of Health Sciences，Mekelle University，Mekelle，northern Ethiopia. Bmc Womens Health，2014，14：1-9

10. 王莉梅. 女性经前期综合征的中医症候（虚证）分布及相关体质调查. 广州：广州中医药大学，2010

11. 徐鸽，陈卫明，金若敏. 月经性偏头痛发病机制的研究进展. 中国疼痛医学杂志，2007，13（6）：359-361

12. 谢幸，孔北华，段涛．妇产科学．9 版．北京：人民卫生出版社，2018

# 第十四章　经行乳房胀痛

## 1　范围

本《指南》规定了经行乳房胀痛的诊断、辨证和中成药治疗。

本《指南》适用于经行乳房胀痛的诊断、辨证和中成药治疗。

## 2　术语和定义

下列术语和定义适用于本《指南》。

经行乳房胀痛（menstrual distending pain of breasts）是指妇女连续2个月经周期以上出现经前或经期乳房作胀，甚则胀满疼痛，或伴乳头痒痛者。

## 3　流行病学

经行乳房胀痛为妇科常见病证之一，多见于青壮年妇女，但文献中对本病的记载甚少，自《中医妇科学》第五版教材开始才对本病有了系统论述。其原因一是根据《朱小南妇科经验选 》中所述，封建社会，乳房乃私密之所，乳房胀痛等情况女性羞于直言；二是由于该病症状于经行之后多自动消失，易被女性所忽略。本病中医学中属“经行前后诸证”范畴，亦属月经病的范畴；西医学中归属于“经前期综合征”。在临床中发现，即使患者不以该病为主诉进行就诊，但多数患者在医生问诊过程中均表示有经行乳房胀痛的症状，并有强烈解除该病痛的诉求。近年来，随着社会地位及生活方式的改变，女性面临的压力也随之增大，提高了本病的发病率，严重影响女性的身心健康；生活水平的提高也使人们越发重视生活质量，故就诊率也逐年上升。

## 4　病因病理

### 4.1　中医病因病机

对于本病的病因病机，历代医籍文献中论述较少。较早的对本病记载可见于沈金鳌《妇科玉尺》：“今邪逐血并归于肝经，聚于膻中结于乳下……肝气易郁，则可见乳房胀痛。”清代阎纯玺《胎产心法》述：“肝经上冲，乳胀而溢。”认为乳房胀痛与肝有直接关系。《灵枢·经脉》论述肝经循胁肋，有一分支过乳头；足阳明胃经“……从缺盆下乳内廉……”循行乳房；足少阴肾经“……注胸中……”入乳内，即所说的乳头属肝、乳房属胃，亦属肾。又有《外证医案汇编》云：“乳症，皆云肝脾郁结。”《马培之医案》云：“乳头为肝肾二经之冲。”可见除肝之外，胃、脾、肾均与之发病相关。本病多因七情内伤，肝气郁结，乳络阻滞，气血运行不畅，导致乳房不通则痛；或因肝肾精血不足，经脉失却濡养所致。病性多为本虚标实。

### 4.2　西医病因病理

目前西医对其病因及发病机理等尚不明确。

**5　临床表现**

经前或经期出现乳房胀痛（感乳房饱满、肿胀及疼痛），乳头胀痒疼痛（以乳房对侧及乳头部分为重），甚则痛不可触衣或放射至腋窝及肩部，可影响睡眠，经行后乳房胀痛明显减轻至消退。双侧乳房胀满，扪诊时乳房敏感或触痛，多无明显结块。

**6　诊断**

参考“十二五”规划教材（全国高等中医药院校规划教材第九版）《中医妇科学》中“经行乳房胀痛”的诊断标准。

6.1　病史

长期精神紧张或抑郁不舒。

6.2　临床表现

经前或经期出现乳房胀痛（感乳房饱满、肿胀及疼痛），乳头胀痒疼痛（以乳房对侧及乳头部分为重），甚则痛不可触衣或放射至腋窝及肩部，可影响睡眠，经行后乳房胀痛明显减轻至消退。双侧乳房胀满，扪诊时乳房敏感或触痛，多无明显结块。

6.3　辅助检查

（1）影像学检查：乳腺红外线检查、彩色多普勒超声（彩超）检查无明显器质性病变。

（2）生殖内分泌激素检查：可有 PRL 水平增高或 P 水平偏低，E2 水平相对偏高。

**7　鉴别诊断**

（1）乳癖（乳腺增生症）：乳房中出现形状、大小、数量不一的硬结肿块，肿块常为多发性，呈串珠状、结节状，肿块与皮肉不相连，经前或恼怒时增大，经后可缩小，但不消失，并常伴有经行乳房胀痛。

（2）乳核（乳腺纤维腺瘤）：临床上以无痛性乳房肿块为主要症状，肿块往往发生于一侧，其形状似丸卵，表面较硬而光滑，边界清楚，活动度好，可移动，生长速度比较缓慢，腋下无淋巴结肿大。乳房红外线扫描或彩超检查有助于诊断。

（3）乳岩（乳癌）：初起虽可有乳房疼痛，但无周期性发作特点，乳房扪及肿块，可有压痛，病变晚期常伴有乳头凹陷、溢血、乳房皮肤橘皮样改变，腋下可触及肿大淋巴结。乳房 X 线、彩超、红外线检查等有助于诊断，必要时可行细胞学检查、活组织病理检查等。

**8　治疗**

8.1　西医治疗原则

本病的现代医学机制尚未明确，治疗方法有限，多以对症治疗为主。

8.2　中成药用药方案

8.2.1　基本原则

本病发生，以实证多见，虚证较少。实证多痛于经前，乳房按之胀满，触之即痛，经后胀痛明显消退；虚证多痛于经期，按之乳房柔软无块。疏肝养肝，通络止痛。本病治疗，实者宜疏肝理气通络；虚者宜滋养肝肾，并注意平时调养。一般需连续治疗 3 个月经周期。

8.2.2　分证论治（表 14-1）

表 14-1　经行乳房胀痛分证论治

| 证候 | 症状 | 治法 | 中成药 |
| --- | --- | --- | --- |
| 肝郁气滞证 | 经前或经期乳房胀满疼痛，或乳头痒痛，痛甚不可触衣，疼痛拒按；经行不畅，血色黯红，小腹胀痛，胸胁胀满，烦躁易怒；舌红，苔薄，脉弦 | 疏肝理气，通络止痛 | 逍遥丸（颗粒）、加味逍遥丸（口服液） |
| 肝郁化火证 | 经前或经期乳房胀满疼痛，或乳头痒痛，痛甚不可触衣，疼痛拒按；月经先期，量多，色红，质稠，有血块，心烦易怒，或两胁胀痛，口苦咽干，尿黄便结；舌红，苔黄，脉弦数 | 清肝泻火，散瘀止痛 | 小金丸（胶囊、片） |
| 肝肾阴虚证 | 经期两乳作胀，乳房按之柔软无块；月经量少，色淡，腰膝酸软，两目干涩，咽干口燥，五心烦热；舌红，苔薄或少，脉细数 | 滋肾养肝，通络止痛 | 丹鹿胶囊 |

以下内容为表 14-1 内容的详解，重点强调同病同证情况下不同中成药选用区别。

（1）肝郁气滞证：经前或经期乳房胀满疼痛，或乳头痒痛，痛甚不可触衣，疼痛拒按；经行不畅，血色黯红，小腹胀痛，胸胁胀满，烦躁易怒；舌红，苔薄，脉弦。

【辨证要点】经前或经期乳房胀满疼痛，胸胁胀满，舌红，苔薄，脉弦。

【治法】疏肝理气，通络止痛。

【中成药】逍遥丸（颗粒）、加味逍遥丸（口服液）（表 14-2）。

表 14-2　肝郁气滞证可选用的中成药

| 药品名称 | 药物组成 | 功能主治 | 用法用量 | 注意事项 |
| --- | --- | --- | --- | --- |
| 逍遥丸（颗粒） | 柴胡、当归、白芍、炒白术、茯苓、炙甘草、薄荷、生姜 | 疏肝健脾，养血调经。用于肝郁脾虚所致的郁闷不舒，胸胁胀痛，头晕目眩，食欲减退，月经不调 | 丸剂：口服。大蜜丸：一次 1 丸，一日 2 次；水丸：一次 6~9g，一日 1~2 次。浓缩丸：一次 8 丸，一日 3 次。颗粒剂：开水冲服。一次 1 袋，一日 2 次 | 1. 忌生冷及油腻难消化的食物<br>2. 服药期间要保持情绪乐观，切忌生气恼怒<br>3. 平素月经正常，突然出现经量过多、经期延长，或月经过少经期错后，或阴道不规则出血者及时就诊<br>4. 脐腹胀痛严重者及时就诊 |
| 加味逍遥丸（口服液） | 柴胡、当归、白芍、白术（炒）、茯苓、甘草、牡丹皮、栀子（姜炙）、薄荷 | 疏肝清热，健脾养血。用于肝郁血虚，肝脾不和，两胁胀痛，头晕目眩，倦怠食少，月经不调，脐腹胀痛 | 丸剂：口服。一次 6g，一日 2 次。口服液：口服。一次 10mL，一日 2 次 | 1. 忌生冷及油腻难消化的食物<br>2. 服药期间要保持情绪乐观，切忌生气恼怒<br>3. 平素月经正常，突然出现经量过多、经期延长，或月经过少经期错后，或阴道不规则出血者及时就诊<br>4. 脐腹胀痛严重者及时就诊 |

（2）肝郁化火证：经前或经期乳房胀满疼痛，或乳头痒痛，痛甚不可触衣，疼痛拒按；月经先期，量多，色红，质稠，有血块，心烦易怒，或两胁胀痛，口苦咽干，尿黄便结；舌红，苔黄，脉弦数。

【辨证要点】经前或经期乳房胀满疼痛，心烦易怒，舌红，苔黄，脉弦数。

【治法】清肝泻火，散瘀止痛。

【中成药】小金丸（胶囊、片）（表 14-3）。

**表 14-3　肝郁化火证可选用的中成药**

| 药品名称 | 药物组成 | 功能主治 | 用法用量 | 注意事项 |
|---|---|---|---|---|
| 小金丸（胶囊、片） | 人工麝香、木鳖子（去壳去油）、制草乌、枫香脂、乳香（制）、没药（制）、五灵脂（醋炒）、当归（酒炒）、地龙、香墨 | 散结消肿，化瘀止痛。用于痰气凝滞所致的瘰疬、瘿瘤、乳岩、乳癖，症见肌肤或肌肤下肿块一处或数处，推之能动，或骨及骨关节肿大、皮色不变、肿硬作痛 | 丸剂（每 10 丸重 6g，每 100 丸重 3g、6g）：打碎后口服，一次 20～50 丸，一日 2 次，小儿酌减；胶囊（每粒装 0.3g、0.35g）：口服，一次 4～7 粒，一日 2 次，小儿酌减；片剂（每片重 0.36g）：口服，一次 2～3 片，一日 2 次，小儿酌减。14 天为一疗程，连服 1～2 个疗程 | 1. 本品含制草乌，应在医师指导下服用<br>2. 过敏体质者慎用<br>3. 脾胃虚弱者慎用<br>4. 运动员慎用<br>5. 肝肾功能不全者慎用 |

（3）肝肾阴虚证：经期两乳作胀，乳房按之柔软无块；月经量少，色淡，腰膝酸软，两目干涩，咽干口燥，五心烦热；舌红，苔薄或少，脉细数。

【辨证要点】经期两乳作胀，乳房按之柔软无块，腰膝酸软，五心烦热；舌红，苔薄或少，脉细数。

【治法】滋肾养肝，通络止痛。

【中成药】丹鹿胶囊（表 14-4）。

**表 14-4　肝肾阴虚证可选用的中成药**

| 药品名称 | 药物组成 | 功能主治 | 用法用量 | 注意事项 |
|---|---|---|---|---|
| 丹鹿胶囊 | 鹿角、制何首乌、蛇床子、牡丹皮、赤芍、郁金、牡蛎、昆布 | 调摄冲任，散结止痛。用于乳腺增生病，症见乳房疼痛、乳房肿块、腰膝酸软、胸胁胀痛、月经不调等 | 口服。一次 4 粒，一日 3 次。疗程为 8 周（经期停服） | 1. 月经期间停用<br>2. 建议饭后服用<br>3. 乳腺炎症、乳腺恶性肿瘤及单纯良性肿瘤均非本品适用范围 |

### 9　预后

本病早期治疗，正气较强者，一般预后良好。若病情较重，正气较虚弱，部分患者治愈后容易随月经反复发作。

（马堃）

## 参考文献

1. 肖承悰．中医妇科临床研究．北京：人民卫生出版社，2009：108

2. 曹泽毅．中华妇产科学．5版．北京：人民卫生出版社，2003：2222

3. 孙海舒，马堃．功能性子宫出血古代文献征候规律探源．中国中医基础医学杂志，2006，12（8）：610

4. 金楠楠，马堃．基于聚类及因子分析的功能性子宫出血中医证候要素研究．中国中药杂志，2008，33（13）：1622

5. 刘愚晛，马堃，范晓迪．第2轮“经行乳房胀痛中医诊疗指南”问卷分析．中国中药杂志，2011，36（08）：1103-1105

6. 范晓迪，马堃，刘晛．“经行乳房胀痛中医诊疗指南”专家问卷分析．中国中药杂志，2010，35（16）：2196-2198

7. Guyatt GH，Oxman AD，Vist GE，et al. GRADE：an emerging consensus on rating quality of evidence and strength of recommendations. BMJ，2008，336：924-926

8. Schunemann HJ，Best D，Vist G，et al. Letters，numbers，symbols and words：how to communicate grades of evidencc and recommendations. CMAJ，2003，169：677-680

9. 陈嵘，吴凤英，何秋苑．逍遥丸治疗经前乳房胀痛的疗效分析．分子影像学杂志，2014，37（02）：133-134

10. 冯庆菁．小金丸治疗乳腺增生症96例临床分析．现代中西医结合杂志，2006（21）：2910+2912

11. 仲雷，张艳梅，李娟，等．丹鹿胶囊治疗乳腺增生的临床疗效观察．中国医刊，2017，52（05）：46-48

# 第十五章　经行泄泻

## 1　范围

本《指南》规定了经行泄泻的诊断、辨证和中成药治疗。

本《指南》适用于经行泄泻的诊断、辨证和中成药治疗。

## 2　术语和定义

下列术语和定义适用于本《指南》。

经行泄泻（menstrual diarrhea）是指每值经期或行经前后，出现周期性大便溏薄，甚或水泄，日解数次，经净自止。本病属于西医学“经前期综合征”。

## 3　病因病理

### 3.1　中医病因病机

本病发病机理多责之于脾、肾、肝三脏。脾主运化，肾主温煦，肝主疏泄，经时脾虚，水湿流滞大肠；或肾虚则命门火衰，不能温煦脾阳；或肝木乘脾，均导致运化失司，而形成经行泄泻。

### 3.2　西医病因病理

经行泄泻主要由于妇女经前期内分泌紊乱导致腹腔内脏水肿、功能失调、肠蠕动加快，使肠黏膜对水分吸收减少，从而发生腹泻。

## 4　临床表现

便质稀薄，便次频多，随月经周期发作，连续 2 个月经周期以上诊断。

## 5　诊断

参照中华中医药学会 2012 版《中医妇科常见病诊疗指南》拟定。

### 5.1　病史

有过度劳累、情志不舒、贪凉饮冷、感寒史。

### 5.2　症状

便质稀薄、便次频多，随月经周期发作，连续 2 个月经周期以上。

### 5.3　检查

大便常规正常。

## 6　鉴别诊断

内科泄泻：如胃肠炎，吸收不良综合征；偶可正值经期发病，但无随月经周期反复发作的特点。

## 7　治疗

（1）西医治疗原则：西医学没有经行泄泻这一疾病，经行泄泻只是西医学中经前期综合征的一个临床症状，由于其病因不明，缺乏特异的规范化的诊疗方案，所以治疗上主要针对经前期综合征疾病进行，包括心理治疗、饮食治疗、行为训练、抗焦虑、前列腺素抑制剂以及激素等药物治疗。

（2）中成药用药方案

1）基本原则：经前止泻治标，平时求因治本。

2）分证论治（表15-1）

**表15-1 经行泄泻分证论治**

| 证候 | 症状 | 治法 | 中成药 |
| --- | --- | --- | --- |
| 脾虚证 | 经期或行经前后，大便溏薄，劳累后加重，进食后可加重，月经量多，色淡，质薄；脘腹胀满，神疲肢软，面浮肢肿，纳呆；舌淡胖，苔白，脉濡缓 | 健脾益气，化湿止泻 | 参苓白术散、人参健脾丸、补中益气丸、附子理中丸 |
| 肾虚证 | 经期或经行前后，五更泄泻，便质清稀如水，月经量多，色淡暗，质稀；腰膝酸软，头晕耳鸣，畏寒肢冷，腹部喜暖；舌淡，苔白，脉沉迟 | 温肾健脾，固涩止泻 | 金匮肾气丸、右归胶囊 |
| 肝郁脾虚证 | 经前、经期腹痛即泻，泻后痛减，情绪诱因明显，月经先后无定期，经行少腹胀痛，胸胁乳房胀痛，嗳气不舒，烦闷抑郁，纳呆食少；舌淡红，苔薄白，脉弦细 | 抑肝扶脾，理气止泻 | 逍遥颗粒 |

以下内容为表15-1内容的详解，重点强调同病同证情况下不同中成药选用区别。

（1）脾虚证：经期或行经前后，大便溏薄，劳累后加重，进食后可加重，月经量多，色淡，质薄；脘腹胀满，神疲肢软，面浮肢肿，纳呆；舌淡胖，苔白，脉濡缓。

【辨证要点】经期或行经前后，大便溏薄，脘腹胀满，纳呆，舌淡胖，苔白，脉濡缓。

【治法】健脾益气，化湿止泻。

【中成药】参苓白术散、人参健脾丸、补中益气丸、附子理中丸（表15-2）。

**表15-2 经行泄泻脾虚证可选用的中成药**

| 药品名称 | 药物组成 | 功能主治 | 用法用量 | 注意事项 |
| --- | --- | --- | --- | --- |
| 参苓白术散 | 人参、茯苓、白术（炒）、山药、白扁豆（炒）、莲子、薏苡仁、砂仁、桔梗、甘草 | 补脾胃，益肺气。用于脾胃虚弱，食少便溏，气短咳嗽，肢倦乏力 | 口服。一次6～9g，一日2~3次，温开水送服 | 1. 实热便秘者忌用<br>2. 高血压及孕妇忌用 |
| 人参健脾丸 | 人参、白术（麸炒）、茯苓、山药、陈皮、木香、砂仁、炙黄芪、当归、酸枣仁（炒）、远志（制） | 健脾益气，和胃止泻。用于脾胃虚弱所致的饮食不化，脘闷嘈杂，恶心呕吐，腹痛便溏，不思饮食，体弱倦怠 | 口服。①水蜜丸，一次8g；②大蜜丸，一次2丸，一日2次 | 1. 服本药时不宜同时服用藜芦、五灵脂、皂荚或其制剂<br>2. 宜饭前服用或进食同时服。不宜喝茶和吃萝卜，以免影响药效 |

续表

| 药品名称 | 药物组成 | 功能主治 | 用法用量 | 注意事项 |
| --- | --- | --- | --- | --- |
| 补中益气丸（水丸） | 炙黄芪、党参、炙甘草、白术（炒）、当归、升麻、柴胡、陈皮 | 补中益气，升阳举陷。用于脾胃虚弱、中气下陷所致的泄泻、脱肛、子宫脱垂、阴挺，症见体倦乏力、食少腹胀、便溏久泻、肛门下坠 | 口服。①小蜜丸，一次9g；②大蜜丸，一次1丸，一日2~3次；③水丸：一次6g，一日2~3次 | 凡阴虚发热、阳气欲脱、湿热证者不宜应用 |
| 附子理中丸 | 附子（制）、党参、白术（炒）、干姜、甘草 | 温中健脾。用于脾胃虚寒，脘腹冷痛，呕吐泄泻，手足不温 | 口服。①水蜜丸，一次6g；②大蜜丸，一次1丸，一日2~3次 | 1. 孕妇慎用<br>2. 本品不适合急性肠炎、泄泻兼有大便不畅、肛门灼热者 |

（2）肾虚证：经期或经行前后，五更泄泻，便质清稀如水，月经量多，色淡暗，质稀；腰膝酸软，头晕耳鸣，畏寒肢冷，腹部喜暖；舌淡，苔白，脉沉迟。

【辨证要点】经期或经行前后，五更泄泻，便质清稀如水，舌淡，苔白，脉沉迟。

【治法】温肾健脾，固涩止泻。

【中成药】金匮肾气丸、右归胶囊（表15-3）。

**表15-3 经行泄泻肾虚证可选用的中成药**

| 药品名称 | 药物组成 | 功能主治 | 用法用量 | 注意事项 |
| --- | --- | --- | --- | --- |
| 金匮肾气丸 | 干地黄、山茱萸、山药、泽泻、茯苓、牡丹皮、桂枝、附子 | 补肾助阳。主治肾阳不足证，症见腰酸脚软，少腹拘急，小便不利或小便清长，烦热不得卧而反倚息，舌淡胖，脉虚弱 | 口服。制成蜜丸，每次服15丸（6g），可加至25丸（10g），酒送下，每日2次 | 孕妇忌服 |
| 右归胶囊 | 熟地黄、附子（炮附片）、肉桂、山药、山茱萸（酒炙）、菟丝子、鹿角胶、枸杞子、当归、杜仲（盐炒） | 温补肾阳，填精止遗。用于肾阳不足，命门火衰，腰膝酸冷，精神不振，躯寒畏冷，阳痿遗精，大便溏薄，尿频而清 | 口服。一次4粒，一日3次 | 尚不明确 |

（3）肝郁脾虚证：经前、经期腹痛即泻，泻后痛减，情绪诱因明显，月经先后无定期，经行少腹胀痛；胸胁乳房胀痛，嗳气不舒，烦闷抑郁，纳呆食少；舌淡红，苔薄白，脉弦细。

【辨证要点】经前、经期腹痛即泻，泻后痛减，胸胁乳房胀痛，嗳气不舒，烦闷抑郁，纳呆食少，舌淡红，苔薄白，脉弦细。

【治法】抑肝扶脾，理气止泻。

【中成药】逍遥颗粒（表15-4）。

表 15-4 经行泄泻肝郁脾虚证可选用的中成药

| 药品名称 | 药物组成 | 功能主治 | 用法用量 | 注意事项 |
| --- | --- | --- | --- | --- |
| 逍遥颗粒 | 当归、柴胡、茯苓、白术、甘草、薄荷、白芍、生姜 | 疏肝健脾，养血调经。用于肝气不舒之胸胁胀痛、头晕、目眩、食欲减退、神疲乏力、骨蒸劳热、各种抑郁症、更年期综合征、月经不调 | 开水冲服。每次 6g，每日 2~3 次。丸剂，口服，每次 9g，每日 2 次 | 尚不明确 |

## 8 预后

本病一般预后良好，日久对身体健康有一定的影响。对经行泄泻久治不愈者，或症状明显加重者，应考虑肠道病变可能，作大便常规、大便培养或肠镜检查等。

（韩凤娟）

## 参考文献

1. 中华中医药学会．中医妇科常见病诊疗指南．北京：中国中医药出版社，2012
2. 谈勇．中医妇科学．北京：中国中医药出版社，2016：123-126
3. 陈武彦．理中汤治疗脾虚型经行泄泻的临床研究．广州：广州中医药大学，2009
4. 陈建霖．加味痛泻要方治疗脾虚肝郁型经行泄泻的临床研究．广州：广州中医药大学，2014

# 第十六章　经行浮肿

## 1　范围

本《指南》规定了经行浮肿的诊断、辨证和中成药治疗。

本《指南》适用于经行浮肿的诊断、辨证和中成药治疗。

## 2　术语和定义

下列术语和定义适用于本《指南》。

经行浮肿（menstrual edema）是指每逢经行前后，或正值经期，出现颜面、四肢浮肿。西医学经前期综合征出现浮肿者，可参考本病治疗。

## 3　病因病理

### 3.1　中医病因病机

经行浮肿多因素体脾肾阳虚，正值经期，气血下注胞宫，脾肾益虚，水湿不运；或肝郁气滞，血行不畅，滞而作胀。

### 3.2　西医病因病理

西医对本病发病原因尚不十分清楚，可能为一过性高醛固酮的表现，也可能由于经前期雌激素水平偏高直接作用于肾脏或间接作用于血管紧张素—醛固酮系统，然后使水钠潴留，出现浮肿。

## 4　临床表现

正值经期或经期前后出现颜面四肢浮肿，经净则浮肿渐消，连续2个月经周期以上。

## 5　诊断

参照中华中医药学会，2012版《中医妇科常见病诊疗指南》拟定。

### 5.1　病史

过度劳累或七情内伤史。

### 5.2　症状

正值经期或经期前后出现颜面四肢浮肿，经净则浮肿渐消，连续2个月经周期以上。

### 5.3　体征

浮肿程度一般较轻，多出现在颜面四肢。

### 5.4　辅助检查

生殖内分泌激素测定：血清雌激素、催乳素水平可见增高，或雌激素与孕激素比值失调。

## 6　鉴别诊断

### 6.1　心源性浮肿

经期或经行前后发生的心源性浮肿可有心功能减退、心率快、呼吸困难、颈静脉怒张、肝肿大。

6.2 肝源性浮肿

经期或经行前后发生的肝源性浮肿多有肝病、肝功能异常史，多在肝病晚期出现，常有腹水伴水肿，无周期性。

6.3 肾源性浮肿

经期或经行前后发生的肾源性浮肿有肾功能不全病史，水肿程度较重，无周期性。

6.4 甲状腺功能减退

甲状腺功能减退致肿者，多表现为面部虚肿，反应迟钝，疲劳，四肢无力，低血压，通过甲状腺功能检查可以鉴别。

6.5 营养不良性水肿

多属全身性浮肿，有营养不良病史伴低蛋白血症。

**7 治疗**

（1）西医治疗原则：经行浮肿只是西医学中经前期综合征的一个临床症状，由于其病因不明，缺乏特异的规范化的诊疗方案，所以治疗上主要针对经前期综合征疾病进行，包括心理治疗、饮食治疗、行为训练、抗焦虑、前列腺素抑制剂以及激素等药物治疗。若水肿甚者，可用少量利尿剂口服治疗。

（2）中成药用药方案

1）基本原则：经期治标消肿，平时审证求因。一般需连续治疗3个月经周期。

2）分证论治（表16-1）

**表16-1 经行浮肿分证论治**

| 证候 | 症状 | 治法 | 中成药 |
|---|---|---|---|
| 脾肾阳虚证 | 经前或经行面浮肢肿，晨起颜面浮肿甚，月经色淡，质薄；腹胀纳减，腰膝酸软，畏寒肢冷，大便溏薄；舌淡，边有齿痕，脉缓 | 温肾化气，健脾利水 | 五苓散、参苓白术散、附桂八味丸 |
| 气滞血瘀证 | 经前或经行肢体肿胀，月经量少，色黯有块；胸胁乳房胀痛，善太息；舌紫黯，苔白，脉弦 | 理气行滞，活血调经 | 血府逐瘀胶囊、四制香附丸 |

以下内容为表16-1内容的详解，重点强调同病同证情况下不同中成药选用区别。

（1）脾肾阳虚证：经前或经行面浮肢肿，晨起颜面浮肿甚，月经色淡，质薄；腹胀纳减，腰膝酸软，畏寒肢冷，大便溏薄；舌淡，边有齿痕，脉缓。

【辨证要点】经前或经行面浮肢肿，晨起颜面浮肿甚，舌淡，边有齿痕，脉缓。

【治法】温肾化气，健脾利水。

【中成药】五苓散、参苓白术散、附桂八味丸（表16-2）。

**表 16-2　经行浮肿脾肾阳虚证可选用的中成药**

| 药品名称 | 药物组成 | 功能主治 | 用法用量 | 注意事项 |
| --- | --- | --- | --- | --- |
| 五苓散 | 茯苓、泽泻、猪苓、肉桂、炒白术 | 温阳化气，利湿行水。用于阳不化气、水湿内停所致的水肿，症见小便不利、水肿腹胀、呕逆泄泻、渴不思饮 | 口服。一次 6 ~ 9g，一日 2 次 | 湿热者忌用。本方不宜久服 |
| 参苓白术散 | 人参、茯苓、白术（炒）、山药、白扁豆（炒）、莲子、薏苡仁、砂仁、桔梗、甘草 | 补脾胃，益肺气。用于脾胃虚弱，食少便溏，气短咳嗽，肢倦乏力 | 口服。一次 6 ~ 9g，一日 2 ~ 3 次，温开水送服 | 1. 实热便秘者忌用<br>2. 高血压及孕妇忌用 |
| 附桂八味丸 | 附子、肉桂、熟地黄、山药、山茱萸、泽泻、茯苓、牡丹皮 | 肾阳不足，腰膝酸痛，下肢冷感，少腹拘急，水肿，小便不利或小便频数，阳痿，遗尿，尺脉微弱以及痰饮咳喘，消渴，脚气等证候 | 口服。每次 3g，每日 3 次 | 尚不明确 |

（2）气滞血瘀证：经前或经行肢体肿胀，月经量少，色黯有块；胸胁乳房胀痛，善太息；舌紫黯，苔白，脉弦。

【辨证要点】经前或经行肢体肿胀，舌紫黯，苔白，脉弦。

【治法】理气行滞，活血调经。

【中成药】血府逐瘀胶囊、四制香附丸（表 16-3）。

**表 16-3　经行浮肿气滞血瘀证可选用的中成药**

| 药品名称 | 药物组成 | 功能主治 | 用法用量 | 注意事项 |
| --- | --- | --- | --- | --- |
| 血府逐瘀胶囊 | 柴胡、地黄、红花、麸炒枳壳、川芎、当归、赤芍、炒桃仁、甘草、牛膝、桔梗 | 活血祛瘀，行气止痛。用于气滞血瘀所致的胸痹、头痛日久、痛如针刺而有定处、内热烦闷、心悸失眠、急躁易怒 | 口服。一次 6 粒，一日 2 次；以一个月为一个疗程 | 忌食辛冷食物，孕妇忌用 |
| 四制香附丸 | 香附、川芎、泽兰、炙甘草、熟地黄、炒白芍、陈皮、当归（炒）、炒白术、关黄柏 | 理气和血，补血调经。用于血虚气滞之月经不调、胸腹胀痛 | 口服。一次 9g，每日 2 次 | 尚不明确 |

### 8　预后

本病若病情轻者，正气较强，早期诊断，预后良好。

（韩凤娟）

## 参考文献

1. 中华中医药学会．中医妇科常见病诊疗指南．北京：中国中医药出版社，2012
2. 谈勇．中医妇科学．北京：中国中医药出版社，2016：123-126
3. 徐晓．中西医结合治疗经行浮肿 60 例．江西医药，2003（02）：125

# 第十七章　经行吐衄

**1　范围**

本《指南》规定了经行吐衄的诊断、辨证和中成药治疗。

本《指南》适用于经行吐衄的诊断、辨证和中成药治疗。

**2　术语和定义**

下列术语和定义适用于本《指南》。

每于经行前后或正值经期，出现周期性吐血或衄血者，称“经行吐衄”。常伴经量减少，似月经倒行逆上，亦有“倒经”“逆经”之谓，以青春期少女多见，亦可见于育龄期妇女。本病相类于西医学的“代偿性月经”。

**3　流行病学**

代偿性月经发生在鼻黏膜最多，约占1/3。其次可发生在眼睑、外耳道、皮肤、胃肠道、乳腺和膀胱等处。严重者可出现只有代偿性月经而没有正常的月经流血，或者代偿性月经出血量多，子宫出血量少。

**4　病因病机**

4.1　中医病因病机

主要病机为火热（实火、虚火）上炎，值经期冲脉气盛，气火上逆，损伤阳络，迫血妄行所致。出于口者为吐，出于鼻者为衄，临床以鼻衄较为常见。素性抑郁，或暴怒伤肝，肝郁化火，冲脉附于肝，肝移热于冲脉，经期冲脉气盛，气火循经上犯，灼伤阳络，发为经行吐衄。素体阴虚，或忧思不解，积年在心，心火偏亢。经期阴血下注，阴血亏虚，虚火上炎，灼肺伤络，络损血溢，以致经行吐衄。

4.2　西医病因病理

4.2.1　病因

在鼻中隔的前下方，分布着丰富的毛细血管网，这些小血管既浅又脆弱，极易发生出血。鼻黏膜上皮细胞某些特殊部位对卵巢雌激素水平的变化十分敏感，在雌激素的刺激下，可使鼻腔黏膜发生充血、肿胀，甚至像子宫内膜一样，随着雌激素水平的骤然下降而发生周期性的出血。

4.2.2　病理

鼻腔黏膜与女性生殖器官之间有着一定的联系，有些哺乳动物的嗅觉神经与性中枢的联系密切，所以一些学者将鼻黏膜视为原始的性器官组成部分。鼻黏膜的某些特定区域对卵巢分泌的雌激素反应非常敏感。实验研究发现，给猴子注射雌激素可使它们的鼻黏膜充血、发红，血管随之改变。有的患者有经前期紧张征，其鼻黏膜可出现过度充血、水肿及鼻溢现象，鼻出血则是这种变化加剧的表现。正常的月经来潮是由于雌激素的周期性变化而使子宫黏膜皱缩，小动脉极度弯曲及收缩，内膜表层血运停滞，缺血坏死，乃至出血而形成月经。由于鼻黏膜对这一激素变化的敏感，也发生上述生理改变，这就导致了鼻出血的周期发生。

**5　临床表现**

每逢月经周期前后，或正值经期，出现以衄血或吐血为主症，血量多少不一，经净渐止。多伴有月经量减少，甚则无月经。

**6　诊断**

6.1　病史

精神刺激史或肺、鼻咽部炎症病史。

6.2　症状

每逢月经周期前后，或正值经期，出现衄血或吐血，血量多少不一，经净渐止。多伴有月经量减少，甚则无月经，连续发生两个月经周期以上。

6.3　检查

（1）体格检查：详细检查鼻、咽部以及气管、支气管、肺、胃等黏膜有无病变，必要时行活检以辅助诊断，排除恶性肿瘤及炎症所致出血。

（2）妇科检查：盆腔器官无异常。

（3）辅助检查：胸部X线、纤维内镜检查以排除鼻、咽部以及气管、支气管、肺、胃等器质性病变。血液常规检查、出凝血时间、肝功能等检查以排除血液病及肝硬化引起的出血。

**7　鉴别诊断**

内科吐血、衄血疾病：内科吐血、衄血者多有消化性溃疡、肝硬化、支气管扩张、肺结核等病史，或有血小板减少性紫癜病史等，虽可能有经期加重的趋势，但其吐血、衄血可在非行经期发生，与本病随月经周期反复出现有所不同。血小板减少性紫癜导致的吐衄血，常伴有皮下瘀斑、瘀点，患者常有月经量多病史，血象可以反映病因。应注意详细询问病史，了解出血是否与月经周期有关等，另外胸片、纤维内镜等检查均有助于鉴别。

**8　治疗**

8.1　西医治疗原则

局部止血或者激素治疗等。

8.2　中成药用药方案

8.2.1　基本原则

治疗上应本着“热者清之”“逆者平之”的原则，以清热降逆平冲、引血下行为主，或滋阴降火，或清泻肝胃之火，不可过用苦寒克伐之剂，以免耗伤气血。

8.2.2　分证论治（表17-1）。

**表17-1　经行吐衄分证论治**

| 证候 | 症状 | 治法 | 中成药 |
|---|---|---|---|
| 肝经郁火 | 经前或经期吐血、衄血，量多，色鲜红；月经可提前，量少甚或不行；胸闷胁胀，心烦易怒，口苦咽干，头晕目眩，尿黄便结；舌红苔黄，脉弦数 | 疏肝清热，引血下行 | 丹栀逍遥丸、龙胆泻肝丸 |

续表

| 证候 | 症状 | 治法 | 中成药 |
|---|---|---|---|
| 肺肾阴虚 | 经前或经期吐血、衄血，量少，色鲜红，月经量少或先期，头晕耳鸣，手足心热，两颧潮红，咽干口渴，舌红，少苔或无苔，脉细数 | 滋阴润肺，引血下行 | 麦味地黄丸、大补阴丸 |

（1）肝经郁火：经前或经期吐血、衄血，量多，色鲜红；月经可提前，量少甚或不行；胸闷胁胀，心烦易怒，口苦咽干，头晕目眩，尿黄便结；舌红苔黄，脉弦数。

【辨证要点】胸闷胁胀，心烦易怒，口苦咽干，头晕目眩，尿黄便结，舌红苔黄，脉弦数。

【治法】疏肝清热，引血下行。

【中成药】丹栀逍遥丸、龙胆泻肝丸（表17-2）。

**表17-2　经行吐衄肝经郁火证可选用的中成药**

| 药品名称 | 药物组成 | 功能主治 | 用法用量 | 注意事项 |
|---|---|---|---|---|
| 丹栀逍遥丸 | 牡丹皮、栀子（炒焦）、柴胡（酒制）、白芍（酒炒）、当归、白术（土炒）、茯苓、薄荷、炙甘草 | 舒肝解郁，清热调经。用于肝郁化火，胸胁胀痛，烦闷急躁，颊赤口干，食欲不振或有潮热，以及妇女月经先期，经行不畅，乳房与小腹胀痛 | 口服。一次6～9g，一日2次 | 1. 少吃生冷及油腻难消化的食品<br>2. 服药期间要保持情绪乐观，切忌生气恼怒<br>3. 服药一周后，症状未见缓解，或症状加重者，应及时到医院就诊<br>4. 孕妇慎用<br>5. 对本品过敏者禁用，过敏体质者慎用<br>6. 性状发生改变时禁止使用 |
| 龙胆泻肝丸 | 龙胆、柴胡、黄芩、栀子（炒）、泽泻、关木通、车前子（盐炒）、当归（酒炒）、地黄、炙甘草 | 清肝胆，利湿热。用于肝胆湿热，头晕目赤，耳鸣耳聋，耳肿疼痛，胁痛口苦，尿赤涩痛，湿热带下 | 口服。一次3～6g，一日2次 | 1. 孕妇及年老体弱、大便溏软者慎用<br>2. 忌食辛辣刺激性食物<br>3. 服本药时不宜同时服滋补性中成药<br>4. 有高血压、心律失常、心脏病、肝病、肾病、糖尿病等慢性病严重者，以及正在接受其他治疗的患者，应在医师指导下服用<br>5. 服药三天后症状未改善，或出现其他严重症状时，应停药，并去医院就诊<br>6. 按照用法用量服用，小儿、年老体弱者应在医师指导下服用<br>7. 长期服用应向医师咨询<br>8. 对龙胆泻肝丸过敏者禁用，过敏体质者慎用 |

（2）肺肾阴虚：经前或经期吐血、衄血，量少，色鲜红，月经量少或先期，头晕耳鸣，手足心热，两颧潮红，咽干口渴；舌红，少苔或无苔，脉细数。

【辨证要点】头晕耳鸣，手足心热，两颧潮红，咽干口渴，舌红，少苔或无苔，脉细数。

【治法】滋阴润肺，引血下行。

【中成药】麦味地黄丸、大补阴丸（表 17-3）。

**表 17-3　经行吐衄肺肾阴虚证可选用的中成药**

| 药品名称 | 药物组成 | 功能主治 | 用法用量 | 注意事项 |
|---|---|---|---|---|
| 麦味地黄丸 | 麦冬、五味子、熟地黄、酒萸肉、牡丹皮、山药、茯苓、泽泻；辅料为蜂蜜 | 滋肾养肺。用于肺肾阴亏，潮热盗汗，咽干，眩晕耳鸣，腰膝酸软 | 口服。大蜜丸一次 1 丸，一日 2 次；水蜜丸一次 6g，一日 2 次 | 1. 忌不易消化食物<br>2. 感冒发热患者不宜服用<br>3. 有高血压、心脏病、肝病、糖尿病、肾病等慢性病严重者应在医师指导下服用<br>4. 儿童、孕妇、哺乳期妇女应在医师指导下服用<br>5. 服药 4 周症状无缓解，应去医院就诊<br>6. 对本品过敏者禁用，过敏体质者慎用 |
| 大补阴丸 | 熟地黄、盐知母、盐黄柏、醋龟甲、猪脊髓 | 滋阴降火。用于阴虚火旺，潮热盗汗，咳嗽，耳鸣遗精 | 口服。水蜜丸一次 6g，一日 2～3 次；大蜜丸一次 1 丸，一日 2 次 | 1. 忌辛辣、生冷、油腻食物<br>2. 孕妇慎用<br>3. 感冒患者不宜服用；虚寒性患者不适用，其表现为怕冷，手足凉，喜热饮<br>4. 宜饭前用开水或淡盐水送服<br>5. 高血压、心脏病、肝病、肾病等慢性病患者应在医师指导下服用<br>6. 服药 2 周症状无缓解，应去医院就诊<br>7. 对本品过敏者禁用，过敏体质者慎用 |

### 9　预后

临床上青春期女性随着年龄的增长，往往可不治而愈。如果经行吐衄只发生 1～2 次，不严重者可不予治疗。

（马小娜）

## 参考文献

1. 罗颂平，刘雁峰．中医妇科学．北京：人民卫生出版社，2017：121-123
2. 魏冬梅．丹栀逍遥散治疗经行吐衄．河南中医，2014，34（05）：976-977

# 第十八章　经前期综合征

**1　范围**

本《指南》规定了经前期综合征的诊断、辨证和中成药治疗。

本《指南》适用于经前期综合征的诊断、辨证和中成药治疗。

**2　术语和定义**

下列术语和定义适用于本指南。

经前期综合征是指妇女反复在黄体期周期性出现以躯体、精神和行为改变等症状为特征的综合征。属于中医学“月经前后诸证”范畴，包括中医妇科学“经行情志异常”“经行乳房胀痛”“经行头痛”“经行身痛”“经行浮肿”“经行发热”“经行泄泻”“经行口糜”等中医病证。

**3　流行病学**

多见于25~45岁妇女。症状多于经前1~2周出现，经前几天加重，月经来潮后，症状自然消失。症状的程度因人、因时而异，但症状出现与消退同月经关系基本固定，诸症伴随月经周期而发。

**4　病因病理**

4.1　中医病因病机

女性行经之前，阴血下注冲任，血海充盈，全身阴血相对不足，肝、脾、肾功能失调，气血、经络失和是导致经前期综合征的重要因素，患者素体禀赋是引发本病的关键因素。若素性抑郁或恚怒伤肝，肝郁气滞，则经前乳胀；肝木乘脾土，脾失运化，则经行腹泻；肝肾阴虚，虚火上炎，则经行烦躁、失眠；脾肾阳虚，脾失温煦，则为水肿或经行泄泻；肝郁日久化火，上扰清窍，则经行头晕、头痛、烦躁、失眠；心脾两虚，心神失养则失眠健忘；气滞血瘀，不通则痛，则经行头痛、肢体肿胀；素体多痰，肝郁化火，痰火上扰神明，则烦躁不安，情绪不宁，甚或狂躁不安。

4.2　西医病因病理

经前期综合征病因尚无定论，可能与精神社会因素、卵巢激素失调和神经递质异常有关。

（1）精神社会因素：经前期综合征患者对安慰剂治疗的反应率高达30%~50%，部分患者精神症状突出，当情绪紧张时则使原有症状加重。

（2）卵巢激素失调：经前期综合征症状与月经周期黄体后期雌、孕激素撤退变化相平行，因而推测中、晚期黄体期雌/孕激素水平的改变可能诱发经前期综合征。

（3）脑神经递质异常：经前期综合征患者在黄体后期循环中类阿片肽浓度异常降低，表现内源性类阿片肽撤退症状，影响精神、神经及行为方面的变化。其他还包括 5-羟色胺等活性改变。

**5　临床表现**

多见于 25~45 岁妇女，症状出现于月经前 1~2 周，月经来潮后迅速减轻直至消失。①躯体症状：头痛、背痛、乳房胀痛、腹部胀满、便秘、肢体水肿、体重增加、运动协调功能减退；②精神症状：易怒、焦虑、抑郁、情绪不稳定、疲乏以及饮食、睡眠、性欲改变，而易怒是其主要症状；③行为改变：注意力不集中、工作效率低、记忆力减退、神经质、易激动等。周期性反复出现为其临床表现特点。

**6　诊断**

6.1　病史

该病特点是伴随月经周期反复发作，常因家庭不和或工作紧张而诱发，与精神心理因素密切相关。

6.2　症状

多于经前 1~2 周出现，经前几天加重，月经来潮后症状明显减轻或消失。常见症状有：紧张、焦虑、激动、情绪不稳定、注意力下降、工作效率低、社交障碍；失眠、嗜睡、眩晕、眼花；厌食、恶心、腹泻；心悸、盗汗、性欲改变；肢体肿胀、乳房胀痛、头痛等。所出现症状伴随月经周期反复出现，至少出现 2 个月经周期以上。症状的轻重有明显的个体性。症状的严重程度足以影响患者的正常生活及工作。

6.3　体征

一般全身及局部无明显体征，部分患者可有肢体肿胀或体重增加。

6.4　辅助检查

（1）基础体温测定：大多为双相，但排卵后体温上升缓慢，或不规则，或上升天数短，与黄体功能不足有关。

（2）血清激素测定：月经后半期孕酮水平低下或正常，雌二醇浓度偏高。雌二醇/孕酮比值增高，可有催乳素水平升高。

（3）阴道细胞学检查：可有雌激素水平增高、孕激素不足改变。

（4）其他检查：如血常规、尿常规、肝肾功能检查、血浆蛋白检查等，排除其他疾病。

**7　鉴别诊断**

（1）精神病：经前期综合征发病多随月经周期规律性反复出现，月经过后，诸症减轻或自然消失。精神病发病与月经周期无关，在整个月经周期症状相同，在卵泡期仍有症状。

（2）乳房肿瘤：乳房疾病如乳腺囊性增生病、乳腺癌等，虽可出现乳房或胀或痛，但均有乳房肿块存在，一般不呈周期性发作，肿块在经后也不消退，肿块组织经活检可明确诊断。经行乳房胀痛每随月经周期而发，经后消失，检查多无器质性改变。乳房 B 超或红外线扫描有助于鉴别诊断。

（3）血管性头痛：血管性偏头痛又称偏头痛，多由于发作性血管舒缩功能障碍引起，以女性多见。常有高血压、动脉硬化病史，头痛的发生时间与血压波动及血管痉挛的程度有关，一般间隔数周复发，呈周期性发作，但与月经周期无明显关系。而经前期综合征有月经周期规律性反复出现特点，月经过后诸症减轻或消失。

（4）心、肝、肾疾病引起的水肿或营养缺乏性水肿：常伴有内科疾病症状。血常规、尿常规、心肝肾功能检查或B超可鉴别。

## 8 治疗

### 8.1 西医治疗原则

（1）心理治疗：帮助患者调整心态，给予心理安慰与疏导。

（2）调整生活状态：合理饮食及营养，适当锻炼身体。

（3）药物治疗：有明显焦虑症状者可用抗焦虑药如阿普唑仑；有明显忧郁症状者可用抗忧郁药如氟西汀；或选择醛固酮受体竞争抑制剂如螺内酯；维生素 $B_6$、口服避孕药也可缓解和改善症状。

### 8.2 中成药用药方案

#### 8.2.1 基本原则

经前期综合征的治疗用药时间应该根据辨证属虚、属实论治，虚证从经净后开始治疗，以补为主，于经前1~2周在补虚基础上佐以通利；实证从经前1~2周开始，以通为主，用至月经来潮止。

#### 8.2.2 分证论治（表18-1）

**表18-1 经前期综合征分证论治**

| 证候 | 症状 | 治法 | 中成药 |
|---|---|---|---|
| 肝郁气滞证 | 经前乳房、乳头胀痛，小腹胀满连及胸胁，烦躁易怒，或精神抑郁，善叹息，或头晕失眠，或头痛剧烈；可伴月经先后无定或延后，经行不畅，血色黯红；舌质黯红，苔薄白或薄黄，脉弦或弦滑 | 舒肝解郁，养血调经 | 逍遥丸 |
| 肝肾阴虚证 | 经行或经后乳房作胀，乳房按之柔软无块，五心烦热，两目干涩，头晕目眩，腰膝酸软，或口舌糜烂，或潮热，盗汗；月经量少，色淡；舌质红，少苔，脉细 | 滋肾养肝，育阴调经 | 左归丸、乌鸡白凤丸、六味地黄丸 |
| 脾肾阳虚证 | 每遇经前出现面浮肢肿，脘腹胀满，腰酸腿软，纳少便溏或经前泄泻，或经行前后头晕沉重，体倦嗜睡，胸闷泛恶；月经量多，色淡质稀；舌淡红，苔白滑，脉濡细或沉缓 | 温肾健脾，化湿调经 | 右归丸、金匮肾气丸 |
| 心肝火旺证 | 经前或经期狂躁易怒，头痛头晕，口苦咽干，面红目赤，小便黄，大便干；经行不畅；舌红苔黄，脉弦滑数 | 疏肝解郁，清热调经 | 丹栀逍遥丸 |
| 心脾两虚证 | 经前或经期心悸失眠，神疲乏力，多思善虑，面色萎黄，纳差懒言，或头晕头痛，或泄泻，自汗或盗汗；月经量少或多，色淡质稀；舌质淡红，苔白，脉细弱 | 养心益脾，补血调经 | 归脾丸 |
| 气滞血瘀证 | 经前或经期头痛剧烈，或经行发热，腹痛，肢体肿胀不适；月经量少或行而不畅，经色紫黯有块；舌紫黯或尖边有瘀点，脉弦涩 | 理气活血，化瘀调经 | 血府逐瘀口服液 |
| 痰火上扰证 | 经行烦躁不安，情绪不宁，甚或狂躁不安，心胸泛恶，痰多不寐，面红目赤，大便干结；月经量少或量多，色深红，质黏稠，平时带下量多，色黄质稠；舌红，苔黄厚或腻，脉弦滑而数 | 清热化痰，宁心安神 | 黄连上清丸 |

以下内容为表 18-1 内容的详解，重点强调不同病证中成药的选用。

（1）肝气郁滞证：经前乳房、乳头胀痛，小腹胀满连及胸胁，烦躁易怒，或精神抑郁，善叹息，或头晕失眠，或头痛剧烈；可伴月经先后无定或延后，经行不畅，血色黯红；舌质黯红，苔薄白或薄黄，脉弦或弦滑。

【辨证要点】经前乳胀，精神抑郁，经来不畅、色黯，舌质黯，脉弦。

【治法】舒肝解郁，养血调经。

【中成药】逍遥丸（表 18-2）。

**表 18-2　经前期综合征肝气郁滞证可选用的中成药**

| 药品名称 | 药物组成 | 功能主治 | 用法用量 | 注意事项 |
|---|---|---|---|---|
| 逍遥丸 | 柴胡、当归、白芍、炒白术、茯苓、炙甘草、薄荷、生姜 | 疏肝健脾，养血调经。用于肝郁脾虚所致的郁闷不舒，胸胁胀痛，头晕目眩，食欲减退，月经不调 | 口服。一次 6～9g，一日 1～2 次 | 1. 忌生冷及油腻难消化的食物<br>2. 服药期间要保持情绪乐观，切忌生气恼怒<br>3. 有高血压、心脏病、肝病、糖尿病、肾病等慢性病严重者应在医师指导下服用 |

（2）肝肾阴虚证：经行或经后乳房作胀，乳房按之柔软无块，五心烦热，两目干涩，头晕目眩，腰膝酸软，或口舌糜烂，或潮热，盗汗；月经量少，色淡；舌质红，少苔，脉细。

【辨证要点】经行乳胀，乳房按之柔软，腰膝酸软，月经量少，舌质红，少苔，脉细。

【治法】滋肾养肝，育阴调经。

【中成药】左归丸、乌鸡白凤丸、六味地黄丸（表 18-3）。

**表 18-3　经前期综合征肝肾阴虚证可选用的中成药**

| 药品名称 | 药物组成 | 功能主治 | 用法用量 | 注意事项 |
|---|---|---|---|---|
| 左归丸 | 熟地黄、菟丝子、牛膝、龟板胶、鹿角胶、山茱萸、山药、枸杞子 | 滋阴补肾。用于真阴不足，腰酸膝软，盗汗遗精，头晕耳鸣，神疲口燥 | 口服。一次 9g，一日 2 次 | 1. 脾虚便溏者慎用<br>2. 长期服用，宜配醒脾助运之品 |
| 乌鸡白凤丸 | 乌鸡（去毛爪肠）、鹿角胶、鳖甲（制）、牡蛎（煅）、桑螵蛸、人参、黄芪、当归、白芍、香附（醋制）、天冬、甘草、地黄、熟地黄、川芎、银柴胡、丹参、山药、芡实（炒）、鹿角霜 | 补气养血，调经止带。用于气血两虚，身体瘦弱，腰膝酸软，月经不调，崩漏带下 | 口服。①水蜜丸：一次 9g，一日 3 次；②大蜜丸：一次 1 丸，一日 2 次 | 1. 忌辛辣、生冷食物<br>2. 感冒发热患者不宜服用<br>3. 有高血压、心脏病、肝病、糖尿病、肾病等慢性病严重者应在医师指导下服用 |

续表

| 药品名称 | 药物组成 | 功能主治 | 用法用量 | 注意事项 |
|---|---|---|---|---|
| 六味地黄丸 | 熟地黄、酒萸肉、牡丹皮、山药、茯苓、泽泻 | 滋阴补肾。用于肾阴亏损，头晕耳鸣，腰膝酸软，骨蒸潮热，盗汗遗精，消渴 | 口服。①大蜜丸：一次1丸，一日2次；②浓缩丸：一次8丸，一日3次；③水蜜丸：一次6g，一日2次；④小蜜丸：一次9g，一日2次 | 1. 感冒发热患者不宜服用<br>2. 有高血压、心脏病、肝病、糖尿病、肾病等慢性病严重者应在医师指导下服用 |

（3）脾肾阳虚证：每遇经前出现面浮肢肿，脘腹胀满，腰酸腿软，纳少便溏或经前泄泻，或经行前后头晕沉重，体倦嗜睡，胸闷泛恶；月经量多，色淡质稀；舌淡红，苔白滑，脉濡细或沉缓。

【辨证要点】经前浮肿，纳少便溏，月经量多，色淡质稀，舌淡，苔白，脉沉缓。

【治法】温肾健脾，化湿调经。

【中成药】右归丸、金匮肾气丸（表18-4）。

**表18-4　经前期综合征脾肾阳虚证可选用的中成药**

| 药品名称 | 药物组成 | 功能主治 | 用法用量 | 注意事项 |
|---|---|---|---|---|
| 右归丸 | 熟地黄、附子（炮附片）、肉桂、山药、山茱萸（酒炙）、菟丝子、鹿角胶、枸杞子、当归、杜仲（盐炒） | 温补肾阳，填精止遗。用于肾阳不足，命门火衰，腰膝酸冷，精神不振，怯寒畏冷，阳痿遗精，大便溏薄，尿频而清 | 口服。①小蜜丸：一次9g，一日3次；②大蜜丸：一次1丸，一日3次 | 1. 忌食油腻食物<br>2. 感冒患者不宜服用 |
| 金匮肾气丸 | 熟地黄、山药、山茱萸（酒炙）、茯苓、牡丹皮、泽泻、肉桂、附子（制）、牛膝（去头）、车前子（盐炙） | 温补肾阳，化气行水。用于肾虚水肿，腰膝酸软，小便不利，畏寒肢冷 | 口服。①大蜜丸：一次1丸，一日2次；②水蜜丸：一次4~5g（20~25粒），一日2次 | 1. 若阴虚有火，虚火上炎者忌用<br>2. 忌房欲、气恼 3. 忌食生冷物 |

（4）心肝火旺证：经前或经期狂躁易怒，头痛头晕，口苦咽干，面红目赤，小便黄，大便干；经行不畅；舌红苔黄，脉弦滑数。

【辨证要点】经前烦躁易怒，口苦咽干，小便黄，大便干，经行不畅，舌红苔黄，脉弦数。

【治法】疏肝解郁，清热调经。

【中成药】丹栀逍遥丸（表18-5）。

**表 18-5　经前期综合征心肝火旺证可选用的中成药**

| 药品名称 | 药物组成 | 功能主治 | 用法用量 | 注意事项 |
|---|---|---|---|---|
| 丹栀逍遥丸 | 牡丹皮、栀子（炒焦）、柴胡（酒制）、白芍（酒炒）、当归、白术（土炒）、茯苓、薄荷、炙甘草 | 舒肝解郁，清热调经。用于肝郁化火，胸胁胀痛，烦闷急躁，颊赤口干，食欲不振或有潮热，以及妇女月经先期，经行不畅，乳房与少腹胀痛 | 口服。一次 6~9g，一日 2 次 | 1. 少吃生冷及油腻难消化的食品<br>2. 服药期间要保持情绪乐观，切忌生气恼怒 |

（5）心脾两虚证：经前或经期心悸失眠，神疲乏力，多思善虑，面色萎黄，纳差懒言，或头晕头痛，或泄泻，自汗或盗汗；月经量少或多，色淡质稀；舌质淡红，苔白，脉细弱。

【辨证要点】经前心悸失眠，神疲乏力，月经量少或多色淡质稀，舌淡，苔白，脉细弱。

【治法】养心益脾，补血调经。

【中成药】归脾丸（表 18-6）。

**表 18-6　经前期综合征心脾两虚证可选用的中成药**

| 药品名称 | 药物组成 | 功能主治 | 用法用量 | 注意事项 |
|---|---|---|---|---|
| 归脾丸 | 党参、白术（炒）、炙黄芪、炙甘草、当归、茯苓、远志（制）、酸枣仁（炒）、龙眼肉、木香、大枣（去核） | 益气补血，健脾养心。主治心脾两虚和脾不统血所致心悸怔忡，失眠健忘，面色萎黄，头昏头晕，肢倦乏力，食欲不振，崩漏便血 | 口服。水蜜丸每次 6g；小蜜丸每次 9g；大蜜丸每次 1 丸，每日 3 次 | 1. 有痰湿、瘀血、外邪者，或热邪内伏、阴虚脉数者忌用<br>2. 忌生冷食物<br>3. 忌思虑过度及过劳 |

（6）气滞血瘀证：经前或经期头痛剧烈，或经行发热，腹痛，肢体肿胀不适；月经量少或行而不畅，经色紫黯有块；舌紫黯或尖边有瘀点，脉弦涩。

【辨证要点】经前头痛，腹痛，月经量少不畅，色紫黯有块，舌黯有瘀点，脉弦涩。

【治法】理气活血，化瘀调经。

【中成药】血府逐瘀口服液（表 18-8）。

**表 18-8　经前期综合征气滞血瘀证可选用的中成药**

| 药品名称 | 药物组成 | 功能主治 | 用法用量 | 注意事项 |
|---|---|---|---|---|
| 血府逐瘀口服液（颗粒） | 桃仁、红花、当归、川芎、地黄、赤芍、牛膝、柴胡、枳壳、桔梗、甘草 | 活血化瘀，行气止痛。用于瘀血内阻，头痛或胸痛，内热憋闷，失眠多梦，心悸怔忡，急躁善怒 | 口服液：口服。一次 1 支，一日 3 次。颗粒剂：口服。一次 1 袋，一日 3 次 | 1. 忌食生冷<br>2. 孕妇忌服 |

（7）痰火上扰证：经行烦躁不安，情绪不宁，甚或狂躁不安，心胸泛恶，痰多不寐，面红目赤，大便干结；月经量少或量多，色深红，质黏稠，平时带下量多，

色黄质稠；舌红，苔黄厚或腻，脉弦滑而数。

【辨证要点】经行烦躁不安，面红目赤，月经量多，色红质稠，舌红，苔黄，脉弦数。

【治法】清热化痰，宁心安神。

【中成药】黄连上清丸（表18-9）。

**表18-9　经前期综合征痰火上扰证可选用的中成药**

| 药品名称 | 药物组成 | 功能主治 | 用法用量 | 注意事项 |
|---|---|---|---|---|
| 黄连上清丸 | 黄连、栀子（姜制）、连翘、蔓荆子（炒）、防风、荆芥穗、白芷、黄芩、菊花、薄荷、酒大黄、黄柏（酒炒）、桔梗、川芎、石膏、旋覆花、甘草 | 清热通便，散风止痛。主治上焦内热，症见头昏脑涨，牙龈肿痛，口舌生疮，咽喉红肿，耳痛耳鸣，暴发火眼，大便干燥，小便黄赤 | 口服。一次3～6g，一日2次 | 1. 禁食辛辣物<br>2. 孕妇忌服<br>3. 不宜在服药期间同时服用温补性中成药<br>4. 有心脏病、肝病、糖尿病、肾病等慢性病严重者，或正在接受其他治疗的患者，应在医师指导下服用 |

### 9　预后

本病多伴有精神症状，常影响日常工作或生活，症状严重将发展成焦虑症或忧郁症，影响家庭和睦，需及时治疗，并取得家人理解与关心。本病常与月经病同时并见，如不及时调治，可使月经病加重或发展成闭经、崩漏、不孕症。

（崔晓萍）

## 参考文献

1. 谈勇．中医妇科学．10版．北京：中国中医药出版社，2016
2. 谢幸，孔北华，段涛．妇产科学．9版．北京：人民卫生出版社，2019
3. 罗颂平，谈勇．中医妇科学．2版．北京：人民卫生出版社，2012
4. 马宝璋，齐聪．中医妇科学．9版．北京：中国中医药出版社，2012
5. 中华中医药学会．中医妇科常见病诊疗指南．北京：中国中医药出版社，2012
6. 刘敏如，谭万信．中医妇产科学，北京：人民卫生出版社，2011

# 第十九章　绝经前后诸证（更年期综合征）

## 1　范围

本《指南》规定了绝经前后诸证的诊断、辨证和中成药治疗。

本《指南》适用于绝经前后诸证的诊断、辨证和中成药治疗。

## 2　术语和定义

下列术语和定义适用于本《指南》。

绝经前后诸证也称经断前后诸证，相当于西医学的围绝经期综合征、绝经综合征、更年期综合征（menopausal syndromes，MPS），是指妇女在绝经前后出现性激素波动或减少所致的一系列躯体及精神心理症状，如月经紊乱，烘热汗出，精神倦怠，烦躁易怒，头晕目眩，耳鸣心悸，失眠健忘，腰背酸痛，手足心热，面目水肿，尿频失禁等。这些症状常参差出现，发作次数和时间无规律性，病程长短不一，短者数月，长者可迁延数年乃至十数年不等。绝经可分为自然绝经和人工绝经。自然绝经指卵巢功能生理性衰退所致的绝经；人工绝经指双侧卵巢经手术切除或受放、化疗等损伤所致的绝经。其中人工绝经者出现更年期综合征的症状往往更明显。

## 3　流行病学

MPS 多发生于 45～55 岁的妇女，在绝经过渡期出现症状，一般持续到绝经后 2～3 年，也可持续到绝经后 5～10 年或更长。绝经前双侧卵巢切除的妇女在术后 2 周出现症状，持续 3～5 年或更长。70%～90%妇女进入围绝经期后会出现一个或数个更年期综合征的症状，20%左右会出现较严重的症状。经数据统计，2010 年中国有约 1.6 亿更年期女性，且每年有超过 1.2 亿女性深受 MPS 的困扰，且随着近年社会工作生活压力的增大，其发病年龄有提前趋势，发病率也逐年升高。

## 4　病因病理

### 4.1　中医病因病机

绝经前后，肾气渐衰，天癸将竭，冲任二脉逐渐亏虚，精血不足，脏腑失于濡养，易引起机体阴阳失于平衡，从而导致本病发生。因此肾虚是本病发病的根本。绝经前后肾气渐衰，天癸渐竭是这一时期的特殊生理现象，一些妇女通过脏腑间相互调节，能顺利度过这一时期。但若妇女体质较弱，以及受素体状况、社会环境、心理素质等因素的影响，使脏腑功能失于调节，导致肝、脾、心与肾脏等多脏腑间病理改变，从而出现本病复杂多样的临床表现。

### 4.2　西医病因病理

本病的发病机制尚不十分清楚，主要可能与卵巢激素水平下降、中枢神经递质和自主神经功能失调、精神因素等有关。此外，种族、性格、文化水平、家庭社会背景等亦可影响更年期综合征症状的轻重。

（1）内分泌：许多研究资料表明，绝经期妇女的低雌激素状态几乎是发病基础。妇女进入绝经期后，由于卵巢功能减退，血中雌、孕激素水平降低，使正常的下丘脑-垂体-卵巢轴之间的平衡失调，影响了自主神经中枢及其支配下的各脏器功能，从而出现一系列自主神经功能失调的症状。

（2）神经递质：近年来，许多研究发现绝经期妇女下丘脑的肽类神经递质和单胺类神经递质的活性和含量都有明显改变。绝经期妇女体内雌激素分泌减少，中枢神经递质P物质（SP）升高，β-内啡肽（β-EP）下降。5-羟色胺（5-HT）对促性腺激素释放激素（GnRH）的分泌有抑制作用，5-HT缺乏时，可以导致其对神经内分泌的调节作用发生紊乱。此外，体内5-HT神经元活性的高低也与情绪有关。

（3）免疫功能：在人体衰老过程中，机体的各种机能及物质结构均发生明显改变，其中最突出的是免疫系统功能明显下降。有研究显示，更年期综合征患者和正常绝经期妇女免疫功能均衰减，即在机体免疫应答过程中，调高免疫应答能力的细胞群体（如 $CD3^+$，$CD4^+$）减少，而调低免疫应答能力的细胞群体（如 $CD8^+$）增加。研究还显示，更年期综合征患者白细胞介素-2（IL-2）活性水平明显低于正常绝经期妇女，并与雌二醇（$E_2$）水平的下降呈相关性。

（4）血管舒缩因子：降钙素基因相关肽（CGRP）是一种强有力的血管收缩因子，会引起皮肤潮红。一氧化氮（NO）和内皮素（ET）是目前发现的一对作用最强的血管舒缩因子，研究证实其对下丘脑-垂体-卵巢轴有重要的调节作用。更年期综合征患者体内ET、NO的异常，导致了血管舒缩功能的改变，可能是潮热汗出的主要原因。

（5）自由基：自由基可与体内物质（如核酸、蛋白质和脂质等）发生反应，生成氧化物或过氧化物，对机体造成损害，导致生物体衰老或死亡。卵巢内自由基的产生和抗氧化酶活性的下降可能是卵巢衰老的原因之一。动物实验已经证实，超氧化物歧化酶（SOD）活性的下降，氧自由基含量的增多，能抑制卵巢内芳香化酶谷胱甘肽过氧化物酶（GSH-PX）的活性，导致黄体溶解和黄体酮产生减少；同时氧自由基还可引起卵泡闭锁。

（6）细胞凋亡：目前“细胞凋亡”已成为医学界最为活跃的研究领域之一，人们把它和女性卵巢功能的衰退联系起来，认为卵巢颗粒细胞凋亡，触发卵泡闭锁，且颗粒细胞产生雌激素减少，促性腺激素受体减少，从而引发本病。还有研究表明，颗粒细胞凋亡是受基因调控的，Bcl-2基因是许多生理或病理性凋亡的关键因素。

（7）其他：研究表明，本病患者存在明显的心理问题，突出表现在躯体化、强迫、焦虑、抑郁、人际关系敏感等几个方面，且紧张性生活事件对患者心身状态有明显影响。情绪不稳定和倾向不稳定型的人，神经心理症状如头晕、乏力、心慌、注意力不集中、腰背关节痛、皮肤感觉异常的发生率明显高于情绪稳定和倾向稳定型的人。

**5 临床表现**

月经周期紊乱，经量或多或少，淋沥不尽或出现血崩，或经量逐渐减少而停闭；反复出现短暂的烘热、汗出，夜间及情绪变化时明显；心悸，头晕耳鸣，失眠健忘，五心烦热；烦躁易怒，或者情绪低落、抑郁；后期可出现阴道干涩，性交困难，反复阴道感染，尿频，尿急，骨质疏松，阿尔茨海默病，心血管病变等。

**6 诊断**

参考中华中医药学会2012年制订的《中医妇科常见病诊疗指南》。

6.1 病史

40~60岁的妇女，出现月经紊乱或停闭，或有手术切除双侧卵巢及其他因素损伤双侧卵巢功能病史。

6.2 症状

（1）月经改变：月经周期紊乱，延长或缩短，经量逐渐减少而停止；周期紊乱，经量增多，淋沥不尽或出现血崩；也有突然停闭而不再潮者。

（2）血管舒缩症状：烘热、汗出，面色潮红，头晕耳鸣，心悸等。

（3）精神神经症状：烦躁易怒，或情绪波动，抑郁，失眠，健忘，或喜怒无常。

（4）泌尿生殖系统症状：绝经后期可出现尿频、尿急或尿失禁，阴道干涩，灼热，阴痒，性欲减退，性交疼痛，易反复发作膀胱炎。

（5）皮肤症状：皮肤干燥，瘙痒，感觉异常，或如蚁行感。

（6）骨、关节症状：绝经后期（一般在绝经后10年左右）可出现骨质疏松症，可出现肌肉、关节疼痛，腰背酸痛，易骨折等。

（7）绝经后期相关疾病：阿尔茨海默病，心血管病变等。

6.3 体征

妇科检查：绝经后期可见外阴及阴道萎缩，阴道分泌物减少，阴道皱襞消失，宫颈、子宫可有萎缩。

6.4 辅助检查

（1）阴道细胞学涂片：阴道脱落细胞以底、中层细胞为主。

（2）生殖内分泌激素测定：大多数患者血清雌二醇（$E_2$）水平<20pg/mL（或<150pmol/L），$E_2$水平周期性变化消失。促卵泡激素（FSH）、黄体生成素（LH）升高，FSH>10IU/L，提示卵巢储备功能下降，FSH>40IU/L，提示卵巢功能衰竭。

**7 鉴别诊断**

本病临床表现复杂多样，涉及多系统多器官，又具有个体化差异，当出现眩晕、心悸胸痛、阴道不规则出血等症状时，应注意与高血压病、冠状动脉粥样硬化性心脏病、子宫内膜癌、宫颈癌等疾病相鉴别。

（1）高血压病（眩晕）：舒张压及收缩压持续升高（大于140/90mmHg），常合并心、脑、肾等器官病变，而更年期综合征患者血压不稳定，呈波动状态。

（2）冠状动脉粥样硬化性心脏病（胸痹）：心电图异常，胸前区疼痛，服用硝酸甘油，症状可缓解，而更年期综合征患者胸闷、胸痛时服用硝酸甘油无效。

（3）子宫内膜癌：阴道不规则出血，诊断性刮宫病理可与更年期综合征之月经紊乱鉴别。

（4）宫颈癌：阴道不规则出血，通过妇科检查、宫颈涂片、阴道镜及宫颈组织活检病理可鉴别。

**8 治疗**

8.1 西医治疗原则

更年期综合征，西医主要以激素治疗（hormone therapy，HT）为主，使用前应严格掌握适应证和禁忌证，权衡利弊，在医生指导下个体化应用。治疗时间一般从绝经早期开始，原则上尽量选用天然雌激素，以取最小有效量为佳，尽量短期使用。

①适应证：因雌激素缺乏所致的老年性阴道炎、泌尿道感染、血管舒缩症状等，预防骨质疏松。②禁忌证：已知或怀疑妊娠；原因不明的阴道出血或子宫内膜增生；已知或怀疑患有乳腺癌；已知或怀疑患有与性激素相关的恶性肿瘤；6个月内患有活动性静脉或动脉血栓栓塞性疾病；严重肝肾功能障碍；血卟啉症、耳硬化症、系统性红斑狼疮；与孕激素相关的脑膜瘤。③存在以下情况时慎用激素治疗：子宫肌瘤；子宫内膜异位症；尚未控制的糖尿病及严重高血压；有血栓栓塞性疾病史或血栓形成倾向；胆囊疾病、偏头痛、癫痫、哮喘、高泌乳素血症；乳腺良性疾病；乳腺癌家族史。

8.2　中成药用药方案

8.2.1　基本原则

本病以肾虚为本，治疗上宜滋肾益阴，佐以扶阳，调养冲任，充养天癸。清热不宜过于苦寒，祛寒不宜过于温燥，不可妄用攻伐。在平调肾中阴阳基础上，应注意根据辨证采用养血柔肝、疏肝解郁、交通心肾等综合施治。除药物治疗外，心理疏导、生活调摄等方面的辅助疗法也很重要。

8.2.2　分证论治（表19-1）

**表19-1 绝经前后诸证分证论治**

| 证候 | 症状 | 治法 | 中成药 |
| --- | --- | --- | --- |
| 肝肾阴虚证 | 绝经前后，月经紊乱，月经提前，量或多或少，经色鲜红；烘热汗出，眩晕耳鸣，目涩，五心烦热，口燥咽干，失眠多梦，健忘，腰膝酸痛，阴部干涩，或皮肤干燥、瘙痒、感觉异常，溲黄便秘；舌红少苔，脉细数 | 滋养肝肾，育阴潜阳 | 更年安片（胶囊）、坤宝丸、六味地黄丸（胶囊、颗粒、口服液、软胶囊） |
| 肾虚肝郁证 | 绝经前后，月经紊乱，烘热汗出，精神抑郁，胸闷叹息，烦躁易怒，睡眠不安，大便时干时溏；舌红，苔薄白或薄黄，脉沉弦或细弦 | 滋肾养阴，疏肝解郁 | 逍遥丸（颗粒、片）、经前安片 |
| 心肾不交证 | 绝经前后，月经紊乱，烘热汗出，心悸怔忡，心烦不宁，失眠健忘，多梦易惊，腰膝酸软，精神涣散，思维迟缓；舌红少苔，脉细或细数 | 滋阴降火，补肾宁心 | 坤泰胶囊、灵莲花颗粒、天王补心丸（片） |
| 肾阴阳两虚证 | 绝经前后，月经紊乱，经色暗或淡红，时而烘热，时而畏寒，自汗，盗汗，头晕耳鸣，失眠健忘，腰背冷痛，足跟痛，水肿便溏，小便频数；舌淡苔白，脉沉细弱 | 滋肾补肾 | 金匮肾气丸（片）、佳蓉片 |

以下内容为表6-1内容的详解，重点强调同病同证情况下不同中成药选用区别。

（1）肝肾阴虚证：绝经前后，月经紊乱，月经提前，量或多或少，经色鲜红；烘热汗出，眩晕耳鸣，目涩，五心烦热，口燥咽干，失眠多梦，健忘，腰膝酸痛，阴部干涩，或皮肤干燥、瘙痒、感觉异常，溲黄便秘。舌红少苔，脉细数。

【辨证要点】月经提前，量或多或少，经色鲜红，五心烦热，口燥咽干，皮肤干燥，溲黄便秘。

【治法】滋养肝肾，育阴潜阳。

【中成药】更年安片（胶囊）、坤宝丸、六味地黄丸（胶囊、颗粒、口服液、软胶囊）（表19-2）。

**表19-2 绝经前后诸证（更年期综合征）肝肾阴虚证可选用的中成药**

| 药品名称 | 药物组成 | 功能主治 | 用法用量 | 注意事项 |
| --- | --- | --- | --- | --- |
| 更年安片（胶囊） | 生地黄、泽泻、麦冬、熟地黄、玄参、茯苓、仙茅、磁石、牡丹皮、珍珠母、五味子、首乌藤、制何首乌、浮小麦、钩藤 | 滋阴清热，除烦安神。用于肾阴虚所致的绝经前后诸证，症见烘热出汗，眩晕耳鸣，手足心热，烦躁不安 | 片剂：口服。一次6片，一日2~3次。丸剂：口服。一次1袋，一日3次。胶囊：口服。一次3粒，一日3次 | 1. 发热患者不宜服用<br>2. 有高血压、心脏病、肝病、糖尿病、肾病等慢性病严重者，应在医师指导下服用<br>3. 伴有月经紊乱者，应在医师指导下服用<br>4. 眩晕症状较重者，应及时去医院就诊 |
| 坤宝丸 | 女贞子（酒炙）、覆盆子、菟丝子、枸杞子、何首乌（黑豆酒炙）、龟甲、地骨皮、南沙参、麦冬、酸枣仁（炒）、生地黄、白芍、赤芍、当归、鸡血藤、珍珠母、石斛、菊花、墨旱莲、桑叶、白薇、知母、黄芩 | 滋补肝肾，养血通络。用于肝肾阴虚所致的绝经前后诸证，症见月经紊乱，潮热多汗，失眠健忘，心烦易怒，头晕耳鸣，咽干口渴，四肢酸楚，关节疼痛 | 口服。一次50粒，一日2次 | 1. 肾阳虚症状明显者，如表现形寒肢冷、大便溏薄、面浮肢肿等，不宜服用<br>2. 月经紊乱者，应在医师指导下服用 |
| 六味地黄丸（胶囊、颗粒、口服液、软胶囊） | 熟地黄、酒萸肉、牡丹皮、山药、茯苓、泽泻 | 滋阴补肾。用于肾阴亏损，头晕耳鸣，腰膝酸软，骨蒸潮热，盗汗遗精，消渴 | 丸剂：口服。①大蜜丸：一次1丸，一日2次；②浓缩丸：一次8丸，一日3次；③水丸，一次5g，一日2次；④水蜜丸：一次6g，一日2次；⑤小蜜丸：一次9g，一日2次。胶囊：口服。一次1粒（规格：每粒0.3g）或一次2粒（规格：每粒0.5g），一日2次。颗粒剂：开水冲服。1次5g，一日2次。口服液：口服。一次10mL，一日2次。软胶囊：口服。一次3粒，一日2次 | 1. 服药期间出现食欲不振，胃脘不适，大便稀，腹痛等症状时，应及时就诊<br>2. 孕妇慎服 |

（2）肾虚肝郁证：绝经前后，月经紊乱，烘热汗出，精神抑郁，胸闷叹息，烦躁易怒，睡眠不安，大便时干时溏。舌红，苔薄白或薄黄，脉沉弦或细弦。

【辨证要点】月经紊乱，烘热汗出，精神抑郁，胸闷叹息，烦躁易怒，睡眠不安，大便时干时溏。

【治法】滋肾养阴，疏肝解郁。

【中成药】逍遥丸（颗粒、片）、经前安片（表19-3）。

**表19-3　绝经前后诸证（更年期综合征）肾虚肝郁证可选用的中成药**

| 药品名称 | 药物组成 | 功能主治 | 用法用量 | 注意事项 |
|---|---|---|---|---|
| 逍遥丸（颗粒、片） | 柴胡、当归、白芍、炒白术、茯苓、炙甘草、薄荷、生姜 | 疏肝健脾，养血调经。用于肝郁脾虚所致的郁闷不舒，胸胁胀痛，头晕目眩，食欲减退，月经不调 | 丸剂：口服。①小蜜丸：一次9g，一日2次；②大蜜丸：一次1丸，一日2次；③水丸：一次6~9g，一日1~2次；④浓缩丸：一次8丸，一日3次。颗粒剂：开水冲服。一次1袋，一日2次。片剂：口服。一次4片，一日2次 | 1. 忌生冷及油腻难消化的食物<br>2. 服药期间要保持情绪乐观，切忌生气恼怒<br>3. 平素月经正常，突然出现经量过多、经期延长，或月经过少、经期错后，或阴道不规则出血者及时就诊<br>4. 脐腹胀痛严重者及时就诊 |
| 经前安片 | 柴胡、枳壳、合欢皮、郁金、香附、青皮、路路通、橘核、当归、白芍、川芎、茯苓、大腹皮、甘草 | 疏肝理气，活血通络。用于妇女经前期紧张症、中医辨证属于肝郁气滞者，症见经前情绪激动，烦躁易怒，情绪低落，忧郁，乳房胀痛，胸胁胀痛，少腹痛或头痛，或有不同程度水肿，经量或多或少，色暗，舌质暗，脉弦 | 口服。一次5片，一日2次。每次月经来前14天开始服药，服至月经来潮即停药，连续服药3个月经周期为一个疗程 | 1. 未排除妊娠者禁用<br>2. 对本品过敏者禁用 |

（3）心肾不交证：绝经前后，月经紊乱，烘热汗出，心悸怔忡，心烦不宁，失眠健忘，多梦易惊，腰膝酸软，精神涣散，思维迟缓。舌红少苔，脉细或细数。

【辨证要点】月经紊乱，烘热汗出，心悸怔忡，失眠健忘，多梦易惊。

【治法】滋阴降火，补肾宁心。

【中成药】坤泰胶囊、灵莲花颗粒、天王补心丸（片）（表19-4）

**表19-4　绝经前后诸证心肾不交证可选用的中成药**

| 药品名称 | 药物组成 | 功能主治 | 用法用量 | 注意事项 |
|---|---|---|---|---|
| 坤泰胶囊 | 熟地黄、黄连、白芍、黄芩、阿胶、茯苓 | 滋阴清热，安神除烦。用于绝经前后诸证阴虚火旺者，症见潮热面红，自汗盗汗，心烦不宁，失眠多梦，头晕耳鸣，腰膝酸软，手足心热；妇女卵巢功能衰退 | 口服。一次4粒，一日3次 | 阳虚体质者忌用 |

续表

| 药品名称 | 药物组成 | 功能主治 | 用法用量 | 注意事项 |
|---|---|---|---|---|
| 灵莲花颗粒 | 乌灵菌粉、栀子、女贞子、墨旱莲、百合、玫瑰花、益母草、远志 | 养阴安神，交通心肾。用于围绝经期综合征属心肾不交者，症见烘热汗出，失眠，心烦不宁，心悸，多梦易惊，头晕耳鸣，腰膝酸痛，大便干燥，舌红苔薄，脉细弦 | 开水冲服。一次1袋，一日2次 | 忌食辛辣食品，少进油腻 |
| 天王补心丸（片） | 人参、茯苓、玄参、丹参、桔梗、远志、当归、五味子、麦冬、天冬、柏子仁、酸枣仁、生地黄 | 滋阴养血，补心安神。用于心阴不足，心悸健忘，失眠多梦，大便干燥 | 丸剂：口服。①大蜜丸：一次1丸，一日2次；②浓缩丸：一次8丸，一日3次；③水蜜丸：一次6g，一日2次；④小蜜丸：一次9g，一日2次。片剂：口服。一次4~6片，一日2次 | 脾胃虚弱、纳食欠佳、大便不实者，不宜长期服用 |

（4）肾阴阳两虚证：绝经前后，月经紊乱，经色暗或淡红，时而烘热，时而畏寒，自汗，盗汗，头晕耳鸣，失眠健忘，腰背冷痛，足跟痛，水肿便溏，小便频数。舌淡苔白，脉沉细弱。

【辨证要点】月经紊乱，经色暗或淡红，时而烘热，时而畏寒，自汗盗汗。

【治法】滋肾补肾。

【中成药】金匮肾气丸（片）、佳蓉片（表19-5）。

**表19-5 绝经前后诸证肾阴阳两虚证可选用的中成药**

| 药品名称 | 药物组成 | 功能主治 | 用法用量 | 注意事项 |
|---|---|---|---|---|
| 金匮肾气丸（片） | 熟地黄、山药、山茱萸（酒炙）、茯苓、牡丹皮、泽泻、桂枝、附子（制）、牛膝（去头）、车前子（盐炙） | 温补肾阳，化气行水。用于肾虚水肿，腰膝酸软，小便不利，畏寒肢冷 | 丸剂：口服。①大蜜丸：一次1丸，一日2次；②水蜜丸：一次4~5g（20~25粒），一日2次。片剂：口服。一次4片，一日2次 | 1. 孕妇忌服<br>2. 忌房欲、气恼，忌食生冷食物 |
| 佳蓉片 | 熟地黄、倒卵叶五加、菟丝子（制）、肉苁蓉（制）、枸杞子、女贞子（制）、附子（制）、山药、茯苓、泽泻、牡丹皮、肉桂 | 滋阴扶阳，补肾益精。用于更年期综合征肾阴阳两虚证，症见烘热汗出、畏寒怕冷、腰膝酸软 | 口服。一次4~5片，一日3次 | 1. 服药后如果出现唇舌发麻、头晕头痛、腹痛腹泻、心烦欲呕、呼吸困难等情况，应立即停药并到医院就诊<br>2. 孕妇及哺乳期妇女禁服<br>3. 严重心脏病，高血压，肝、肾疾病忌服 |

**9　预后**

本病持续时间长短不一，短则几个月或2~3年，严重者可长达5~10年。该阶段若对肾气衰退、天癸渐竭未能引起足够的重视，施以必要的改善措施，或因长期失治或误治等，易发生心悸、心痛、贫血、骨质疏松等疾患，而且围绝经期妇女常常面临家庭、工作与社会的诸多矛盾，极易由于生理的改变，引起心理的异常。故在治疗中，药物治疗可改善躯体症状，但并不能完全解除患者的心理困扰。通过心理治疗，可有效缓解患者抑郁、焦虑、恐惧等心理问题，从而提高临床疗效。

（刘雁峰）

## 参考文献

1. 中华中医药学会．中医妇科常见病诊疗指南．北京：中国中医药出版社，2012

2. 谢幸，孔北华．妇产科学．9版．北京：人民卫生出版社，2018

3.《中成药治疗优势病种临床应用指南》标准化项目组．中成药治疗更年期综合征临床应用指南（2020年）．中国中西医结合杂志，2021，41（04）：418-426

4. 国家药品监督管理局药品评价中心．国家基本药物—中成药．北京：人民卫生出版社，2018

# 第二十章　卵巢早衰

## 1　范围

本《指南》规定了卵巢早衰的诊断、辨证和中成药治疗。

本《指南》适用于卵巢早衰的诊断、辨证和中成药治疗。

## 2　术语和定义

下列术语和定义适用于本《指南》。

2.1　早发性卵巢功能不全（premature ovarian insufficiency，POI）

早发性卵巢功能不全是指女性在40岁以前出现卵巢功能减退，主要表现为月经异常（闭经、月经稀发或频发）、促性腺激素水平升高（FSH>25IU/L）、雌激素水平波动性下降。

2.2　卵巢早衰（premature ovarian failure，POF）

卵巢早衰是指女性40岁以前出现闭经、促性腺激素水平升高（FSH>40IU/L）和雌激素水平降低，并伴有不用程度的围绝经期症状，是POI的终末阶段。

## 3　流行病学

POF在一般人群中发病率为1%～3%，在原发性闭经患者中发病率为10%～28%，在继发性闭经患者中发病率达4%～18%；POF在40岁之前的发病率为1%，30岁之前为1‰，20岁之前为1/万。随着社会的发展，文化观念、生活环境、工作压力等的改变，使POF发病的危险因素增加，发病率呈逐年上升趋势，严重影响着女性的生殖健康和生活质量。患者长期的低雌激素状态同时增加了骨质疏松症、冠心病和抑郁症、认知功能受损等的风险，严重影响身心健康。

## 4　病因病理

4.1　中医病因病机

肾藏精，主生长、发育与生殖。精气是构成人体的基本物质，也是人体生长发育及各种功能活动的物质基础。肾中精气衰退，天癸耗竭，月经闭绝，肾虚乃本病发生的关键。肾虚阴阳失调，导致其他各脏腑的功能失衡，尤以肝、心、脾三脏为主，出现一系列卵巢早衰的伴随证候。肾精亏少、水不涵木，则见肝肾阴虚、肝阳上亢之腰膝酸软、头晕目眩、烦躁易怒；肾阴亏虚、不能上承，则见心肾失济、心火上炎之烘热汗出、心悸少寐、口苦咽干；肾为元阳，脾阳失去肾阳的温煦，可导致脾肾阳虚、运化失健之畏寒肢冷、纳呆便溏等。故肝、心、脾三脏的功能失调是卵巢早衰在肾虚的基础之上出现的病理改变。

4.2　西医病因病理

4.2.1　病因

（1）遗传因素：POF患者的家谱调查中发现，约有10%的POF患者有家族史，因此遗传因素是 POF 的重要致病因素之一。

（2）免疫学因素：约 30%的 POF 患者与自身免疫机制有关，这些患者常常合并有自身免疫性甲状腺疾病、1 型糖尿病、重症肌无力、系统性红斑狼疮等自身免疫性疾病。

（3）酶学缺陷：POF 患者常伴有高半乳糖血症，卵巢实质性的损害可由血清中乳糖和半乳糖-1-磷酸盐升高而引起。POF 发生与卵巢 DNA 调聚酶活性密切相关，卵巢 DNA 调聚酶失活，可诱发 POF。

（4）促性腺激素及其受体异常：促卵泡激素（FSH）、促黄体生成素（LH）及其受体（FSHR、LHR）的传导缺陷、突变及杂合子突变，均可引起 POF。

（5）环境和心理因素：环境污染如使用大量的杀虫剂以及镉、砷、汞等均可损伤卵巢组织，引起 POF。生活节奏加快导致的心理压力过大，会产生如长期焦虑、忧伤、愤怒、恐惧等一些负面情绪，影响下丘脑-垂体-卵巢轴，或直接影响卵巢的生理功能，从而导致 POF。

（6）医源性因素：盆腔手术、化疗、放疗等可能损伤卵巢或影响卵巢血液供应，也是导致 POF 的常见原因。

4.2.2　病理

根据卵巢组织学检查将 POF 病理分 2 类。

（1）卵泡耗竭型：卵巢皮质充满纤维组织或卵巢间质，卵泡极为罕见或完全阙如。

（2）卵泡数目正常型：卵巢皮质内始基卵泡数目正常，但对促性腺激素敏感性低下，均未发育。

**5　临床表现**

原发闭经或 40 岁前出现月经紊乱后渐至闭经，或月经规律而突然闭经，伴有不孕、失眠多梦、情绪改变、烘热出汗、性交困难、老年性阴道炎、生殖器官萎缩、骨质疏松症、冠心病心绞痛等。可同时合并有自身免疫性甲状腺疾病、1 型糖尿病、重症肌无力、系统性红斑狼疮等自身免疫性疾病。

**6　诊断**

6.1　症状

（1）月经异常。月经稀发、经期缩短、经量减少而后逐渐发展为闭经、不孕等。

（2）雌激素低下综合征。如烘热汗出、心烦易怒、焦虑抑郁、失眠多梦、记忆力减退，外阴瘙痒、阴道灼热、干涩，性交痛及尿频、尿急等。

（3）自身免疫性疾病。可伴有甲状腺疾病、糖尿病、SLE、类风湿关节炎等。

6.2　体征

生殖器官萎缩，阴道黏膜充血、皱襞消失，并可伴有相关疾病体征。如甲亢患者可见眼球突出、甲状腺肿大；Addison 病可见手皮肤皱褶、牙龈色素沉着；SLE 患者出现关节肿痛及面部蝶形红斑等；类风湿关节炎患者可有关节肿胀变形。

6.3　辅助检查

（1）促性腺激素：间隔 1 个月 2 次 FSH>40IU/L，则可确诊。FSH 高水平可随病情波动而变化。LH 也同时升高，但 FSH 升高常更明显。雌二醇（$E_2$）可低于卵泡早期的基础水平。

（2）盆腔超声：子宫和卵巢小于生育期妇女；多无卵泡存在，或数量极少，且连续监测未见卵泡发育。

（3）染色体分析：正常或核型 45,X 或 46,XX/46,XY 等。

（4）肾上腺功能不全、甲状腺疾病、甲状旁腺功能减退、糖尿病的初步筛查等诊断其他自身免疫性疾病。

**7　鉴别诊断**

（1）低促性腺激素闭经：其属于下丘脑或者垂体性闭经范畴，临床表现主要为促性腺激素分泌不足、雌激素水平低、无卵泡发育、长期闭经以及乳房和生殖器萎缩等。

（2）高泌乳素血症：高泌乳素血症典型临床表现是月经稀发、闭经及非哺乳期乳汁自溢。泌乳素 PRL>25μg/L。盆腔超声可见卵巢内有发育的卵泡，血清 LH、FSH 及 TSH 的水平均正常。

（3）多囊卵巢综合征

多囊卵巢综合征，其临床表现也可出现闭经、不孕，但内分泌特征以高雄激素、高 LH、高胰岛素血症为主，血清 FSH 水平在正常范围，超声表现为多囊卵巢（一侧或双侧卵巢有 12 个以上直径为 2～9mm 的卵泡，和/或卵巢体积大于 $10cm^2$），常伴有肥胖、多毛、痤疮及黑棘皮病。

**8　治疗**

8.1　西医治疗原则

（1）绝经激素治疗（MHT）：近期出现闭经的 POF 女性，外源性雌二醇的补充应从足量开始。雌激素缺乏≥12 个月的患者应从小剂量起始，6 个月后渐增至足量。有子宫者每月加用 12～14 天的孕激素，治疗应至少持续到自然绝经的平均年龄。

（2）助孕治疗：对于无卵泡或者有卵泡但反应性差的卵巢早衰患者，可采取赠卵人工受精与胚胎移植技术来达到生育目的，成功率可达到 20%～39%。对于有储备卵泡或胚胎者，可采用体外受精-胚胎移植（LVF-ET）技术辅助患者受孕。

（3）免疫抑制治疗：主要针对免疫检查阳性的患者。若患者自身存在免疫抗体阳性，则需要给予患者孕激素周期治疗时，加用糖皮质激素进行治疗，常用药物选择泼尼松，而如果患者存在抗心磷脂抗体阳性状况则可加用阿司匹林进行治疗。

（4）其他治疗：如染色体为 46，XY，应手术切除双侧性腺。

8.2　中成药用药方案

8.2.1　基本原则

肾虚乃本病发生的关键，补肾贯穿 POF 治疗的始终。在补肾的同时，兼顾肝、心、脾三脏，养肝疏肝、清心宁心、健脾温脾、养血活血，已达调经助孕等目的。中成药治疗一般需要坚持 3～6 个月方可获效。

8.2.2　分证论治（表 20-1）

表 20-1 卵巢早衰分证论治

| 证候 | 症状 | 治法 | 中成药 |
|---|---|---|---|
| 肝肾阴虚证 | 月经后期、量少，色红，质稠，或闭经，伴有腰膝酸软，烦躁易怒，阴户干涩、灼痛，头晕目眩，耳鸣健忘，失眠多梦，两目干涩，视物昏花；舌红，少苔，脉细数或脉细数 | 滋肾养肝，补血调经 | 六味地黄丸、坤宝丸、左归丸 |
| 心肾不交证 | 月经后期、量少，色红，质稠，或闭经，心烦失眠，头晕耳鸣，烦热盗汗，咽干，精神萎靡，健忘，腰膝酸软；舌红，少苔，脉细数 | 滋肾清心，宁神调经 | 坤泰胶囊、女珍颗粒、天王补心丸、乌灵胶囊等 |
| 脾肾阳虚证 | 月经后期、量少，色淡，质稀，或闭经，腰膝酸软，带下清冷，腹中冷痛，畏寒肢冷，面色㿠白，面浮肢肿，性欲淡漠，久泻，或五更泄泻；舌淡胖，边有齿痕，苔白滑，脉沉细弱或沉迟无力 | 温肾健脾调经 | 艾附暖宫丸、还少胶囊、右归丸、滋肾育胎丸 |
| 气血虚弱证 | 月经后期、量少，色淡，质稀或闭经，头晕眼花，心悸气短，面色萎黄，神疲肢倦；舌质淡，苔薄白，脉细弱或沉缓 | 益气养血调经 | 八珍胶囊、安坤赞育丸、乌鸡白凤丸等 |
| 肾虚血瘀证 | 月经后期，量少，色暗，质稠有血块或闭经；头晕耳鸣，腰膝酸软，口干不欲饮，胸闷胁痛，口唇紫暗；舌质紫暗，边有瘀点或瘀斑，舌苔薄白，脉沉涩无力 | 补肾活血调经 | 定坤丹、女金丸等 |
| 肝气郁结证 | 月经后期，量少，色暗，夹有血块或闭经，精神抑郁，胸闷叹息，胸胁胀痛，烦躁易怒；舌质暗淡，苔薄，脉弦细 | 疏肝解郁调经 | 逍遥丸、妇科调经片、妇科十味片、坤顺丸等 |

以下内容为表 20-1 内容的详解，重点强调同病同证情况下不同中成药选用区别。

（1）肝肾阴虚证：月经后期、量少，色红，质稠，或闭经，伴有腰膝酸软，烦躁易怒，阴户干涩、灼痛，头晕目眩，耳鸣健忘，失眠多梦，两目干涩，视物昏花；舌红，少苔，脉细数。

【辨证要点】腰膝酸软，五心烦热，烘热汗出，烦躁易怒，头晕目眩，耳鸣健忘，失眠多梦，两目干涩，视物昏花。

【治法】滋补肝肾，养血调经。

【中成药】六味地黄丸、坤宝丸、左归丸（表 20-2）。

表 20-2 卵巢早衰肝肾阴虚证可选用的中成药

| 药品名称 | 药物组成 | 功能主治 | 用法用量 | 注意事项 |
|---|---|---|---|---|
| 六味地黄丸 | 熟地黄、酒萸肉、牡丹皮、山药、茯苓、泽泻 | 滋肾补阴。用于肾阴亏损，头晕耳鸣，腰膝酸软，骨蒸潮热，盗汗遗精 | 口服。一次 8 丸，一日 3 次 | 1. 忌辛辣食物<br>2. 不宜在服药期间服感冒药<br>3. 服药期间出现食欲不振、胃脘不适、大便稀、腹痛等症状时，应去医院就诊<br>4. 按照用法用量服用，孕妇、小儿应在医师指导下服用 |

续表

| 药品名称 | 药物组成 | 功能主治 | 用法用量 | 注意事项 |
| --- | --- | --- | --- | --- |
| 坤宝丸 | 女贞子（酒炙）、覆盆子、菟丝子、枸杞子、何首乌（黑豆酒炙）、龟甲、地骨皮、南沙参、麦冬、酸枣仁（炒）、地黄、白芍、赤芍、当归、鸡血藤、珍珠母、石斛、菊花、墨旱莲、桑叶、白薇、知母、黄芩。辅料为蜂蜜 | 滋补肝肾，镇静安神，养血通络。用于妇女绝经前后，肝肾阴虚引起的月经紊乱，潮热多汗，失眠健忘，心烦易怒，头晕耳鸣，咽干口渴，四肢酸楚，关节疼痛 | 口服。一次 50 粒，一日 2 次 | 1. 忌食辛辣，少进油腻<br>2. 肾阳虚症状明显者，如表现形寒肢冷、大便溏薄、面浮肢肿等症，不宜服用<br>3. 月经紊乱者，应在医师指导下服用 |
| 左归丸 | 熟地黄、菟丝子、牛膝、龟板胶、鹿角胶、山药、山茱萸、枸杞子。辅料为蜂蜜 | 滋肾补阴。用于真阴不足，腰酸膝软，盗汗，神疲口燥 | 口服。一次 9g，一日 2 次 | 1. 忌油腻食物<br>2. 感冒患者不宜服用<br>3. 服药 2 周或服药期间症状无改善，或症状加重，或出现新的严重症状，应立即停药并去医院就诊 |

（2）心肾不交证：月经后期、量少，色红，质稠，或闭经，心烦失眠，头晕耳鸣，烦热盗汗，咽干，精神萎靡，健忘，腰膝酸软；舌红，少苔，脉细数。

【辨证要点】月经后期、量少，心烦失眠，头晕耳鸣，烦热盗汗，咽干，健忘，腰膝酸软。

【治法】滋肾清心调经。

【中成药】坤泰胶囊、女珍颗粒、天王补心丸、乌灵胶囊等（表 20-3）。

**表 20-3　卵巢早衰心肾不交证可选用的中成药**

| 药品名称 | 药物组成 | 功能主治 | 用法用量 | 注意事项 |
| --- | --- | --- | --- | --- |
| 坤泰胶囊 | 熟地黄、黄连、白芍、黄芩、阿胶、茯苓 | 滋阴清热，安神除烦。用于绝经前后诸证阴虚火旺者，症见潮热面红，自汗盗汗，心烦不宁，失眠多梦，头晕耳鸣，腰膝酸软，手足心热；妇女卵巢功能衰退见上述表现者 | 口服。一次 4 粒，一日 3 次，2~4 周为一疗程 | 1. 忌食辛辣，少进油腻<br>2. 不宜与感冒药同时服用<br>3. 高血压、心脏病、肾病及脾胃虚弱者，请在医师指导下服用 |
| 女珍颗粒 | 女贞子、墨旱莲、地黄、紫草、酸枣仁（炒）、柏子仁、钩藤、珍珠粉、茯苓、莲子心 | 滋肾，宁心。用于更年期综合征属肝肾阴虚、心肝火旺者，可改善烘热汗出，五心烦热，心悸，失眠 | 冲服。一次 1 袋，一日 3 次 | 过敏体质或对本药过敏者慎用 |

续表

| 药品名称 | 药物组成 | 功能主治 | 用法用量 | 注意事项 |
|---|---|---|---|---|
| 天王补心丸 | 丹参、当归、石菖蒲、党参、茯苓、五味子、麦冬、天冬、地黄、玄参、制远志、酸枣仁（炒）、柏子仁、桔梗、甘草、朱砂 | 心阴不足，心悸健忘，失眠多梦，大便干燥 | 口服。一次1丸，一日2次 | 脾胃虚弱、纳食欠佳、大便不实者，不宜长期服用 |
| 乌灵胶囊 | 乌灵菌粉 | 补肾健脑，养心安神。用于心肾不交所致的失眠、健忘、心悸心烦、神疲乏力、腰膝酸软、头晕耳鸣、少气懒言、脉细或沉无力；神经衰弱见上述证候者 | 口服。一次3粒，一日3次 | 1. 忌烟、酒及辛辣、油腻食物<br>2. 服药期间要保持情绪乐观，切忌生气恼怒<br>3. 有高血压、心脏病、糖尿病、肝病、肾病等慢性病严重者应在医师指导下服用<br>4. 孕妇慎用<br>5. 服药7天症状无缓解，应去医院就诊 |

（3）脾肾阳虚证：月经后期、量少，色淡，质稀，或闭经，腰膝酸软，带下清冷，腹中冷痛，畏寒肢冷，面色㿠白，面浮肢肿，性欲淡漠，久泻，或五更泄泻；舌淡胖，边有齿痕，苔白滑，脉沉细弱或沉迟无力。

【辨证要点】月经后期、量少，腰膝酸软，带下清冷，腹中冷痛，畏寒肢冷，面色㿠白，面浮肢肿，久泻，或五更泄泻。

【治法】温肾健脾调经。

【中成药】艾附暖宫丸、右归丸、滋肾育胎丸、还少胶囊等（表20-4）。

**表20-4 卵巢早衰脾肾阳虚证可选用的中成药**

| 药品名称 | 药物组成 | 功能主治 | 用法用量 | 注意事项 |
|---|---|---|---|---|
| 艾附暖宫丸 | 艾叶（炭）、香附（醋炙）、吴茱萸（制）、肉桂、当归、川芎、白芍（酒炒）、地黄、黄芪（蜜炙）、续断 | 血虚气滞、下焦虚寒所致的月经不调、痛经，症见行经后错、经量少、有血块、小腹疼痛、经行小腹冷痛喜热、腰膝酸痛 | 口服。一次6g，一日2~3次 | 1. 忌食辛辣、生冷食物。注意保暖<br>2. 感冒时不宜服用。患有其他疾病者，应在医师指导下服用<br>3. 经行有块伴腹痛拒按或胸胁胀痛者不宜选用<br>4. 平素月经正常，突然出现月经过少，或经期错后，或阴道不规则出血或带下伴阴痒，或赤带者应去医院就诊 |

续表

| 药品名称 | 药物组成 | 功能主治 | 用法用量 | 注意事项 |
| --- | --- | --- | --- | --- |
| 右归丸 | 熟地黄、附子（炮附片）、肉桂、山药、山茱萸（酒炙）、菟丝子、鹿角胶、枸杞子、当归、杜仲（盐炒） | 温补肾阳。用于肾阳不足，命门火衰，腰膝酸冷，精神不振，怯寒畏冷，阳痿遗精，大便溏薄，尿频而清 | 口服。①小蜜丸：一次 9g，一日 3 次；②大蜜丸：一次 1 丸，一日 3 次 | 尚不明确 |
| 滋肾育胎丸 | 菟丝子、砂仁、熟地黄、人参、桑寄生、阿胶（炒）、首乌、艾叶、巴戟天、白术、党参、鹿角霜、枸杞子、续断、杜仲 | 补肾健脾，益气培元，养血安胎，强壮身体。用于脾肾两虚，冲任不固所致的滑胎（防治习惯性流产和先兆流产） | 淡盐水或蜂蜜水送服。一次 5g（约 2/3 瓶盖），一日 3 次 | 1. 感冒发热勿服<br>2. 服药时忌食萝卜、薏苡仁、绿豆芽<br>3. 如肝肾阴虚患者，服药后觉口干口苦者，改用蜂蜜水送服。服药时间长短不一，有的服 1~2 瓶见效，有的患者需服药 1~3 个月，以服药后临床症状消除为原则，但滑胎者一般均服至 3 个月后渐停药 |
| 还少胶囊 | 熟地黄、山茱萸、山药（炒）、枸杞子、杜仲（盐制）、巴戟天（炒）、肉苁蓉、五味子、小茴香（盐制）、楮实子、牛膝、茯苓 | 温肾补脾，养血益精。用于脾肾虚损，腰膝酸痛，阳痿遗精，耳鸣目眩，精血亏耗，机体瘦弱，食欲减退，牙齿酸痛 | 口服。一次 5 粒，一日 2~3 次 | 1. 忌辛辣、生冷、油腻食物<br>2. 本品宜饭前服用<br>3. 有高血压、心脏病、肝病、糖尿病、肾病等慢性病严重者应在医师指导下服用 |

（4）气血虚弱证：月经后期、量少，色淡，质稀或闭经，头晕眼花，心悸气短，面色萎黄，神疲肢倦；舌质淡，苔薄白，脉细弱或沉缓。

【辨证要点】月经量少，色淡，质稀或闭经，心悸气短，面色萎黄，神疲肢倦。

【治法】补气养血，和营调经。

【中成药】八珍胶囊、安坤赞育丸、乌鸡白凤丸等（表 20-5）。

**表 20-5　卵巢早衰气血虚弱证可选用的中成药**

| 药品名称 | 药物组成 | 功能主治 | 用法用量 | 注意事项 |
| --- | --- | --- | --- | --- |
| 八珍胶囊 | 党参、白术（炒）、茯苓、甘草、当归、白芍、川芎、熟地黄 | 补气益血。用于气血两虚，面色萎黄，四肢乏力 | 口服。一次 3 粒，一日 2 次 | 1. 高血压患者慎用<br>2. 不宜和感冒类药同时服用<br>3. 服本药时不宜同时服用藜芦或其制剂<br>4. 本品为气血双补之药，性质较黏腻，有碍消化，故咳嗽痰多，脘腹胀痛，纳食不消，腹胀便溏者忌服<br>5. 本品宜饭前服用或进食同时服 |

续表

| 药品名称 | 药物组成 | 功能主治 | 用法用量 | 注意事项 |
| --- | --- | --- | --- | --- |
| 安坤赞育丸 | 香附（醋制）、鹿茸、阿胶、紫河车、白芍、当归、川牛膝、北沙参、没药（醋制）、天冬、补骨脂（盐制）、龙眼肉、茯苓、黄柏、龟甲、锁阳、杜仲（盐制）、秦艽、鳖甲（醋制）、艾叶（炭）、白薇、延胡索（醋制）、山茱萸（酒制）、鹿尾、枸杞子、鸡冠花、黄芪、乳香（醋制）、赤石脂（煅）、鹿角胶、菟丝子、肉苁蓉（酒制）、鸡血藤、桑寄生、琥珀、甘草、人参、乌药、丝棉（炭）、血余炭、白术（麸炒）、西红花、地黄、砂仁、沉香、酸枣仁（炒）、续断、陈皮、橘红、川芎、泽泻、黄芩、青蒿、远志（制）、肉豆蔻（煨）、藁本、红花、柴胡、木香、紫苏叶、熟地黄、丹参 | 益气养血，调补肝肾。用于气血两虚、肝肾不足所致的月经不调、崩漏、带下病，症见月经量少，或淋沥不净、月经错后、神疲乏力、腰腿酸软、白带量多 | 口服。一次1丸，一日2次 | 服用前应除去蜡皮、塑料球壳；本品可嚼服，也可分份吞服 |
| 乌鸡白凤丸 | 乌鸡（去毛爪肠）、鹿角胶、鳖甲（制）、牡蛎（煅）、桑螵蛸、人参、黄芪、当归、白芍、香附（醋制）、天冬、甘草、地黄、熟地黄、川芎、银柴胡、丹参、山药、芡实（炒）、鹿角霜；辅料为蜂蜜 | 补气养血，调经止带。用于气血两虚，身体瘦弱，腰膝酸软，月经不调，崩漏带下 | 口服。水蜜丸一次6g，一日2次 | 1. 忌辛辣、生冷食物<br>2. 感冒发热患者不宜服用<br>3. 有高血压、心脏病、肝病、糖尿病、肾病等慢性病严重者应在医师指导下服用<br>4. 平素月经正常，突然出现月经过少，或经期错后，或阴道不规则出血者应去医院就诊<br>5. 伴有赤带者，应去医院就诊<br>6. 服药1个月症状无缓解，应去医院就诊 |

（5）肾虚血瘀证：月经后期，量少，色暗，质稠有血块或闭经；头晕耳鸣，腰膝酸软，口干不欲饮，胸闷胁痛，口唇紫暗；舌质紫暗，边有瘀点或瘀斑，舌苔薄白，脉沉涩无力。

【辨证要点】月经后期，量少，色暗，头晕耳鸣，腰膝酸软，口干不欲饮，胸闷胁痛，口唇紫暗。

【治法】补肾活血调经。

【中成药】定坤丹、女金丸等（表20-6）。

表 20-6　卵巢早衰肾虚血瘀证可选用的中成药

| 药品名称 | 药物组成 | 功能主治 | 用法用量 | 注意事项 | 不良反应 |
|---|---|---|---|---|---|
| 定坤丹 | 人参、鹿茸、三七、当归、红花、白术、枸杞子、甘草、白芍、熟地黄、川芎、鸡血藤膏、香附、茺蔚子、阿胶、延胡索、肉桂、砂仁、黄芩（酒炒） | 滋补气血，调经舒郁。用于气血两虚、气滞血瘀所致的月经不调、行经腹痛 | 口服。一次 3.5~7g，一日 2 次 | 1. 忌生冷油腻及刺激性食物<br>2. 伤风感冒时停服<br>3. 有高血压、心脏病、肝病、糖尿病、肾病等慢性病严重者应在医师指导下服用<br>4. 平素月经正常，突然出现月经过少，或经期错后，或阴道不规则出血者应去医院就诊 | 尚不明确 |
| 女金丸 | 当归、白芍、川芎、熟地黄、党参、炒白术、茯苓、甘草、肉桂、益母草、牡丹皮、没药（制）、醋延胡索、藁本、白芷、黄芩、白薇、醋香附、砂仁、陈皮、煅赤石脂、鹿角霜、阿胶；辅料为赋形剂蜂蜜 | 益气养血，理气活血，止痛。用于气血两虚、气滞血瘀所致的月经不调，症见月经提前、月经错后、月经量多、神疲乏力、行经腹痛 | 口服。一次 1 丸，一日 2 次 | 1. 忌辛辣、生冷食物<br>2. 感冒发热患者不宜服用<br>3. 有高血压、心脏病、肝病、糖尿病、肾病等慢性病严重者应在医师指导下服用<br>4. 孕妇慎用。青春期少女及更年期妇女应在医师指导下服用 | 尚不明确 |

（6）肝气郁结证：月经后期，量少，色暗，夹有血块或闭经，精神抑郁，胸闷叹息，胸胁胀痛，烦躁易怒；舌质暗淡，苔薄，脉弦细。

【辨证要点】月经后期，量少，精神抑郁，胸闷叹息，胸胁胀痛，烦躁易怒。

【治法】疏肝解郁调经。

【中成药】逍遥丸、妇科调经片、妇科十味片、坤顺丸等（表 20-7）。

表 20-7　卵巢早衰肝气郁结证可选用的中成药

| 药品名称 | 药物组成 | 功能主治 | 用法用量 | 注意事项 |
|---|---|---|---|---|
| 逍遥丸 | 柴胡、当归、白芍、炒白术、茯苓、炙甘草、薄荷、生姜 | 疏肝解郁，养血调经。用于肝郁脾虚所致的郁闷不舒、胸胁胀痛、头晕目眩、食欲减退、月经不调 | 口服。一次 6~9g，一日 1~2 次 | 1. 忌生冷及油腻难消化的食物<br>2. 服药期间要保持情绪乐观，切忌生气恼怒<br>3. 有高血压、心脏病、肝病、糖尿病、肾病等慢性病严重者应在医师指导下服用<br>4. 平素月经正常，突然出现经量过多、经期延长，或月经过少、经期错后，或阴道不规则出血者应去医院就诊<br>5. 月经量多者应在医师指导下服用 |

续表

| 药品名称 | 药物组成 | 功能主治 | 用法用量 | 注意事项 |
|---|---|---|---|---|
| 妇科调经片 | 熟地黄、当归、白芍、川芎、延胡索（醋炙）、赤芍、香附（醋炙）、白术（麸炒）、大枣、甘草；辅料为白糊精 | 养血疏肝，理气调经。用于肝郁血虚所致的月经不调，经期前后不定，经期腹痛 | 口服。一次4片，一日4次 | 1. 忌辛辣、生冷食物<br>2. 感冒发热患者不宜服用<br>3. 有高血压、心脏病、肝病、糖尿病、肾病等慢性病严重者应在医师指导下服用<br>4. 平素月经正常，突然出现月经过少，或经期错后，或阴道不规则出血者应去医院就诊 |
| 妇科十味片 | 醋香附、川芎、当归、醋延胡索、白术、甘草、大枣、白芍、赤芍、熟地黄、碳酸钙；辅料为淀粉、蔗糖、硬脂酸镁 | 养血疏肝，理气调经。用于血虚肝郁所致月经不调、痛经、月经前后诸证，症见行经后错，经水量少，有血块，行经小腹疼痛，血块排出痛减，经前双乳胀痛、烦躁，食欲不振 | 口服。一次4片，一日3次 | 1. 忌辛辣、生冷食物<br>2. 感冒发热患者不宜服用<br>3. 有高血压、心脏病、肝病、糖尿病、肾病等慢性病严重者应在医师指导下服用<br>4. 平素月经正常，突然出现月经过少，或经期错后，或阴道不规则出血者应去医院就诊 |
| 坤顺丸 | 人参、白术（麸炒）、茯苓、甘草、熟地黄、当归、白芍、川芎、阿胶、地黄、木香、砂仁、香附（醋炙）、乌药、沉香、化橘红、紫苏叶、琥珀、牛膝、益母草、黄芩（酒炙） | 补气养血，理气调经。用于气血不足，肝郁阴虚引起的经期不准，行经腹痛，月经量少，手足心热 | 口服。一次1丸，一日2次 | 1. 忌食寒凉、生冷食物<br>2. 服药期间不宜喝茶和吃萝卜，不宜同时服用藜芦、五灵脂、皂荚或其制剂<br>3. 感冒时不宜服用<br>4. 月经过多者不宜服用<br>5. 平素月经正常，突然出现月经量少，或月经错后，或阴道不规则出血应去医院就诊 |

## 9 预后

目前POF治疗尚无有效措施，HRT可发育和维持患者的性征，恢复月经样出血，维持骨量，但报道显示激素治疗存在着弊端；促排卵治疗疗效不明显，且对卵巢损伤大，易加速卵巢功能衰竭；辅助生殖技术（ART）如卵巢冻存移植、基因治疗、干细胞治疗、赠卵等技术复杂、费用昂贵，多数尚处于评估其安全、有效性的动物实验研究中。免疫抑制治疗可能会导致患者出现明显的并发症，因而临床上并未得到广泛应用。中医药治疗无明显毒副反应，对肾-天癸-冲任-子宫轴及心（脑）-肾-子宫轴有一定的调节作用，改善卵巢功能临床疗效肯定。随着现代医学的不断发展和进步，中西医优势互补，有望提高POF的临床疗效，延缓POF的发展，提高患者生育能力，改善生活质量。

（许小凤）

## 参考文献

1. 中华中医药学会．中医妇科常见病诊疗指南．北京：中国中医药出版社，2012

2. 许小凤，谈勇，陈秀玲，等．补肾活血中药对卵巢储备功能的影响．江苏中医药，2007，39（2）：18-21

3. 杨艳红，姚元庆．卵巢早衰的免疫学病因、病理及诊治．中国实用妇科与产科杂志，2007，23（12）：913-915

4. 许小凤，范春，包广勤，等．卵巢早衰与卵巢储备功能下降的相关发病因素探讨．中国循证医学杂志，2011，11（4）：400-403

5. 许小凤，谈勇，江国荣，等．补肾填精中药干预雷公藤多甙致卵巢储备下降大鼠卵巢功能的实验研究．中国中医基础医学杂志，2011，17（11）：1225-1227

6. 丁岩，华克勤．环境因素对卵巢储备功能的影响．现代妇产科进展，2015，24（8）：636-639

# 第二十一章　带下病

## 第一节　带下过多

**1　范围**

本《指南》规定了带下过多的诊断、辨证和中成药治疗。

本《指南》适用于带下过多的诊断、辨证和中成药治疗。

**2　术语和定义**

下列术语和定义适用于本《指南》。

带下过多（profuse leukorrhea）是指带下量明显增多，色、质、气味异常，或伴有局部或全身症状的疾病。

**3　流行病学**

西医学认为带下过多是一个临床症状，如各类阴道炎、宫颈炎、盆腔炎性疾病等引起的阴道分泌物异常。流行病学调查发现，育龄妇女的患病率多达1/3，其与病原体感染、宫腔操作史、阴道冲洗、性行为、年龄、种族、季节等有关联。

**4　病因病理**

4.1　中医病因病机

带下过多系湿邪为患，而脾肾功能的失常是发生的内在条件，感受湿热、湿毒之邪是重要的外在病因。任脉不固，带脉失约是带下过多的核心病机。

4.2　西医病因病理

4.2.1　病因

带下过多是由各类阴道炎、宫颈炎、盆腔炎性疾病等引起的阴道分泌物异常。

4.2.2　病理

急性子宫颈炎是子宫颈发生急性炎症，包括局部的充血、水肿，上皮变性、坏死，黏膜下组织、腺体周围见大量中性粒细胞浸润，腺腔内可有脓性分泌物。慢性子宫颈炎其子宫颈间质内有大量淋巴细胞、浆细胞等慢性炎细胞浸润，可伴有子宫颈上皮及间质的增生和鳞状上皮化生。阴道炎、盆腔炎性疾病的病理可参照本书相关章节。

**5　临床表现**

带下量明显增多，伴带下色、质、气味异常，或伴有阴部瘙痒、灼热、疼痛，性交痛，或伴有尿频、尿急、尿痛等症。

**6　诊断**

6.1　病史

有妇产科手术后感染史，各类阴道炎病史，急、慢性宫颈炎病史，盆腔炎性疾病史，房事不节（洁）史。

6.2　症状

带下量多，色白或黄，或赤白相兼，或黄绿如脓，或混浊如米泔；质或清稀如水，或稠黏如脓，或如豆渣凝乳，或如泡沫状；气味无臭，或有臭气，或臭秽难闻；可伴有外阴、阴道灼热瘙痒，坠胀或疼痛，或伴尿频、尿急、尿痛等症状。

6.3　体征

具有各类阴道炎、急慢性宫颈炎或盆腔炎性疾病及其后遗症的相关局部体征。妇科检查：

（1）滴虫性阴道炎：阴道分泌物呈黄绿色、脓性或泡沫状，有臭味，阴道黏膜充血，严重者有散在出血点，甚至宫颈有出血斑点，形成“草莓样”宫颈。

（2）外阴阴道假丝酵母菌病：阴道分泌物呈凝乳状或豆腐渣样，阴道黏膜及外阴充血或红肿。

（3）细菌性阴道病：阴道分泌物多呈灰白色，稀薄，有腥臭味，阴道黏膜无明显异常。

（4）萎缩性阴道炎：阴道分泌物呈稀薄状，色淡黄，甚者可见脓血性白带，阴道黏膜充血，有散在出血点或点状出血斑，严重者见浅表溃疡。

（5）急性宫颈炎：阴道分泌物增多，呈脓性，可伴外阴瘙痒及灼热疼痛。

（6）慢性宫颈炎：阴道分泌物增多，呈淡黄色或脓性，或可见宫颈柱状上皮异位、宫颈息肉等，可伴性交后出血，或外阴瘙痒。

（7）盆腔炎性疾病及其后遗症：宫颈举痛或子宫体压痛、附件区增厚压痛，可伴阴道分泌物增多呈黄色或脓性。

6.4　辅助检查

（1）阴道分泌物检查：了解阴道清洁度，或明确炎症病原体。

（2）宫颈分泌物病原体检测或培养：有助于急慢性宫颈炎的诊断与治疗。

（3）宫颈液基细胞学检查：根据病情选做此项检查，有助于了解宫颈病变。

（4）电子阴道镜检查：根据病情选做此项检查，有助于了解阴道和宫颈病变。

**7　鉴别诊断**

（1）排卵期出血：带下赤色时应与排卵期出血相鉴别。排卵期出血是指月经周期正常，在两次月经周期中间出现的周期性出血，一般不超过3~5天，能自行停止。B超或血清生殖内分泌激素检测提示排卵期，BBT呈双相。

（2）生殖道肿瘤：带下量多伴色质异常是一种症状，以妇女生殖道炎症最为常见，生殖道肿瘤亦可出现，若子宫黏膜下肌瘤突入阴道时，可见带下量多赤白或色黄淋漓，或伴臭味，通过妇科检查可鉴别。若见大量浆液性或脓性或脓血性恶臭白带时，要警惕生殖道恶性肿瘤的发生，可通过妇科检查、超声检查、诊断性刮宫、宫腔镜或腹腔镜检查等进行鉴别。

（3）泌尿道化脓性感染：带下色白量多时需与白浊鉴别。白浊是泌尿生殖系统的化脓性感染，临床特征为尿窍流出混浊如脓之物，多随小便流出，可伴有小便淋沥涩痛。尿道口分泌物做淋球菌培养呈阳性，可资鉴别。

## 8 治疗

### 8.1 西医治疗原则

(1) 阴道炎的治疗应该根据白带常规检查结果，全身用药和局部用药相结合，内服与外用相结合，必要时对性伴侣进行治疗。治疗期间应定期复查，以监测疗效及药物副作用。

(2) 急性子宫颈炎主要选用抗生素治疗。可根据情况采用经验性抗生素治疗及针对病原体的抗生素治疗。对慢性子宫颈炎持续存在的慢性子宫颈管黏膜炎应查找原因，对因处理。子宫息肉可行息肉摘除术，子宫颈肥大一般无须治疗。

(3) 盆腔炎性疾病及其后遗症的相关西医治疗原则可参考本书相关章节。

### 8.2 中成药用药方案

#### 8.2.1 基本原则

带下过多属湿证，治疗以祛湿止带为基本原则。常用治法有清热解毒，除湿止带；清热利湿止带；健脾益气，升阳除湿；温肾培元，固涩止带；滋肾益阴，清热祛湿。常在辨证论治的基础上配合中成药口服，中药洗剂外洗、栓剂阴道纳药、艾灸、耳针等外治法，以增强疗效，减少复发。

#### 8.2.2 分证论治（表21-1）

**表21-1 带下过多分证论治**

| 证型 | 症状 | 治法 | 中成药 |
|---|---|---|---|
| 湿毒蕴结证 | 带下量多，色黄绿如脓，或五色杂下，质黏稠，臭秽难闻，伴小腹或腰骶胀痛，烦热头昏，口苦咽干，小便短赤或色黄，大便干结；舌质红，舌苔黄腻，脉滑数 | 清热解毒，除湿止带 | 康妇炎胶囊、金刚藤胶囊（片）、百草妇炎清栓、红核妇洁洗液、苦参洗剂 |
| 湿热下注证 | 带下量多，色黄或呈脓性，气味臭秽，外阴瘙痒或阴中灼热，伴全身困重乏力，胸闷纳呆，小腹作痛，口苦口腻；舌质红，舌苔黄腻，脉滑数 | 清热利湿止带 | 妇科千金片（胶囊）、花红片（胶囊）、金英胶囊、妇炎康复胶囊（片）、抗妇炎胶囊、康妇消炎栓、保妇康栓、复方沙棘籽油栓、苦参软膏（凝胶）、洁尔阴洗液、甘霖洗剂 |
| 脾虚证 | 带下量多，色白，质稀薄，如涕如唾，无臭味，伴面色萎黄或㿠白，神疲乏力，少气懒言，倦怠嗜睡，纳少便溏；舌体胖，舌质淡，边有齿痕，舌苔薄白或白腻，脉细缓 | 健脾益气，升阳除湿 | 参苓白术散、千金止带丸 |
| 肾阳虚证 | 带下量多，色淡，质清稀如水，绵绵不断，伴面色晦暗，畏寒肢冷，腰膝酸软，小腹冷感，夜尿频，小便清长，大便溏薄；舌质淡，舌苔白润，脉沉迟 | 温肾培元，固涩止带 | 金匮肾气丸、千金止带丸 |
| 肾阴虚夹湿热证 | 带下量多，质稍稠，色黄或赤白相兼，有臭味，阴部灼热或瘙痒，伴五心烦热，咽干口燥，头晕耳鸣，腰酸腿软；舌质红，舌苔薄黄或黄腻，脉细数 | 滋肾益阴，清热除湿 | 知柏地黄丸 |

以下内容为表 21-1 内容的详解，重点强调同病同证情况下不同中成药选用区别。

（1）湿毒蕴结证：带下量多，色黄绿如脓，或五色杂下，质黏稠，臭秽难闻，伴小腹或腰骶胀痛，烦热头昏，口苦咽干，小便短赤或色黄，大便干结；舌质红，舌苔黄腻，脉滑数。

【辨证要点】带下量多，黄绿如脓，臭秽难闻，口苦咽干。

【治法】清热解毒，除湿止带。

【中成药】康妇炎胶囊、金刚藤胶囊（片）、百草妇炎清栓、红核妇洁洗液、苦参洗剂（表 21-2）。

**表 21-2　带下过多湿毒蕴结证可选用的中成药**

| 药品名称 | 药物组成 | 功能主治 | 用法用量 | 注意事项 |
|---|---|---|---|---|
| 康妇炎胶囊 | 蒲公英、败酱草、赤芍、薏苡仁、苍术、当归、川芎、香附、泽泻、白花蛇舌草、延胡索（制） | 清热解毒，化瘀行滞，除湿止带。用于月经不调，痛经，附件炎，阴道炎，子宫内膜炎及盆腔炎等妇科炎症 | 口服。一次 3 粒，一日 3 次 | 1. 忌食辛辣、生冷、油腻食物<br>2. 患有其他疾病者，应在医师指导下服用<br>3. 便溏或月经量多者不宜服用<br>4. 带下清稀者不宜选用。带下伴阴痒或有赤带者应去医院就诊<br>5. 伴有尿频、尿急、尿痛者，应去医院就诊<br>6. 服药 2 周症状无缓解应去医院就诊<br>7. 对本品过敏者禁用，过敏体质者慎用 |
| 金刚藤胶囊（片） | 金刚藤 | 清热解毒，化湿消肿。用于湿热下注所致的带下量多、黄稠，经期腹痛；慢性盆腔炎、附件炎或附件炎性包块见上述证候者 | 口服。胶囊：一次 4 粒，一日 3 次，2 周为一疗程或遵医嘱。片剂：一次 4 片，一日 3 次。一个月为一疗程 | 孕妇忌服 |
| 百草妇炎清栓 | 苦参、百部、蛇床子、紫珠叶、仙鹤草、白矾、冰片、樟脑、硼酸 | 清热解毒，杀虫止痒，去瘀收敛。用于霉菌性、细菌性、滴虫性阴道炎和宫颈糜烂 | 阴道给药。一日 1 次，一次 1 粒，6 天为一疗程。睡前将栓剂及特制消毒棉棒推入阴道深处，并将悬绳留置体外，次日清晨将悬绳拉出，取出棉团丢弃 | 阴道分泌物少，阴道干燥者如使用，放药时间不得超过 4 小时 |

续表

| 药品名称 | 药物组成 | 功能主治 | 用法用量 | 注意事项 |
| --- | --- | --- | --- | --- |
| 红核妇洁洗液 | 山楂核干馏液 | 解毒祛湿，杀虫止痒。用于湿毒下注之阴痒、带下；霉菌性阴道炎和非特异性阴道炎见上述证候者 | 外用。用药前，用水清洗阴部后擦干，取10mL药液于稀释瓶中，加温开水至100mL，摇匀，用稀释后的药液冲洗外阴和阴道，一日2次，连用7天。重症患者用药应遵医嘱 | 尚不明确 |
| 苦参洗剂 | 苦参、黄柏、蛇床子、百部、鸦胆子、地肤子、白鲜皮、金银花、野菊花、土荆皮、石菖蒲、苍术、防风、黄芩、甘草 | 清热解毒，燥湿止痒。用于改善妇女带下过多、外阴瘙痒等症状 | 外用。温开水稀释药液至30%~50%浓度，清洗外阴。一日1~2次，七天为一疗程 | 1. 本品为外用药，禁内服<br>2. 外阴有破损者及经期、孕期妇女禁用<br>3. 皮肤过敏者慎用 |

（2）湿热下注证：带下量多，色黄或呈脓性，气味臭秽，外阴瘙痒或阴中灼热，伴全身困重乏力，胸闷纳呆，小腹作痛，口苦口腻；舌质红，舌苔黄腻，脉滑数。

【辨证要点】带下量多，色黄或呈脓性，气味臭秽，全身困重乏力。

【治法】清热利湿止带。

【中成药】妇科千金片（胶囊）、花红片（胶囊）、金英胶囊、妇炎康复胶囊（片）、抗妇炎胶囊、康妇消炎栓、保妇康栓、复方沙棘籽油栓、苦参软膏（凝胶）、洁尔阴洗液、甘霖洗剂（表21-3）。

**表21-3　带下过多湿热下注证可选用的中成药**

| 药品名称 | 药物组成 | 功能主治 | 用法用量 | 注意事项 |
| --- | --- | --- | --- | --- |
| 妇科千金片（胶囊） | 千斤拔、金樱根、穿心莲、功劳木、单面针、当归、鸡血藤、党参 | 清热除湿，益气化瘀。用于湿热瘀阻所致的带下病，腹痛，症见带下量多、色黄质稠、臭秽，小腹疼痛，腰骶酸痛，神疲乏力；慢性盆腔炎、子宫内膜炎、慢性宫颈炎见上述证候者 | 口服。片剂：一次6片，一日3次；胶囊剂：一次2粒，一日3次 | 1. 孕妇禁用<br>2. 忌食辛辣<br>3. 本品建议饭后服用<br>4. 当使用本品出现不良反应时，应停药并及时就医 |

续表

| 药品名称 | 药物组成 | 功能主治 | 用法用量 | 注意事项 |
|---|---|---|---|---|
| 花红片（胶囊） | 一点红、白花蛇舌草、地桃花、白背桐、桃金娘根、菥蓂、鸡血藤 | 清热解毒，燥湿止带，祛瘀止痛。用于湿热瘀滞所致带下病、月经不调，症见带下量多、色黄质稠、小腹隐痛、腰骶酸痛、经行腹痛；慢性盆腔炎、附件炎、子宫内膜炎见上述证候者 | 口服。片剂：一次4～5片，一日3次，七天为一疗程。胶囊剂：一次3粒，一日3次，七天为一疗程，必要时可连服2～3疗程，每疗程之间休息3天 | 1. 孕妇禁用<br>2. 妇女经期、哺乳期慎用，月经过多者慎用<br>3. 患有糖尿病或其他疾病者，应在医师指导下服用<br>4. 带下清稀者不宜选用。伴有赤带者，应去医院就诊<br>5. 服药7天症状无缓解，应去医院就诊<br>6. 对本品过敏者禁用，过敏体质者慎用<br>7. 如正在服用其他药品，使用本品前请咨询医师或药师 |
| 金英胶囊 | 金银花、关黄柏、蒲公英、紫花地丁、野菊花、苍术、赤芍、延胡索（醋制）、丹参、皂角刺 | 清热解毒，祛湿止带。用于慢性盆腔炎，中医辨证属湿热蕴结证，症见下腹、腰骶部胀痛不适，带下量多，色黄质稠，或伴低热起伏，神疲乏力，经前腹痛加重，月经量多或经期延长，小便黄赤，舌苔黄腻 | 口服。一次4粒，一日3次。疗程4周 | 1. 孕妇、哺乳期妇女忌服<br>2. 延长疗程服药的安全性未见相关研究资料<br>3. 合并有心血管、脑血管、肝、肾和造血系统等严重原发性疾病以及精神病患者未见相关研究资料<br>4. 过敏体质者慎用 |
| 妇炎康复胶囊（片） | 败酱草、薏苡仁、川楝子、柴胡、黄芩、赤芍、陈皮 | 清热利湿，化瘀止痛。用于湿热瘀阻所致妇女带下，色黄质黏稠，或如豆渣状，气臭，少腹、腰骶疼痛 | 口服。胶囊剂：一次4粒，一日3次；片剂：一次5片，一日3次 | 1. 忌食辛辣、生冷、油腻食物<br>2. 患有其他疾病者，应在医师指导下服用<br>3. 便溏或月经量多者不宜服用<br>4. 带下清稀者不宜选用。带下伴阴痒或有赤带者应去医院就诊<br>5. 伴有尿频、尿急、尿痛者，应去医院就诊<br>6. 服药2周症状无缓解应去医院就诊<br>7. 对本品过敏者禁用，过敏体质者慎用<br>8. 如正在服用其他药品，使用本品前请咨询医师或药师 |

续表

| 药品名称 | 药物组成 | 功能主治 | 用法用量 | 注意事项 |
|---|---|---|---|---|
| 抗妇炎胶囊 | 苦参、杠板归、黄柏、连翘、益母草、赤豆、艾叶、当归、乌药 | 活血化瘀，清热燥湿。用于湿热下注型盆腔炎、阴道炎、慢性宫颈炎，症见赤白带下、阴痒、出血、痛经等症 | 口服。一次4粒，一日3次 | 孕妇忌服 |
| 康妇消炎栓 | 苦参、败酱草、紫花地丁、穿心莲、蒲公英、猪胆粉、紫草(新疆紫草)、芦荟 | 清热解毒，利湿散结，杀虫止痒。用于湿热、湿毒所致的带下病、阴痒、阴蚀，症见下腹胀痛或腰骶胀痛，带下量多，色黄，阴部瘙痒，或有低热，神疲乏力，便干或溏而不爽，小便黄；盆腔炎、附件炎、阴道炎见上述证候者 | 直肠给药。一次1粒，一日1～2次 | 1. 本品在放置过程中有时栓体表面会析出白霜，系基质所致，属正常现象，不影响疗效<br>2. 本品宜存放在阴凉干燥处，防止受热变形。如遇高温软化，可浸入冷水或放入冰箱中，数分钟取出再用，不影响疗效 |
| 保妇康栓 | 莪术油、冰片 | 破气行瘀，生肌止痛。用于湿热瘀滞所致的带下病，症见带下量多，色黄，时有阴部瘙痒；霉菌性阴道炎见上述症状者 | 阴道用药。洗净外阴部，将栓剂塞入阴道深部；或在医生指导下用药。每晚1粒 | 1. 本品为阴道给药，禁止内服<br>2. 忌辛辣、生冷、油腻食物<br>3. 治疗期间忌房事，配偶如有感染应同时治疗<br>4. 未婚妇女不宜使用，已婚妇女月经期、妊娠期及阴道局部破损者不宜使用<br>5. 妊娠13周以后及哺乳期妇女、绝经后患者，应在医师指导下使用<br>6. 外阴白色病变、糖尿病所致的瘙痒不宜使用<br>7. 带下伴血性分泌物，或伴尿频、尿急、尿痛者，应去医院就诊<br>8. 用药部位如有烧灼感等不适时应停药，严重者应向医师咨询<br>9. 注意卫生，防止重复感染。用药前应先用温开水清洗外阴；给药时应洗净双手或戴指套<br>10. 用药7天症状无缓解，应去医院就诊<br>11. 对该药品过敏者禁用，过敏体质慎用<br>12. 如正在使用其他药品，使用本品前请咨询医师或药师 |

续表

| 药品名称 | 药物组成 | 功能主治 | 用法用量 | 注意事项 |
| --- | --- | --- | --- | --- |
| 复方沙棘籽油栓 | 棘籽油、蛇床子、乳香、没药、苦参、炉甘石、冰片 | 清热燥湿，消肿止痛，杀虫止痒，活血生肌。用于湿热下注所致的宫颈糜烂。症见带下量多，色黄或黄白，血性白带或性交后出血，外阴瘙痒、肿痛，腰腹垂胀等 | 阴道用药。月经干净后开始用药。洗净外阴部，将栓剂塞入阴道深处。每晚1枚，每日或隔日一次，6次为一个疗程 | 1. 孕妇慎用<br>2. 治疗期间避免房事<br>3. 月经期不宜用药<br>4. 宜在医生指导下正确用药<br>5. 若贮藏不当，本品软化或融化，可放入冰箱或冷水中使其冷却成型后使用，不影响疗效 |
| 苦参软膏（凝胶） | 苦参 | 清热燥湿，杀虫止痒。用于霉菌性阴道炎和滴虫性阴道炎湿热下注证所致的带下、阴痒。症见带下量多，质稠如豆腐渣样或黄色泡沫样，其气腥臭，阴道潮红、肿胀，外阴瘙痒，甚则痒痛，尿频急涩痛，口苦黏腻，大便秘结或溏而不爽，小便黄赤 | 阴道用药。每晚1支，将软膏轻轻挤入阴道深处，连用7日为一疗程，或遵医嘱 | 1. 孕妇禁用<br>2. 使用次日如有淡黄色分泌物自阴道排出，为正常现象<br>3. 月经期不宜使用<br>4. 过敏体质者慎用 |
| 洁尔阴洗液 | 蛇床子、艾叶、独活、石菖蒲、苍术、薄荷、黄柏、黄芩、苦参、地肤子、茵陈、土荆皮、栀子、山银花 | 清热燥湿，杀虫止痒。主治妇女湿热带下。症见阴部瘙痒红肿，带下量多，色黄或如豆渣状，口苦口干，尿黄便结。适用于霉菌性、滴虫性阴道炎见上述症状者 | 外阴、阴道炎：用10%浓度洗液（即取本品10mL加温开水至100mL混匀）擦洗外阴，用冲洗器将10%的洁尔阴洗液送至阴道深部冲洗阴道，一日1次，7天为一疗程 | 1. 本品为外用药，禁止内服<br>2. 忌食辛辣、生冷、油腻食物<br>3. 切勿接触眼睛、口腔等黏膜处。皮肤破溃处禁用<br>4. 治疗期间忌房事，配偶如有感染应同时治疗<br>5. 未婚或绝经后患者，应在医师指导下使用<br>6. 外阴白色病变、糖尿病所致的瘙痒不宜使用<br>7. 带下伴血性分泌物，或伴有尿频、尿急、尿痛者，应去医院就诊<br>8. 若使用中出现刺痛，皮肤潮红加重，暂停使用<br>9. 带下量多用药7天，湿疹及体股癣用药2周症状无缓解，应去医院就诊<br>10. 严格按说明书要求使用，不可随意提高浓度；外阴、肛门等处勿直接用原液涂擦<br>11. 对本品过敏者禁用，过敏体质者慎用<br>12. 如正在使用其他药品，使用本品前请咨询医师或药师 |

续表

| 药品名称 | 药物组成 | 功能主治 | 用法用量 | 注意事项 |
|---|---|---|---|---|
| 甘霖洗剂 | 甘草、苦参、白鲜皮、土荆皮、薄荷脑、冰片 | 清热除湿，祛风止痒。用于风湿热蕴肌肤所致皮肤瘙痒和下焦湿热导致的外阴瘙痒 | 外用。患者使用本品后，无须再用水冲洗。外阴瘙痒：取本品适量，稀释10倍，冲洗外阴和阴道，再用带尾线的棉球浸稀释5倍的药液，置于阴道内，次日取出，一日1次 | 1. 妇科阴道内用药宜由医生进行操作<br>2. 阴道内使用有轻度清凉感为药物正常反应<br>3. 患处出现红、肿、热、痛时，应停用本品，去医院就诊<br>4. 患处不宜用热水洗烫<br>5. 治疗期间宜饮食清淡，忌食辛辣酒酪、油腻腥荤<br>6. 对本品及酒精过敏者禁用，过敏体质者慎用<br>7. 如正在使用其他药品，使用本品前请咨询医师或药师 |

（3）脾虚证：带下量多，色白，质稀薄，如涕如唾，无臭味，伴面色萎黄或㿠白，神疲乏力，少气懒言，倦怠嗜睡，纳少便溏；舌体胖，舌质淡，边有齿痕，舌苔薄白或白腻，脉细缓。

【辨证要点】带下量多，质稀薄，神疲乏力，纳少便溏。

【治法】健脾益气，升阳除湿。

【中成药】参苓白术散、千金止带丸（表21-4）。

**表21-4　带下过多脾虚证可选用的中成药**

| 药品名称 | 药物组成 | 功能主治 | 用法用量 | 注意事项 |
|---|---|---|---|---|
| 参苓白术散 | 人参、茯苓、白术（炒）、山药、白扁豆（炒）、莲子、薏苡仁（炒）、砂仁、桔梗、甘草 | 补脾胃，益肺气。用于脾胃虚弱，食少便溏，气短咳嗽，肢倦乏力 | 口服。一次6~9g，一日2~3次 | 1. 忌不易消化食物<br>2. 感冒发热患者不宜服用<br>3. 有高血压、心脏病、肝病、糖尿病、肾病等慢性病严重者应在医师指导下服用<br>4. 儿童、孕妇、哺乳期妇女应在医师指导下服用<br>5. 服药4周症状无缓解，应去医院就诊<br>6. 对本品过敏者禁用，过敏体质者慎用<br>7. 如正在使用其他药品，使用本品前请咨询医师或药师 |

续表

| 药品名称 | 药物组成 | 功能主治 | 用法用量 | 注意事项 |
|---|---|---|---|---|
| 千金止带丸 | 党参、炒白术、当归、白芍、川芎、醋香附、木香、砂仁、小茴香（盐炒）、醋延胡索、盐杜仲、续断、盐补骨脂、鸡冠花、青黛、椿皮（炒）、煅牡蛎 | 健脾补肾，调经止带。用于脾肾两虚所致的月经不调、带下病，症见月经先后不定期、量多、色淡无块，或带下量多、色白清稀、神疲乏力、腰膝酸软 | 口服。一次6~9g，一日2~3次 | 1. 忌辛辣、生冷、油腻食物<br>2. 感冒发热患者不宜服用<br>3. 有高血压、心脏病、肝病、糖尿病、肾病等慢性病严重者应在医师指导下服用<br>4. 少女、孕妇、绝经后患者均应在医师指导下服用<br>5. 伴有赤带者，应去医院就诊<br>6. 平素月经正常，突然出现月经过少，或经期错后，或阴道不规则出血者应去医院就诊<br>7. 严格按用法用量服用，本品不宜长期服用<br>8. 服药1个月症状无缓解，应去医院就诊<br>9. 对本品过敏者禁用，过敏体质者慎用<br>10. 如正在使用其他药品，使用本品前请咨询医师或药师 |

（4）肾阳虚证：带下量多，色淡，质清稀如水，绵绵不断，伴面色晦暗，畏寒肢冷，腰膝酸软，小腹冷感，夜尿频，小便清长，大便溏薄；舌质淡，舌苔白润，脉沉迟。

【辨证要点】带下量多色淡，畏寒肢冷，腰膝酸软，小便清长，大便溏薄。

【治法】温肾培元，固涩止带。

【中成药】金匮肾气丸、千金止带丸（表21-5）。

**表21-5　带下过多肾阳虚证可选用的中成药**

| 药品名称 | 药物组成 | 功能主治 | 用法用量 | 注意事项 |
|---|---|---|---|---|
| 金匮肾气丸 | 地黄、山药、酒萸肉、茯苓、牡丹皮、泽泻、桂枝、附子（炙）、牛膝（去头）、盐车前子 | 温补肾阳，化气行水。用于肾虚水肿，腰膝酸软，小便不利，畏寒肢冷 | 口服。大蜜丸：一次1丸，一日2次；水蜜丸：一次4~5g（20~25粒），一日2次 | 1. 孕妇忌服，忌房欲、气恼。忌食生冷食物<br>2. 大蜜丸不可直接整丸吞服，建议嚼服或嚼碎后吞服 |

续表

| 药品名称 | 药物组成 | 功能主治 | 用法用量 | 注意事项 |
| --- | --- | --- | --- | --- |
| 千金止带丸 | 党参、炒白术、当归、白芍、川芎、醋香附、木香、砂仁、小茴香（盐炒）、醋延胡索、盐杜仲、续断、盐补骨脂、鸡冠花、青黛、椿皮（炒）、煅牡蛎 | 用于脾肾两虚所致的月经不调、带下病，症见月经先后不定期、量多、色淡无块，或带下量多、色白清稀、神疲乏力、腰膝酸软 | 口服。一次6~9g，一日2~3次 | 1. 忌辛辣、生冷、油腻食物<br>2. 感冒发热患者不宜服用<br>3. 有高血压、心脏病、肝病、糖尿病、肾病等慢性病严重者应在医师指导下服用<br>4. 少女、孕妇、绝经后患者均应在医师指导下服用<br>5. 伴有赤带者，应去医院就诊<br>6. 平素月经正常，突然出现月经过少，或经期错后，或阴道不规则出血者应去医院就诊<br>7. 严格按用法用量服用，该药品不宜长期服用<br>8. 服药1个月症状无缓解，应去医院就诊 |

（5）肾阴虚夹湿热证：带下量多，质稍稠，色黄或赤白相兼，有臭味，阴部灼热或瘙痒，伴五心烦热，咽干口燥，头晕耳鸣，腰酸腿软；舌质红，舌苔薄黄或黄腻，脉细数。

【辨证要点】带下色黄或赤白相兼，阴部灼热或瘙痒，五心烦热，头晕耳鸣，腰膝酸软。

【治法】滋肾益阴，清热除湿。

【中成药】知柏地黄丸（表21-6）。

**表21-6　带下过多肾阴虚夹湿热证可选用的中成药**

| 药品名称 | 药物组成 | 功能主治 | 用法用量 | 注意事项 |
| --- | --- | --- | --- | --- |
| 知柏地黄丸 | 知母、黄柏、熟地黄、山茱萸（制）、牡丹皮、山药、茯苓、泽泻 | 滋阴降火。用于阴虚火旺，潮热盗汗，口干咽痛，耳鸣遗精，小便短赤 | 口服。小蜜丸一次9g，一日2次 | 1. 忌不易消化食物<br>2. 感冒发热患者不宜服用<br>3. 有高血压、心脏病、肝病、糖尿病、肾病等慢性病严重者应在医师指导下服用<br>4. 儿童、孕妇、哺乳期妇女应在医师指导下服用<br>5. 服药4周症状无缓解，应去医院就诊<br>6. 对本品过敏者禁用，过敏体质者慎用<br>7. 如正在使用其他药品，使用本品前请咨询医师或药师 |

## 9　预后

带下过多经过及时治疗可痊愈，预后良好。若治不及时或治不彻底可导致盆腔炎性疾病及其后遗症，甚至引起不孕症等。若为生殖道恶性肿瘤引起的带下过多，则预后不良。

（魏绍斌）

## 第二节　带下过少

### 1　范围

本《指南》规定了带下过少的诊断、辨证和中成药治疗。

本《指南》适用于带下过少的诊断、辨证和中成药治疗。

### 2　术语和定义

下列术语和定义适用于本《指南》。

带下过少是指带下量少，甚或全无，阴道干涩，或伴全身或局部症状者，称为“带下过少”。西医学中卵巢早衰、双侧卵巢切除术后、盆腔放射治疗后、希恩综合征、绝经综合征、长期服用某些药物抑制卵巢功能等引起的阴道分泌过少可参考本病治疗。

### 3　流行病学

尽管目前尚缺乏带下过少的流行病学调查数据，但临床发现本病并不少见，其可影响妇女的生育和生活质量，甚至影响夫妻性生活的和谐及家庭稳定。近年来，带下量少越来越引起人们的重视，因其对月经量少或周期延后、闭经、性功能减退等疾病的诊断有重要参考意义。

### 4　病因病理

#### 4.1　中医病因病机

本病的主要病机是任带失养，阴液不足，阴户失润。其原因有二：一是肝肾亏损，阴精津液亏少，不能润泽阴户；二是瘀血阻滞冲任，阴液不能运达阴窍。二者均可导致带下过少。

#### 4.2　西医病因病理

##### 4.2.1　病因

卵巢早衰、双侧卵巢切除术后、盆腔放射治疗后、希恩综合征、长期服用某些药物抑制卵巢功能等可能导致带下过少。

##### 4.2.2　病理

卵巢功能衰退或被抑制，下丘脑-垂体功能退化，雌激素水平低下，导致阴道分泌物过少。

### 5　临床表现

带下明显减少，阴道干涩、痒痛，甚至阴部萎缩；或伴性欲低下，性交疼痛，烘热汗出，心烦失眠；或伴月经错后、月经过少，甚至闭经、不孕等。

### 6　诊断

#### 6.1　病史

有卵巢早衰、卵巢手术、盆腔放射治疗、长期使用抑制卵巢功能的药物史，或有反复人工流产、宫腔操作或产后大出血史。

6.2 症状

带下量明显减少，阴部干涩、痒痛，甚则阴部萎缩；或伴性欲低下，性交疼痛，烘热汗出，心烦失眠；或伴月经错后、月经过少，甚至闭经、不孕等。

6.3 体征

阴道黏膜皱褶减少，阴道壁菲薄充血，分泌物极少，宫颈、宫体或有萎缩。

6.4 辅助检查

（1）生殖内分泌激素测定：可有 $E_2$水平低下，FSH、LH 升高；希恩综合征者，垂体、卵巢激素水平均低下。

（2）超声检查：可见双侧卵巢缺如或卵巢缩小，或子宫内膜菲薄。

（3）阴道脱落细胞涂片：提示雌激素水平低下。

**7 鉴别诊断**

（1）卵巢早衰：卵巢早衰是指妇女 40 岁前绝经，常伴有绝经期症状，血清 $E_2$ 水平低下，FSH、LH 升高。

（2）手术切除卵巢或盆腔放疗后：有手术切除大部分卵巢或全部卵巢，或有盆腔放疗史。

（3）希恩综合征：希恩综合征是由于产后大出血、休克造成垂体前叶急性坏死，丧失正常分泌功能而引起。临床表现为产后体质虚弱，面色苍白，无乳汁分泌。随后出现闭经，阴部萎缩，性欲减退，并有畏寒、头昏、贫血、毛发脱落等症状。血清 FSH、LH 明显降低，甲状腺功能（TSH、T3、T4）降低，尿 17-羟皮质类固醇、尿 17-酮皮质类固醇低于正常。

**8 治疗**

8.1 西医治疗原则

西医学没有带下过少这一疾病，带下过少在西医学中是一个临床症状。临床治疗应该针对引起带下过少的病因和疾病治疗。若属卵巢早衰，闭经日久，阴道干涩，性交疼痛，可配合人工周期治疗。及时诊断和防治可能导致卵巢功能减退的原发疾病，预防和及时治疗产后大出血，对卵巢良性病变的手术应该尽量避免对卵巢组织的损伤，对接受放疗的患者应注意对盆腔卵巢部位的保护。

8.2 中成药用药方案

8.2.1 基本原则

本病常伴见月经过少、闭经，通常是卵巢功能低下的征兆。治疗以滋阴养血为主，待阴血渐充，自能濡润，若属卵巢早衰，闭经日久，阴道干涩，交接疼痛，可配合雌孕激素人工周期治疗或外用。

8.2.2 分证论治（表 21-7）

**表 21-7 带下过少分证论治**

| 证候 | 症状 | 治法 | 中成药 |
|---|---|---|---|
| 肝肾亏虚证 | 带下量少，甚或全无，无臭味，阴部干涩或瘙痒，甚则阴部萎缩，性交涩痛，伴头晕耳鸣，腰膝酸软，烘热汗出，夜寐不安，小便黄，大便干结；舌质红少津，舌苔薄或无，脉弦细 | 滋补肝肾，益精养血 | 左归丸 |

以下内容为表21-7内容的详解，重点强调同病同证情况下不同中成药选用区别。

肝肾亏虚证：带下量少，甚或全无，无臭味，阴部干涩或瘙痒，甚则阴部萎缩，性交涩痛，伴头晕耳鸣，腰膝酸软，烘热汗出，夜寐不安，小便黄，大便干结；舌质红少津，舌苔薄或无，脉弦细。

【辨证要点】带下量少，甚或全无，无臭味，阴部干涩或瘙痒，甚则阴部萎缩，性交涩痛，伴头晕耳鸣，腰膝酸软。

【治法】滋补肝肾，益精养血。

【中成药】左归丸（表21-8）。

**表21-8　带下过少肝肾亏虚证可选用的中成药**

| 药品名称 | 药物组成 | 功能主治 | 用法用量 | 注意事项 |
|---|---|---|---|---|
| 左归丸 | 熟地黄、菟丝子、牛膝、龟板胶、鹿角胶、山药、山茱萸、枸杞子 | 滋肾补阴。用于真阴不足，腰膝酸软，盗汗，神疲干燥 | 口服。一次9g，一日2次 | 1. 忌油腻食物<br>2. 感冒患者不宜服用<br>3. 孕妇忌服，儿童禁用 |

## 9　预后

带下过少若为非器质性病变者，经适当治疗一般可好转，预后良好。若因手术切除或放射治疗引起卵巢功能衰退，伴见月经过少、闭经和不孕，则疗效较差。

（魏绍斌）

## 参考文献

1. 中华中医药学会．中医妇科常见病诊疗指南．北京：中国中医药出版社，2012

2. 中华中医药学会．中医妇科临床诊疗指南．北京：中国中医药出版社，2019

3. 罗颂平，谈勇．中医妇科学．3版．北京：人民卫生出版社，2016

4. 谈勇．中医妇科学．北京：中国中医药出版社，2016

5.《中成药治疗优势病种临床应用指南》标准化项目组．中成药治疗盆腔炎性疾病后遗症临床应用指南（2020年）．中国中西医结合杂志，2021，41（03）：286-299

6. 谢幸，孔北华，段涛．妇产科学．北京：人民卫生出版社，2018

8. 张秋菊，赵德华，贾莉婷，等．31848例阴道分泌物检查结果分析．中国妇幼保健，2014，29（18）：2886-2888

9. Sherrard J，Wilson J，Donders G，et al. 2018 European（IUSTI/WHO）International Union against sexually transmitted infections（IUSTI）World Health Organisation（WHO）guideline on the management of vaginal discharge. Int J STD AIDS，2018，29（13）：1258-1272

10. 杜惠兰，魏绍斌，谈勇，等．苦参凝胶临床应用指导意见．中草药，2020，51（08）：2088-2094

11. 王连心，侯丽辉，谢雁鸣，等．康妇消炎栓治疗盆腔炎症性疾病临床应用专家共识．中国中药杂志，2019，44（20）：4350-4353

# 第二十二章　阴道炎症

## 1　范围

本《指南》规定了阴道炎症的诊断、辨证和中成药治疗。

本《指南》适用于阴道炎症的诊断、辨证和中成药治疗。

## 2　术语和定义

下列术语和定义适用于本《指南》。

阴道炎症（vaginitis）是指病原体侵入阴道导致的阴道黏膜产生的炎症。

根据病因分为细菌性阴道病、滴虫阴道炎、外阴阴道假丝酵母菌病、萎缩性阴道炎、婴幼儿外阴阴道炎。根据临床表现和古籍描述，归属于“带下病”“阴痒”等范畴。

## 3　流行病学

阴道炎症可发生在女性各年龄阶段，临床常见的有滴虫阴道炎、外阴阴道假丝酵母菌病、萎缩性阴道炎及细菌性阴道病。据文献报道，阴道炎症发病率为21.33%（256/1200），其中滴虫阴道炎2.92%，外阴阴道假丝酵母菌病10.17%，细菌性阴道病6.17%。

## 4　病因病理

### 4.1　中医病因病机

本病主要发病机制有虚、实两个方面。因肝肾阴虚、精血亏损、阴道失养而致病者，属虚证；因肝经湿热下注，带下浸渍阴部，或湿热蕴结而致本病者，属实证。

### 4.2　西医病因病理

正常阴道内有多种细菌存在，菌群之间可形成生态平衡，并不致病。其中，乳酸杆菌、雌激素及阴道pH值在维持阴道生态平衡中起重要作用。当各种原因导致阴道的酸碱平衡紊乱或免疫力下降时，相应的致病菌大量繁殖，或性交等导致病原体感染均可引起阴道炎。

## 5　临床表现

带下增多，白带的性状发生改变，外阴、阴道瘙痒、灼痛，感染累及尿道时，可有尿急、尿痛、尿频等症状。

## 6　诊断

参考《中医妇科学》《中西医结合妇产科学》《中医妇科常见病诊疗指南》拟定。

### 6.1　病史

有不洁性生活史、长期服用避孕药及抗生素、糖尿病史，妊娠期妇女或各种原因引起的雌激素水平不足的患者。

6.2　症状

阴道分泌物增多，性状发生改变，若滴虫阴道炎，分泌物稀薄、脓性、呈泡沫状；若外阴阴道假丝酵母菌病，分泌物色白，呈凝乳状或豆腐渣样；若细菌性阴道病，可有鱼腥臭味的稀薄分泌物；若萎缩性阴道炎，分泌物呈淡黄色，或脓血性。阴道瘙痒、灼痛，感染累及尿道时，可有尿急、尿痛、尿频等症状。

6.3　检查

（1）妇科检查：可见阴道炎症疾病的体征。

（2）阴道分泌物检查：阴道分泌物生理盐水悬液检查滴虫、念珠菌、线索细胞等，以明确诊断各种阴道炎。

**7　鉴别诊断**

（1）宫颈炎：表现为阴道分泌物增多，分泌物呈黏液状或淡黄色脓性，可有腰骶部疼痛、盆腔部位下坠痛等，妇科检查时可见宫颈肥大、有不同程度的宫颈管黏膜炎、宫颈息肉等。

（2）盆腔炎性疾病：盆腔炎性疾病可见发热甚至高热，下腹疼痛、拒按，带下量多如脓、臭秽，宫颈摇举痛，宫体压痛，拒按，双侧附件增厚，或可触及包块，下腹部有压痛、反跳痛及腹肌紧张。血常规检查：白细胞及中性粒细胞升高。盆腔炎性疾病后遗症可见下腹疼痛、坠胀，腰骶酸痛，劳累、性交后及月经前后加重，带下增多，月经不调，不孕或异位妊娠等，可伴有低热起伏，疲乏无力等。妇科检查：子宫常后倾后屈，压痛，活动受限或粘连固定；一侧或两侧附件条索状或片状增厚、压痛，或触及囊性包块。

（3）外阴湿疹：多发生在大阴唇或大腿内侧皮肤，常见潮红、肿胀、糜烂、流液，亦可见肥厚、浸润、抓痕。易发生感染导致外阴炎、尿道炎、膀胱炎。

（4）阴道癌：阴道分泌物增多，接触性出血，可有阴道壁结节状、扁平状或浅表溃疡性肿块，随之可出现乳头状、菜花状病灶。可借助组织学检查鉴别。

（5）宫颈癌：早期可无症状，随着病情的发展可出现不规则阴道出血、阴道分泌物增多（最初可无任何气味，随着癌组织的生长、继发感染、坏死，分泌物量增多如淘米水样或混有血液，并带有臭味）、疼痛。可通过妇科检查、TCT、阴道镜及宫颈活组织检查以明确诊断。

**8　治疗**

8.1　西医治疗原则

根据不同类型的阴道炎，全身用药与局部用药相结合，又因其可通过性交传播，故性伴侣也应同时治疗。

8.2　中成药治疗方案

8.2.1　基本原则

除清热利湿、解毒杀虫外，还要着重调理肝、脾、肾功能。采用内服与外治、整体与局部相结合的治疗方法。

8.2.2　分证论治（表22-1）

表 22-1 阴道炎症分证论治

| 证候 | 症状 | 治法 | 中成药 |
|---|---|---|---|
| 湿热下注证 | 带下量多，色黄或呈脓性，或如泡沫状，质黏稠，其气腥臭，阴部潮红，灼热瘙痒，甚或阴部肿痛；尿黄或尿频、涩痛，口腻而臭；舌质红，苔黄腻，脉滑数。若肝经湿热下注，症见带下量多，色黄或黄绿如脓，或如泡沫状，气味腥臭，或色白如凝乳状，质黏稠，阴部瘙痒难忍，甚至痒痛；口苦咽干，心烦易怒，胸胁满痛，尿黄便结；舌红，苔黄腻，脉弦滑而数 | 清热利湿，杀虫止痒 | 四妙丸、龙胆泻肝丸、妇科千金片（胶囊）、保妇康栓 |
| 湿毒蕴结证 | 带下量多，色黄绿如脓，或赤白相兼，或浑浊如泔，质黏腻，有臭气，或臭秽难闻，阴中灼热、瘙痒；小腹作痛，口苦咽干，小便短赤，大便干结或臭秽；舌红，苔黄或黄腻，脉滑数 | 清热解毒，除湿止带 | 复方沙棘籽油栓、康妇炎胶囊、白带净胶囊、妇肤康喷雾剂 |
| 肝肾阴虚证 | 阴道干涩，灼热瘙痒或疼痛，带下量少或量多，伴五心烦热，头晕目眩，咽干口燥，腰酸耳鸣，或烘热汗出，小便黄少或短赤涩痛；舌红，少苔，脉细数。若阴虚夹湿，症见阴道潮红，灼热瘙痒，带下量多，色黄或赤白相兼，质稀如水或黏稠，有异味；五心烦热，头晕目眩，口干不欲饮，腰酸腿软，或烘热汗出，小便短赤涩痛；舌质红，苔黄腻，脉细数 | 滋肾益阴，清热止带 | 知柏地黄丸 |

以下内容为表 22-1 内容的详解，重点强调同病同证情况下不同中成药选用区别。

（1）湿热下注证：带下量多，色黄或呈脓性，或如泡沫状，质黏稠，其气腥臭，阴部潮红，灼热瘙痒，甚或阴部肿痛；尿黄或尿频、涩痛，口腻而臭；舌质红，苔黄腻，脉滑数。若肝经湿热下注，症见带下量多，色黄或黄绿如脓，或如泡沫状，气味腥臭，或色白如凝乳状，质黏稠，阴部瘙痒难忍，甚至痒痛；口苦咽干，心烦易怒，胸胁满痛，尿黄便结；舌红，苔黄腻，脉弦滑而数。

【辨证要点】带下量多，色黄或呈脓性，或如泡沫状，或色白如凝乳状，阴部潮红肿痛，灼热瘙痒。

【治法】清热利湿，杀虫止痒。

【中成药】四妙丸、龙胆泻肝丸、妇科千金片（胶囊）、保妇康栓（表 22-2）。

表 22-2 阴道炎湿热下注证可选用的中成药

| 药品名称 | 药物组成 | 功能主治 | 用法用量 | 注意事项 |
|---|---|---|---|---|
| 四妙丸 | 苍术、牛膝、黄柏、薏苡仁 | 清热利湿。用于湿热下注所致的痹病，症见足膝红肿、筋骨疼痛 | 口服。一次 6g，一日 2 次 | 孕妇慎用 |

续表

| 药品名称 | 药物组成 | 功能主治 | 用法用量 | 注意事项 |
|---|---|---|---|---|
| 龙胆泻肝丸 | 龙胆、柴胡、黄芩、栀子、泽泻、木通、车前子、当归、地黄、甘草 | 清肝胆，利湿热。用于肝胆湿热，头晕目眩，耳鸣耳聋，耳肿疼痛，胁痛口苦，尿赤涩痛，湿热带下 | 口服。小蜜丸一次6～12g（30～60丸），大蜜丸一次1～2丸，一日2次 | 1. 孕妇及年老体弱、大便溏软者慎用<br>2. 服本药时不宜同时服滋补性中药<br>3. 有高血压、心律失常、心脏病、肝病、肾病、糖尿病等慢性病严重者，以及正在接受其他治疗的患者，应在医师指导下服用 |
| 妇科千金片（胶囊） | 千斤拔、金樱根、穿心莲、功劳木、单面针、当归、鸡血藤、党参 | 清热除湿，益气化瘀。用于湿热瘀阻所致的带下病，腹痛，症见带下量多、色黄质稠，小腹疼痛，腰骶酸痛，神疲乏力，以及慢性盆腔炎见上述证候者 | 口服。一次6片，一日3次 | 1. 忌辛辣、生冷、油腻食物<br>2. 有高血压、心脏病、肝病、糖尿病、肾病等慢性病严重者应在医师指导下服用<br>3. 少女、孕妇、绝经后患者均应在医师指导下服用<br>4. 对本品过敏者禁用，过敏体质者慎用 |
| 保妇康栓 | 莪术油、冰片 | 行气破瘀，生肌止痛。用于湿热瘀滞所致的带下病，症见带下量多、色黄、时有阴部瘙痒；霉菌性阴道炎见上述证候者 | 洗净外阴部，将栓剂塞入阴道深部；或在医生指导下用药。每晚1粒 | 1. 本品为阴道给药，禁止内服<br>2. 忌辛辣、生冷、油腻食物<br>3. 治疗期间忌房事，配偶如有感染应同时治疗<br>4. 未婚妇女不宜使用；已婚妇女月经期及阴道局部有破损者不宜使用<br>5. 哺乳期妇女、绝经后患者，应在医师指导下使用<br>6. 妊娠13周以后及哺乳期妇女在医生指导下用药<br>7. 外阴白色病变、糖尿病所致的瘙痒不宜使用<br>8. 用药部位如有烧灼感等不适时应停药，严重者应向医师咨询<br>9. 注意卫生，防止重复感染。用药前应先用温开水清洗外阴；给药时应洗净双手或戴指套<br>10. 对本品过敏者禁用，过敏体质者慎用 |

（2）湿毒蕴结证：带下量多，色黄绿如脓，或赤白相兼，或浑浊如泔，质黏腻，有臭气，或臭秽难闻，阴中灼热、瘙痒；小腹作痛，口苦咽干，小便短赤，大便干结或臭秽；舌红，苔黄或黄腻，脉滑数。

【辨证要点】带下量多，色黄绿如脓，或赤白相兼，或浑浊如泔，有臭气。

【治法】清热解毒，除湿止带。

【中成药】复方沙棘籽油栓、康妇炎胶囊、白带净胶囊、妇肤康喷雾剂（表22-3）。

**表 22-3　阴道炎湿毒蕴结证可选用的中成药**

| 药品名称 | 药物组成 | 功能主治 | 用法用量 | 注意事项 |
| --- | --- | --- | --- | --- |
| 复方沙棘籽油栓 | 沙棘籽油、蛇床子、乳香、没药、苦参、炉甘石、冰片 | 清热燥湿，消肿止痛，杀虫止痒，活血生肌。用于湿热下注所导致的宫颈糜烂。症见带下量多，色黄或黄白，血性白带或性交出血，外阴瘙痒、肿痛，腰腹坠胀等 | 阴道用药。月经干净后开始用药。洗净外阴部，将栓剂塞入阴道深处。每晚1枚，每日或隔日1次，6次为一个疗程 | 1. 治疗期间避免房事<br>2. 月经期不宜用药<br>3. 若储藏不当，本品软化或融化，可放入冰箱或冷水中使其冷却成型后使用，不影响疗效<br>4. 偶见外阴皮肤瘙痒，伴有丘疹或局部发红，一般停药后可消失 |
| 康妇炎胶囊 | 蒲公英、败酱草、赤芍、薏苡仁、苍术、当归、川芎、香附、泽泻、白花蛇舌草、延胡索 | 清热解毒，化瘀行滞，除湿止带。用于湿热蕴结所致的带下量多，月经量少、后错，痛经 | 口服。一次3粒，一日2次 | 1. 忌辛辣、生冷、油腻食物<br>2. 患有其他疾病者，应在医师指导下服用<br>3. 便溏或月经量多者不宜服用<br>4. 带下清稀者不宜选用<br>5. 对本品过敏者禁用，过敏体质者慎用 |
| 白带净胶囊 | 白矾、冰片、滑石、雄黄、硼砂、儿茶 | 燥湿，止带，杀虫。用于湿热蕴结型带下证，症见带下量多，色白或色黄如脓，呈泡沫或米泔样，其气腥臭，以及非特异性、滴虫性阴道炎见上述证候者 | 外用，将药塞入阴道深处。每次1粒，三天一次，7天为一疗程，或遵医嘱 | 1. 本品宜在医生指导下使用<br>2. 治疗期间禁房事<br>3. 白带过少者不宜使用<br>4. 严格按使用说明书用药，不宜长期使用<br>5. 经期、妊娠期、哺乳期禁用，外阴、阴道黏膜有破溃者禁用 |
| 妇肤康喷雾剂 | 爵床、千里光。辅料为聚山梨酯80、苯甲酸、羟苯乙酯 | 清热解毒，活血止痛，杀虫止痒。用于霉菌性阴道炎、滴虫性阴道炎、细菌性阴道病、外阴炎、皮肤瘙痒等 | 外用。用于阴道炎时将喷管插入阴道内喷洒药液3~5mL（本品每揿喷射量0.1~0.15mL）；外阴炎及其他皮肤病直接喷于患处，一日2~4次 | 1. 使用时勿将喷管倒置；经期停用<br>2. 使用前先试喷1~2次，使药液呈正常雾状喷出后再使用<br>3. 每次使用前后，应用清水冲洗净喷管，盖上防尘罩<br>4. 治疗阴道炎时，将喷管插入阴道深部，边喷洒药液边缓缓向外移，使药液充满整个阴道，合并外阴炎者同时喷洒外阴适量 |

（3）肝肾阴虚证：阴道干涩，灼热瘙痒或疼痛，带下量少或量多，伴五心烦热，头晕目眩，咽干口燥，腰酸耳鸣，或烘热汗出，小便黄少或短赤涩痛；舌红，少苔，脉细数。若阴虚夹湿，症见阴道潮红，灼热瘙痒，带下量多，色黄或赤白相

兼，质稀如水或黏稠，有异味；五心烦热，头晕目眩，口干不欲饮，腰酸腿软，或烘热汗出，小便短赤涩痛；舌质红，苔黄腻，脉细数。

【辨证要点】阴道干涩，灼热瘙痒或疼痛，带下量少或量多，五心烦热，腰酸耳鸣，或烘热汗出。

【治法】滋肾益阴，清热止带。

【中成药】知柏地黄丸（22-4）。

**表 22-4　阴道炎肝肾阴虚证可选用的中成药**

| 药品名称 | 药物组成 | 功能主治 | 用法用量 | 注意事项 |
|---|---|---|---|---|
| 知柏地黄丸 | 知母、黄柏、熟地黄、山茱萸、牡丹皮、山药、茯苓、泽泻 | 滋阴降火。用于阴虚火旺，潮热盗汗，口干咽痛，耳鸣遗精，小便短赤 | 口服。水蜜丸一次 6g，小蜜丸一次 9g，大蜜丸一次 1 丸，一日 2 次 | 1. 忌不易消化食物<br>2. 感冒发热患者不宜服用<br>3. 有高血压、心脏病、肝病、糖尿病、肾病等慢性病者应在医师指导下服用 |

### 9　预后

阴道炎症经过积极治疗，保持外阴清洁卫生，多可治愈。滴虫阴道炎再感染率及外阴阴道假丝酵母菌病复发率均较高，妊娠期滴虫性阴道炎可导致胎膜早破、早产及低出生体重儿等不良妊娠结局。

（李伟莉）

## 参考文献

1. 国家药典委员会．中华人民共和国药典．北京：中国医药科技出版社，2020

2. 中华中医药学会．中医妇科常见病诊疗指南．北京：中国中医药出版社，2012

3. 谈勇．中医妇科学．北京：中国中医药出版社，2016：123-126

4. 杜惠兰．中西医结合妇产科学．北京：中国中医药出版社，2016：356-357

5. 赵可，蒋维祝．诸暨地区 1200 例女性阴道炎感染流行病学、病原体及影响因素分析．中国妇幼保健，2020，35（15）：2768-2770

6. 李婷，白会会，宗晓楠，等．保妇康栓对萎缩性阴道炎阴道上皮细胞修复机制的实验研究．中国实用妇科与产科杂志，2021，37（05）：595-597

7. 徐慧，宋晓晖，陈砚芬．保妇康栓联合雌激素软膏治疗老年阴道炎及对患者激素水平的影响观察．中国计划生育杂志，2018，26（03）：195-197

8. 王芳，王睿，孙真．康妇炎胶囊联合甲硝唑呋喃唑酮栓治疗老年霉菌性阴道炎的疗效及对氧化应激产物和血清 CRP、IL-8、TNF-α 的影响．中国老年学杂志，2021，41（09）：1857-1860

9. 陈俊銮．知柏地黄丸结合中药熏洗治疗老年性阴道炎临床分析．中医临床研究，2021，13（01）：106-108

10. 王少丽，韩蓁，董晋，等．氟康唑胶囊联合知柏地黄丸治疗滴虫性阴道炎的疗效及对患者血清 IL-10 和 TNF-α 水平的影响．现代生物医学进展，2017，15（03）：2917-2919

11. 李燕．知柏地黄汤加减联合保妇康栓治疗老年性阴道炎的临床效果．临床合理用药，2021，14（05）：85-86

12. 黄丽芳，冼洁霞．达克宁栓联合妇科千金片对妇科炎症的临床治疗效果及安全性评价．黑龙江中医药，2019，03：33-34

13. 支颖川，曾晓琴，赵旸，等．妇科千金片在妇科疾病中的研究进展．中国医药导报，2018，15（07）：55-58

14. 刘曼，毕超．丹栀逍遥散联合四妙丸加减治疗肝郁湿热型复发性霉菌性阴道炎的临床疗效分析．北京中医药，2021，40（03）：304-307

15. 吴彩霞．中成药龙胆泻肝丸在湿热下注型阴道炎患者中的疗效观察．中国农村卫生，2020，14：17-18

16. 胡春秀．复方沙棘籽油栓联合甲硝唑阴道泡腾片治疗阴道炎临床研究．新中医，2020，52（03）：89-92

17. 刘丽萍．低剂量雌三醇软膏联合复方沙棘籽油栓治疗老年性阴道炎临床疗效．北方药学，2018，15（03）：97

18. 黄秀丽，梁士平，王丽红．银离子妇用凝胶联合复方沙棘籽油栓治疗老年性阴道炎临床研究．河北医学，2017，23（06）：1026-1028

# 第二十三章　宫颈感染性疾病

## 1　范围

本《指南》规定了宫颈感染性疾病的诊断、辨证和中成药治疗。

本《指南》适用于宫颈感染性疾病的诊断、辨证和中成药治疗。

## 2　术语和定义

下列术语和定义适用于本《指南》。

宫颈感染性疾病是指病原体侵入宫颈导致的宫颈区域的感染。主要包括急慢性宫颈炎、宫颈淋病奈瑟菌感染、宫颈人乳头瘤病毒感染、宫颈的沙眼衣原体感染及宫颈的支原体感染，其中宫颈炎可由宫颈淋病奈瑟菌感染、宫颈人乳头瘤病毒感染、宫颈的沙眼衣原体感染及宫颈的支原体感染引起。

急性子宫颈炎是指子宫颈发生急性炎症。可由多种病原体引起，也可由物理因素、化学因素刺激或机械性子宫颈损伤、子宫颈异物伴发感染所致。

慢性子宫颈炎指子宫颈间质内有大量淋巴细胞、浆细胞等慢性炎细胞浸润，可伴有子宫颈腺上皮及间质的增生和鳞状上皮化生。慢性子宫颈炎可由急性子宫颈炎症迁延而来，也可为病原体持续感染所致，病原体与急性子宫颈炎相似。

根究临床表现和古代医籍的描述，宫颈感染性疾病属中医学“带下病”范畴。

## 3　流行病学

### 3.1　宫颈 HPV 感染

国外报道普通人群宫颈 HPV 感染率约 10%。我国正常体检女性人群中 HPV 的感染率为 16.18%，高危型、低危型的感染率分别为 12.95%和 3.28%，除广泛流行的 HPV16 和 HPV18 型外，HPV52 和 HPV58 型在我国宫颈癌患者中的占比显著高于全球水平。

### 3.2　宫颈淋病奈瑟菌感染

据世界卫生组织估计，2012 年在 15～49 岁女性中淋病感染率为 0.8%，其中有 10%～40%的淋病与沙眼衣原体同时感染。2020 年一项涉及 56 个国家纳入 147 项研究的荟萃分析显示，全球目前淋病感染的综合平均流行率估计为 2.2%。

### 3.3　宫颈沙眼衣原体感染

国家性病监测哨点 2011－2015 年统计数据全国 CT 报告发病率为 35.8/10 万～37.18/10 万。女性生殖道沙眼衣原体感染在我国占常见性传播疾病的第 2 位。2016 年世界卫生组织（WHO）预测全球新发 1.28 亿例 CT 感染，女性患者总患病率为 4.2%。

### 3.4　宫颈支原体感染

已有大量证据证明生殖支原体是宫颈炎、子宫内膜炎、盆腔炎、男性生殖道疾病和输卵管性不孕的病因。在宫颈炎患者中，支原体的阳性检出率为 7.2%～8.5%。

一项系统评价和荟萃分析显示在一般人口样本中，高发展国家的总体流行率估计为1.3%，低发展国家为3.9%。生殖器官在一般人群中的患病率和年龄的患病率差异似乎小于沙眼衣原体。

## 4 病因病理

### 4.1 中医病因病机

宫颈感染性疾病根据其临床表现，可归于中医学“带下病”等疾病范畴。现代中医认为宫颈感染性疾病的主要病因病机是肝脾肾功能失调，湿、热、毒邪侵袭，损伤任带二脉，为本虚标实证，以脾肾功能失调为本，湿热毒瘀为标。妇人经行产后摄生不慎，湿毒之邪入侵，损伤冲任、带脉，若此阶段治疗不及时，湿热毒余邪未尽，与气血相搏，湿热与瘀血胶结难解，导致病情缠绵难愈。

### 4.2 西医病因病理

急慢性宫颈炎的病原体相似，主要包括：①性传播疾病病原体：淋病奈瑟菌及沙眼衣原体，主要见于性传播疾病的高危人群；②内源性病原体：部分子宫颈炎发病与细菌性阴道病病原体、生殖支原体感染有关，但也有部分患者的病原体不清楚。沙眼衣原体及淋病奈瑟菌均感染子宫颈管柱状上皮，沿黏膜面扩散引起浅层感染，病变以子宫颈管明显。除了颈管柱状上皮外，淋病奈瑟菌还侵袭尿道移行上皮、尿道旁腺及前庭大腺。

急性子宫颈炎病理表现为局部充血、水肿，上皮变性、坏死，黏膜、黏膜下组织、腺体周围见大量中性粒细胞浸润，腺腔中可有脓性分泌物。慢性子宫颈炎病理主要包括：①慢性子宫颈管黏膜炎：由于子宫颈管黏膜皱襞较多，感染后容易形成持续性子宫颈黏膜炎，表现为子宫颈管黏液增多及脓性分泌物，反复发作。②子宫颈息肉：是子宫颈管腺体和间质的局限性增生，并向子宫颈外口突出形成息肉。检查见子宫颈息肉通常为单个，也可为多个，红色，质软而脆，呈舌型，可有蒂，蒂宽窄不一，根部可附在子宫颈外口，也可在子宫颈管内。光镜下见息肉表面被覆高柱状上皮，间质水肿、血管丰富以及慢性炎性细胞浸润。子宫颈息肉极少恶变，但应与子宫恶性肿瘤鉴别。③子宫颈肥大：慢性炎症的长期刺激导致腺体及间质增生。此外，子宫颈深部的腺囊肿均可使子宫颈呈不同程度肥大，硬度增加。

## 5 临床表现

（1）急性子宫颈炎：大部分患者无症状。有症状者主要表现为阴道分泌物增多，呈黏液脓性，阴道分泌物刺激可引起外阴瘙痒及灼热感。此外，可出现经间期出血、性交后出血等症状。若合并尿路感染，可出现尿急、尿频、尿痛。妇科检查见子宫颈充血、水肿、黏膜外翻，有黏液及脓性分泌物附着甚至从子宫颈管流出，子宫颈管黏膜质脆，容易诱发出血。若为淋病奈瑟菌感染，因尿道旁腺、前庭大腺受累，可见尿道口、阴道口黏膜充血、水肿以及多量脓性分泌物。

（2）慢性子宫颈炎：慢性子宫颈炎多无症状，少数患者可有持续或反复发作的阴道分泌物增多，淡黄色或脓性，性交后出血，月经间期出血，偶有分泌物刺激引起外阴瘙痒或不适。妇科检查可发现黄色分泌物覆盖子宫颈口或从子宫颈口流出，或在糜烂样改变的基础上同时伴有子宫颈充血、水肿、脓性分泌物增多或接触性出血，也可表现为子宫颈息肉或子宫颈肥大。

**6　诊断**

6.1　病史

多有早婚史、多个性伴侣、房事不洁（节）史、宫腔操作史。

6.2　症状

多有带下量多、色黄或赤白相兼、带下异味；性交出血或不规则阴道出血，时伴有下腹部坠痛或腰酸。

6.3　体征

妇科检查常见宫颈红肿，黏膜充血、水肿及脓性分泌物，宫颈糜烂样改变、肥大、息肉、腺体囊肿及宫颈黏膜炎等病变。宫颈可有触痛、接触性出血。

6.4　辅助检查

（1）人乳头瘤病毒（HPV）检测：进行 HPV 病毒基因组的 DNA 检测。

（2）病原体检查：宫颈管分泌物检查包括细菌培养及淋病奈瑟菌、支原体、沙眼衣原体检测。

（3）宫颈液基细胞学检查：细胞学筛查（宫颈液基细胞 TCT）可提示临床不典型鳞状上皮（ASC）、鳞状上皮内病变（SIL）、鳞状细胞癌（SCC）、非典型腺细胞（AGC）的诊断。

（4）阴道镜检查：通过阴道镜下宫颈的颜色和透明度变化（AWE）、点状血管（P）和镶嵌（M），提示病变严重程度，指导定位活检、宫颈管搔刮。

（5）组织学检查：组织学检测结果最终确定宫颈感染性疾病类型、程度，除外恶性病变。

**7　鉴别诊断**

本病需与子宫黏膜下肌瘤脱出、宫颈癌、阴道癌相鉴别。

（1）子宫黏膜下肌瘤脱出：通过妇科检查、组织病理即可明确诊断。

（2）宫颈癌：可有接触性出血、血性分泌物，气味臭秽，伴局部疼痛，不规则阴道出血。可通过妇科检查、宫颈刮片、TCT、阴道镜及宫颈活组织检查以明确诊断。

（3）阴道癌：临床表现与宫颈癌相似，发病部位不同，可通过妇科检查、组织学检查鉴别。

**8　治疗**

8.1　西医治疗原则

8.1.1　急性子宫颈炎

主要以抗生素药物治疗为主。可根据不同情况采用经验性抗生素治疗及针对病原体的抗生素治疗。若子宫颈炎患者的病原体为淋病奈瑟菌或沙眼衣原体，应对其性伴侣进行相应检查和治疗。

8.1.2　慢性子宫颈炎

①针对持续性子宫颈管黏膜炎症，需了解有无沙眼衣原体及淋病奈瑟菌的再次感染、性伴侣是否已进行治疗、阴道微生物群失调是否持续存在，针对病因给予治疗。②对子宫颈呈糜烂样改变、有接触性出血且反复药物治疗无效者，可试用物理治疗。③子宫颈息肉可行息肉摘除术，术后将切除息肉送组织学检查。④子宫颈肥

大一般无须治疗。

8.2 中成药应用方案

8.2.1 基本原则

以清热解毒、化瘀除湿为主，兼顾调理肝脾肾。

8.2.2 分证论治（表23-1）

**表23-1 宫颈感染性疾病分证论治**

| 证型 | 症状 | 治法 | 中成药 |
|---|---|---|---|
| 湿热内蕴证 | 带下量多，色黄质稠或味臭；少腹胀痛或胸胁胀痛，心烦易怒，四肢困倦，口干口苦但不欲饮，口腻或纳呆，小便黄或小便短赤，大便溏而不爽或大便干结；舌质红，苔黄腻，脉弦数 | 清热利湿 | 抗宫炎颗粒、宫颈炎康栓 |
| 湿毒瘀结证 | 带下量多，色如绿脓，或五色杂下，臭秽难闻，阴部灼痛、瘙痒，宫颈肥大或糜烂甚或接触性出血；小腹胀痛，小便短赤，大便干燥或不爽；舌质红或紫黯，苔黄，脉滑数 | 清热解毒除湿 | 保妇康栓、苦参凝胶 |

以下内容为表23-1内容的详解，重点强调同病同证情况下不同中成药的选用区别。

（1）湿热内蕴证：带下量多，色黄质稠或味臭；少腹胀痛或胸胁胀痛，心烦易怒，四肢困倦，口干口苦但不欲饮，口腻或纳呆，小便黄或小便短赤，大便溏而不爽或大便干结；舌质红，苔黄腻，脉弦数。

【辨证要点】带下黄质稠或味臭，少腹胀痛或胸胁胀痛，心烦易怒，口干口苦。

【治法】清热利湿。

【中成药】抗宫炎颗粒、宫颈炎康栓（表23-2）。

**表23-2 宫颈感染性疾病湿热内蕴证可选用的中成药**

| 药品名称 | 药物组成 | 功能主治 | 用法用量 | 注意事项 |
|---|---|---|---|---|
| 抗宫炎颗粒 | 广东紫珠、益母草、乌药 | 清湿热，止带下。用于宫颈糜烂湿热下注型，症见赤白带下者 | 开水冲服。一次1袋，一日3次 | 1. 孕妇禁服<br>2. 忌辛辣、生冷、油腻食物<br>3. 糖尿病或患有其他疾病者，应在医师指导下服用<br>4. 带下清稀者不宜选用。带下伴阴痒或有赤带者应去医院就诊<br>5. 脾胃虚弱，尤其是脾胃虚寒者慎用；月经量多者不宜服用<br>6. 伴有尿频、尿急、尿痛者，应去医院就诊<br>7. 服后偶见头晕，多可自行消失，不必停药<br>8. 按照用法用量服用，服药期间症状加重，或兼见其他症状，应及时去医院就诊<br>9. 服药2周症状无缓解，应去医院就诊 |

续表

| 药品名称 | 药物组成 | 功能主治 | 用法用量 | 注意事项 |
|---|---|---|---|---|
| 宫颈炎康栓 | 苦参、枯矾、苦杏仁、冰片 | 清热燥湿，去腐生肌。用于宫颈炎、急性宫颈炎、宫颈糜烂、白带过多、腰腹坠胀、阴痒等 | 阴道给药。于月经干净2～3天后开始用药，一次1粒，隔天用药一次。用法：晚上睡觉前取宫颈炎康栓1粒，戴上指套，平躺，弯曲双膝，药栓尖端向内，用手指将药栓置于阴道后穹隆 | 1. 孕妇及月经期禁用<br>2. 月经前三天最好不用本品<br>3. 必须将药栓推入阴道深部后穹隆（阴道口内一手指深），静卧一段时间，以免药液溢出引起外阴瘙痒、灼热及红肿 |

（2）湿毒瘀结证：带下量多，色如绿脓，或五色杂下，臭秽难闻，阴部灼痛、瘙痒，宫颈肥大或糜烂甚或接触性出血；小腹胀痛，小便短赤，大便干燥或不爽；舌质红或紫黯，苔黄，脉滑数。

【辨证要点】带下色如绿脓，或五色杂下，臭秽难闻，宫颈肥大或糜烂甚或接触性出血。

【治法】清热解毒除湿。

【中成药】保妇康栓、苦参凝胶（表23-3）。

**表23-3　宫颈感染性疾病湿毒瘀结证可选用的中成药**

| 药品名称 | 药物组成 | 功能主治 | 用法用量 | 注意事项 |
|---|---|---|---|---|
| 保妇康栓 | 莪术油、冰片 | 行气破瘀，生肌止痛。用于湿热瘀滞所致的带下病，症见带下量多、色黄，时有阴部瘙痒；霉菌性阴道炎、老年性阴道炎、宫颈糜烂见上述证候者 | 洗净外阴部，将栓剂塞入阴道深部；或在医生指导下用药。每晚1粒 | 1. 该药品为阴道给药，禁止内服<br>2. 忌辛辣、生冷、油腻食物<br>3. 治疗期间忌房事，配偶如有感染应同时治疗<br>4. 未婚妇女不宜使用，已婚妇女月经期、妊娠期及阴道局部破损者不宜使用<br>5. 妊娠13周以后及哺乳期妇女、绝经后患者，应在医师指导下使用<br>6. 外阴白色病变、糖尿病所致的瘙痒不宜使用<br>7. 带下伴血性分泌物，或伴尿频、尿急、尿痛者，应去医院就诊<br>8. 用药部位如有烧灼感等不适时应停药，严重者应向医师咨询<br>9. 注意卫生，防止重复感染。用药前应先用温开水清洗外阴；给药时应洗净双手或戴指套<br>10. 用药7天症状无缓解，应去医院就诊<br>11. 对该药品过敏者禁用，过敏体质慎用<br>12. 如正在使用其他药品，使用本品前请咨询医师或药师 |

续表

| 药品名称 | 药物组成 | 功能主治 | 用法用量 | 注意事项 |
| --- | --- | --- | --- | --- |
| 苦参凝胶 | 苦参总碱 | 抗菌消炎。用于宫颈糜烂、赤白带下、滴虫性阴道炎及阴道霉菌感染等妇科慢性炎症 | 每晚一支，注入阴道深处 | 尚不明确 |

## 9 预后

宫颈感染性疾病是女性常见的下生殖道感染，若不及时治疗，可引起女性上生殖道感染如盆腔炎性疾病等，感染长期存在更会导致宫颈上皮内瘤变甚至宫颈癌的发生。

（魏绍斌）

# 参考文献

1. 陈延普，牛战琴．子宫颈炎常见致病微生物的研究进展．中国计划生育学杂志，2019，27（11）：1559-1563+1568

2. Taylorrobinson D，Jensen J S. Mycoplasma genitalium：from Chrysalis to Multicolored Butterfly. Clinical microbiology reviews，2011，24（3）：498-514

3. 宋影，孟韧，张涛，等．生殖支原体感染与黏液脓性宫颈炎的相关性研究．中国性科学，2019，28（04）：124-126

4. 余艳琴，富诗岚，徐慧芳，等．中国大陆女性体检人群中人乳头瘤病毒型别感染率及九价疫苗中 HPV 各型别分布的系统评价．肿瘤预防与治疗，2019，32（02）：103-113

5. Bruni L，Albero G，Serrano B，et al. ICO/IARC Information Centre on HPV and Cancer（HPV Information Centre）. Human Papillomavirus and Related Diseases in China，Summary Report 10 December 2018，Date Accessed.

6. Gaydos C，Maldeis NE，Hardick A，et al. Mycoplasma genitalium as a contributor to the multiple etiologies of cervicitis in women attending sexually transmitted disease clinics. Sex Transm Dis，2009，36（10）：598-606

7. Chemaitelly H，Majed A，Abu-Hijleh F，et al. Global epidemiology of Neisseria gonorrhoeae in infertile populations：Systematic review，meta - analysis and metaregression. Sexually Transmitted Infections，2020，97（2）：sextrans-2020-054515

8. 胡跃华，李镒冲，刘世炜，等．中国 20 年间淋球菌、性传播衣原体、梅毒螺旋体的发病情况及其疾病负担．疾病监测，2015，30（11）：904-909

9. Nye MB，Harris AB，Pherson AJ，et al. Prevalence of Mycoplasma genitalium infection in women with bacterial vaginosis. BMC Womens Health，2020，20（1）：62.

10. 杜惠兰，魏绍斌，谈勇，等．苦参凝胶临床应用指导意见．中草药，2020，51（08）：2088-2094

11. 刘朝晖，薛凤霞．女性生殖道沙眼衣原体感染诊治共识．中国实用妇科与产科杂志，2015，31（09）：791-793

12. 樊尚荣，刘丹 . 2015 年美国疾病控制中心性传播疾病的诊断和治疗指南（续）——人乳头瘤病毒感染的诊断和治疗指南 . 中国全科医学，2015，18（29）：3513-3515

13. 谢幸，孔北华，段涛 . 妇产科学 . 北京：人民卫生出版社，2018：247-250

14. 中华中医药学会 . 中医妇科常见病诊疗指南 . 北京：中国中医药出版社，2012

15. 张岱，刘朝晖 . 生殖道支原体感染诊治专家共识 . 中国性科学，2016，25（03）：80-82

16. 罗梅，魏绍斌，黄利 . 中医药防治生殖道沙眼衣原体感染性疾病研究现状与思考 . 中国抗生素杂志，2019，44（05）：535-540

# 第二十四章 盆腔炎性疾病

## 1 范围

本《指南》规定了盆腔炎性疾病的诊断、辨证和中成药治疗。

本《指南》适用于盆腔炎性疾病的诊断、辨证和中成药治疗。

## 2 术语和定义

下列术语和定义适用于本《指南》。

盆腔炎性疾病（pelvicinflammatorydisease，PID）是指女性上生殖道的一组感染性疾病，主要包括子宫内膜炎、输卵管炎、输卵管卵巢脓肿和盆腔腹膜炎，以往称为“盆腔炎”。急性者发病急，病情重，甚者可引起弥漫性腹膜炎、败血症、感染性休克而危及生命。若急性炎症未得到及时有效的治疗，可由于盆腔粘连，输卵管阻塞而导致不孕、输卵管妊娠等后遗症，严重影响妇女的生活质量。

## 3 流行病学

盆腔炎性疾病是育龄期妇女的常见病、多发病，发病年龄多为20~35岁。发病率受性传播疾病（sexually transmitted disease，STD）的影响较大。性传播疾病的病原体，如淋病奈瑟菌、沙眼衣原体是主要的致病微生物。一些需氧菌、厌氧菌病毒和支原体也参与PID发生。引起PID的致病微生物多数是由阴道上行所致，且多为混合感染。PID相关高危因素与性文化和行为、避孕措施、保健措施以及其他个人行为相关。

盆腔炎性疾病未接受规范、及时有效的治疗可导致盆腔炎性疾病后遗症的发生，主要有慢性盆腔痛、不孕症和异位妊娠。有PID病史的女性发生SPID的风险是无PID病史者的20倍。因此，PID严重影响了生育年龄妇女的生殖健康和生活质量。

## 4 病因病理

### 4.1 急性盆腔炎

#### 4.1.1 中医病因病机

产后或流产后调护不慎，经期房事不洁，导致邪毒直中胞宫；或素有瘀滞，因病体虚，或纵欲过度，劳倦所伤，而复感外邪，引动宿疾，再次发病。主要病机为热、毒、湿相交结，正邪相争于胞宫、胞脉，致气血运行不畅，瘀血内阻，或在胞中结块，蕴积成脓。

#### 4.1.2 西医病因病理

（1）病因：由于流产或产后，宫腔或盆腔手术操作后感染，或经期卫生不良、经期性交，或不洁性交、多个性伴侣等原因，病原体从阴道、宫颈、宫体等创伤处侵入感染。常见的内源性病原体来自寄生于阴道内的菌群，包括需氧菌和厌氧菌。外源性主要为性传播疾病的病原体。

（2）病理：①急性子宫内膜炎及子宫肌炎：子宫内膜水肿、充血、有炎性渗出物，重者内膜坏死，形成溃疡，并可侵入子宫肌层形成子宫肌炎，镜下可见内膜中大量多核白细胞浸润。②急性输卵管炎、输卵管积脓、输卵管卵巢脓肿：主要由化脓菌引起。病变多通过宫颈的淋巴播散至宫颈旁的结缔组织，首先侵犯输卵管浆膜层，后累及肌层，输卵管内膜受侵较轻或不受累。③急性盆腔结缔组织炎：病原菌经淋巴管进入盆腔结缔组织而引起组织充血、水肿及中性粒细胞浸润。④急性盆腔腹膜炎：炎症蔓延致盆腔腹膜充血、水肿，并有少量含纤维素的渗出液，形成盆腔脏器粘连。脓性渗出液积聚于粘连的间隙内，则形成多个散在的小脓肿，或聚集在子宫直肠窝而成盆腔脓肿。⑤败血症及脓毒血症：当病原体毒性强、数量多、患者抵抗力降低时，常发生败血症，如未及时控制，会导致感染性休克，甚至死亡。同时身体其他部位出现炎症病灶或脓肿者，可考虑有脓毒血症存在。

4.2　慢性盆腔炎

4.2.1　中医病因病机

正气虚而邪未尽，气机不畅，瘀血内停。主要病因病机是湿、热、瘀邪蕴结于胞宫、胞脉、胞络，导致冲任气血失调所致。

4.2.2　西医病因病理

（1）病因：常为急性盆腔炎未能彻底治疗，或患者体质较差，病情迁延所致。也可无急性炎症的过程而直接发展成慢性者。

（2）病理：主要改变为组织破坏、广泛粘连、增生及瘢痕形成，组织中常常找不到病原体。输卵管炎及输卵管卵巢炎的遗留改变可造成输卵管阻塞、输卵管增粗；输卵管卵巢粘连可形成输卵管卵巢肿块；输卵管伞端闭锁、浆液性渗出物积聚形成输卵管积水；输卵管积脓或输卵管卵巢脓肿的脓液吸收，被浆液性渗出物代替，形成输卵管积水或输卵管卵巢囊肿。盆腔结缔组织炎的遗留改变为主韧带及骶韧带增生、变厚，若病变广泛，可使子宫固定不活动，或活动受限，子宫常偏向患侧的盆腔结缔组织。

**5　临床表现**

5.1　急性盆腔炎

发热甚至高热，下腹疼痛，拒按，带下量多如脓、臭秽，或赤白带下，或恶露量多，甚者如脓血，或伴有腹胀、腹泻、尿频、尿急等。

5.2　慢性盆腔炎

下腹疼痛、坠胀，腰骶酸痛，劳累，性交后及月经前后加重，带下增多，月经不调，不孕或异位妊娠等，可伴有低热起伏、疲乏无力等。

**6　诊断**

参考中华医学会妇产科分会感染性疾病协作组制定的《盆腔炎症性疾病诊治规范》（2019 年修订版）。

6.1　最低诊断标准

在性活跃妇女及其他患 STI 的高危妇女，如排除其他病因且满足以下条件之一者，应诊断 PID 并给予 PID 经验性治疗：①子宫压痛；或②附件压痛；或③子宫颈举痛。下腹疼痛同时伴有下生殖道感染征象，诊断 PID 的准确性增加。

6.2　PID 诊断的附加标准

①口腔温度≥38.3℃；②子宫颈或阴道黏液脓性分泌物；③阴道分泌物显微镜

检查白细胞增多；④红细胞沉降率升高；⑤C 反应蛋白水平升高；⑥实验室检查证实有子宫颈淋病奈瑟菌或沙眼衣原体感染。

6.3 PID 诊断的特异性标准

①子宫内膜活检显示有子宫内膜炎的组织病理学证据；②经阴道超声检查或 MRI 检查显示输卵管管壁增厚、管腔积液，可伴有盆腔游离液体或输卵管卵巢包块；③腹腔镜检查见输卵管表面明显充血、输卵管水肿、输卵管伞端或浆膜层有脓性渗出物等。

**7 鉴别诊断**

（1）急性盆腔炎：本病需与急性阑尾炎、异位妊娠、卵巢囊肿蒂扭转或破裂相鉴别。

（2）慢性盆腔炎：本病需与子宫内膜异位症、盆腔淤血综合征相鉴别。

**8 治疗**

8.1 西医治疗原则

急性盆腔炎以抗生素抗感染治疗为主，必要时行手术治疗。①所有的治疗方案都必须对淋病奈瑟菌和沙眼衣原体有效；②目前推荐的治疗方案中，抗菌谱应覆盖厌氧菌；③一经诊断立即开始治疗；④选择治疗方案应综合考虑有效性、费用、患者依从性和药物敏感性等因素；⑤适宜的中医中药治疗 PID 也可产生一定疗效。

慢性盆腔炎尚无特殊有效的治疗方法，重在预防。一些保守的综合治疗方法可缓解慢性盆腔痛。

8.2 中成药用药方案

8.2.1 基本原则

急性盆腔炎以清热解毒为主，祛湿化瘀为辅，遵循“急则治标，缓则治本”原则。高热阶段属实属热，以清热解毒为主；热减或热退后，应消癥散结化湿；若邪实正衰，正不胜邪，出现阳衰阴竭之证，则以急救为主，宜中西医结合治疗。慢性盆腔炎以活血化瘀，理气止痛为法。

8.2.2 分证论治（表 24-1）

**表 24-1 盆腔炎分证论治**

| 证候 | | 症状 | 治法 | 中成药 |
|---|---|---|---|---|
| 急性盆腔炎 | 热毒炽盛证 | 高热，恶寒或寒战，下腹部疼痛拒按，带下量多，色黄或赤白兼杂，质黏稠，味臭秽；大便秘结，小便短赤，咽干口苦，或月经量多、淋沥不尽，精神不振；舌红，苔黄厚或黄燥，脉滑数或洪数 | 清热解毒，利湿排脓 | 清开灵颗粒、金刚藤胶囊、妇乐颗粒 |
| 急性盆腔炎 | 湿毒壅盛证 | 下腹部疼痛拒按或胀满，热势起伏，寒热往来，带下量多、色黄、质稠、味臭秽；或经量增多、淋沥不止，大便溏或燥结，小便短赤。舌红有瘀点，苔黄厚，脉滑数 | 清热利湿，化瘀止痛 | 花红片、妇科千金片、康妇炎胶囊 |

续表

| 证候 | | 症状 | 治法 | 中成药 |
| --- | --- | --- | --- | --- |
| 慢性盆腔炎 | 湿热瘀阻证 | 下腹隐痛，或小腹疼痛拒按，痛连腰骶，或阴部坠胀，经行或劳累时加重；月经经期延长，月经量多，伴痛经；带下量多，色黄，质黏稠，有臭气；小便黄赤，大便干结或溏而不爽；或见低热起伏，胸闷纳呆，婚久不孕；舌红，苔黄腻，脉滑数 | 清热除湿，化瘀止痛 | 妇科千金片（胶囊）、金刚藤胶囊、花红片、妇炎康复胶囊、宫炎平片、坤复康胶囊、妇炎消胶囊、丹白颗粒、金英胶囊 |
| | 气滞血瘀证 | 下腹胀痛或刺痛，经期或劳累后加重；月经先后不定期，经量时多时少，经行不畅，色暗血块多，血块排出则腹痛减，经期延长，伴见经期情志抑郁，乳房胀痛；平素胸胁胀满、情志不舒，口唇爪甲紫暗，皮肤有瘀点或见胁下痞块、刺痛拒按；舌质紫暗，有瘀斑，苔薄白，脉涩 | 疏肝解郁，化瘀止痛 | 桂枝茯苓胶囊（丸）、血府逐瘀口服液（颗粒）、红花如意丸、妇可靖胶囊 |
| | 气虚血瘀证 | 下腹疼痛或坠痛，缠绵日久，痛连腰骶，经行加重；经期延长，月经量多；带下量多，色白质稀；神疲乏力，食少纳呆，精神萎靡，少气懒言，面色㿠白；舌淡黯，或有瘀点、瘀斑，苔白，脉弦涩无力 | 益气健脾，化瘀散结 | 丹黄祛瘀胶囊、妇科回生丸、止痛化癥胶囊 |
| | 寒湿瘀阻证 | 小腹冷痛，或坠胀疼痛，经期或劳累后加重，得热痛减；经行后期，量少色黯，痛经，血块排出则腹痛减；平素小腹、腰骶冷痛，得热痛减；神疲乏力，四肢不温；带下清稀量多；小便清长，大便稀溏；舌淡黯，苔白腻，脉沉迟 | 散寒除湿，活血化瘀 | 散结镇痛胶囊、少腹逐瘀丸、桂枝茯苓丸 |

以下内容为表 24-1 内容的详解，重点强调同病同证情况下不同中成药选用区别。

（1）急性盆腔炎

①热毒炽盛证：高热，恶寒或寒战，下腹部疼痛拒按，带下量多，色黄或赤白兼杂，质黏稠，味臭秽；大便秘结，小便短赤，咽干口苦，或月经量多、淋沥不尽，精神不振；舌红，苔黄厚或黄燥，脉滑数或洪数。

【辨证要点】高热，下腹部疼痛拒按，带下量多，色黄或赤白兼杂，质黏稠，味臭秽。

【治法】清热解毒，利湿排脓。

【中成药】清开灵颗粒、金刚藤胶囊、妇乐颗粒（表 24-2）。

表 24-2 急性盆腔炎热毒炽盛证可选用的中成药

| 药品名称 | 药物组成 | 功能主治 | 用法用量 | 注意事项 |
|---|---|---|---|---|
| 清开灵颗粒 | 胆酸、珍珠母、猪去氧胆酸、栀子、水牛角、板蓝根、黄芩苷、金银花 | 清热解毒，镇静安神。用于外感风热时毒、火毒内盛所致高热不退，烦躁不安，咽喉肿痛，舌质红绛，苔黄，脉数；上呼吸道感染，病毒性感冒，急性扁桃体炎，急性咽炎，急性气管炎，高热等症属上述证候者 | 口服。一次 3～6g（1～2 袋），一日 2~3次 | 久病体虚患者如出现腹泻时慎用 |
| 金刚藤胶囊（片、糖浆） | 金刚藤 | 清热解毒，化湿消肿。用于湿热下注所致的带下量多、黄稠，经前腹痛；慢性盆腔炎、附件炎或附件炎性包块见上述证候者 | 胶囊剂：口服。一次4粒，一日3次，2周为一疗程或遵医嘱。片剂：口服。一次 4 片，一日 3 次，1 个月为一疗程。<br>糖浆剂：口服。一次 20mL，一日3次 | 1. 本品血虚失荣腹痛及寒湿带下者慎用<br>2. 孕妇慎用<br>3. 糖尿病患者慎用糖浆<br>4. 有报道称可致重症药疹，长期应用引起肝损害 |
| 妇乐颗粒 | 忍冬藤、大黄（制）、大血藤、大青叶、蒲公英、牡丹皮、赤芍、川楝子、延胡索（制）、甘草 | 清热凉血，活血化瘀，消肿止痛。用于急性盆腔炎、急性附件炎、急性子宫内膜炎等引起的带下、腹痛 | 开水冲服。一次 12g，一日 2 次 | 1. 孕妇禁用<br>2. 气血虚弱所致腹痛、带下者慎用 |

②湿毒壅盛证：下腹部疼痛拒按或胀满，热势起伏，寒热往来，带下量多、色黄、质稠、味臭秽；或经量增多，淋沥不止，大便溏或燥结，小便短赤；舌红有瘀点，苔黄厚，脉滑数。

【辨证要点】下腹部疼痛拒按或胀满，热势起伏，带下量多、色黄、质稠、味臭秽。

【治法】清热利湿，化瘀止痛。

【中成药】花红片、妇科千金片、康妇炎胶囊（表 24-3）。

表 24-3 急性盆腔炎湿毒壅盛证可选用的中成药

| 药品名称 | 药物组成 | 功能主治 | 用法用量 | 注意事项 |
|---|---|---|---|---|
| 花红片 | 一点红、白花蛇舌草、鸡血藤、桃金娘根、白背叶根、地桃花、菥蓂 | 清热解毒，燥湿止带，祛瘀止痛。用于湿热瘀滞所致带下病、月经不调，症见带下量多、色黄质稠，小腹隐痛，腰骶酸痛，经行腹痛；慢性盆腔炎、附件炎见上述证候者 | 口服。一次 4~5 片，一日 3 次，7 天为一个疗程，必要时可连服 2~3 个疗程，每个疗程之间停药 3 天 | 1. 孕妇禁用<br>2. 气血虚弱所致腹痛、带下者慎用<br>3. 个案报道服用本品可出现药疹、面部红肿、皮肤瘙痒、红斑和水疱 |

续表

| 药品名称 | 药物组成 | 功能主治 | 用法用量 | 注意事项 |
|---|---|---|---|---|
| 妇科千金片 | 千斤拔、金樱根、穿心莲、功劳木、单面针、当归、鸡血藤、党参 | 清热除湿，补益气血。用于湿热瘀阻所致的带下病、腹痛，症见带下量多、色黄质稠、臭秽，小腹疼痛，腰骶酸疼，神疲乏力；慢性盆腔炎、子宫内膜炎、慢性宫颈炎见上述证候者 | 片剂：一次6片，一日3次。胶囊剂：口服，一次2粒，一日3次，14天为一疗程；温开水送服 | 1. 孕妇禁用<br>2. 少女、绝经后患者应在医师指导下服用<br>3. 有高血压、心脏病、肝病、糖尿病、肾病等慢性病严重者慎用 |
| 康妇炎胶囊 | 蒲公英、败酱草、赤芍、薏苡仁、苍术、当归、川芎、香附、泽泻、白花蛇舌草、延胡索 | 清热解毒，化瘀行滞，除湿止带。用于附件炎、阴道炎、子宫内膜炎及盆腔炎等妇科炎症 | 口服。一次3粒，一日3次 | 1. 孕妇禁用<br>2. 忌食辛辣、生冷、油腻食物<br>3. 患有其他疾病者，应在医师指导下服用<br>4. 便溏或月经量多者不宜服用<br>5. 带下清稀者不宜选用。带下伴阴痒或有赤带者应去医院就诊<br>6. 伴有尿频、尿急、尿痛者，应去医院就诊<br>7. 服药2周症状无缓解应去医院就诊<br>8. 对本品过敏者禁用，过敏体质者慎用<br>9. 药品性状发生改变时禁止使用<br>10. 请将本品放在儿童不能接触的地方<br>11. 正在使用其他药品，使用本品前请咨询医师或药师 |

（2）慢性盆腔炎

①湿热瘀阻证：下腹隐痛，或少腹疼痛拒按，痛连腰骶，或阴部坠胀，经行或劳累时加重；月经经期延长，月经量多，伴痛经；带下量多，色黄，质黏稠，有臭气；小便黄赤，大便干结或溏而不爽；或见低热起伏、胸闷纳呆、婚久不孕；舌红，苔黄腻，脉滑数。

【辨证要点】下腹隐痛，痛连腰骶，带下量多，色黄，质黏稠，有臭气。

【治法】清热除湿，化瘀止痛。

【中成药】妇科千金片（胶囊）、金刚藤胶囊（片、糖浆）、花红片、妇炎康复胶囊、宫炎平片、坤复康胶囊、妇炎消胶囊、丹白颗粒、金英胶囊（表24-4）。

表 24-4 慢性盆腔炎湿热瘀阻证论治

| 药品名称 | 药物组成 | 功能主治 | 用法用量 | 注意事项 |
|---|---|---|---|---|
| 妇科千金片（胶囊） | 千斤拔、金樱根、穿心莲、功劳木、单面针、当归、鸡血藤、党参 | 清热除湿，补益气血。用于湿热瘀阻所致的带下病、腹痛，症见带下量多、色黄质稠、臭秽，小腹疼痛，腰骶酸疼，神疲乏力；慢性盆腔炎、子宫内膜炎，慢性宫颈炎见上述证候者 | 片剂：一次 6 片，一日 3 次。胶囊剂：口服，一次 2 粒，一日 3 次，14 天为一个疗程 | 1. 孕妇禁用<br>2. 少女、绝经后患者应在医师指导下服用<br>3. 有高血压、心脏病、肝病、糖尿病、肾病等慢性病严重者慎用 |
| 金刚藤胶囊（片、糖浆） | 金刚藤 | 清热解毒，化湿消肿。用于湿热下注所致的带下量多、黄稠，经前腹痛；慢性盆腔炎、附件炎或附件炎性包块见上述证候者 | 胶囊剂：口服。一次 4 粒，一日 3 次，2 周为一疗程或遵医嘱。片剂：口服。一次 4 片，一日 3 次。一个月为一疗程。糖浆剂：口服。一次 20mL，一日 3 次 | 1. 血虚失荣腹痛及寒湿带下者慎用<br>2. 孕妇慎用<br>3. 糖尿病患者慎用糖浆<br>4. 报道致重症药疹，长期应用引起肝损害 |
| 花红片 | 一点红、白花蛇舌草、鸡血藤、桃金娘根、白背叶根、地桃花、菥蓂 | 清热解毒，燥湿止带，祛瘀止痛。用于湿热瘀滞所致带下病、月经不调，症见带下量多、色黄质稠、小腹隐痛、腰骶酸痛、经行腹痛；慢性盆腔炎、附件炎见上述证候者 | 口服。一次 4～5 片，一日 3 次，7 天为一疗程，必要时可连服 2～3 个疗程，每疗程之间停药 3 天 | 1. 孕妇禁用<br>2. 气血虚弱所致腹痛、带下者慎用<br>3. 个案报道服用本品出现药疹、面部红肿、皮肤瘙痒、红斑和水疱 |
| 妇炎康复胶囊 | 败酱草、薏苡仁、川楝子、柴胡、黄芩、赤芍、陈皮 | 清热利湿，化瘀止痛。用于湿热瘀阻所致妇女带下，色黄质黏稠或如豆渣状，气臭，少腹、腰骶疼痛，舌暗苔黄腻等症及慢性盆腔炎见上述证候者 | 口服。一次 4 粒，一日 3 次；二十天为一疗程 | 1. 虚证带下慎用<br>2. 忌食辛辣，少进油腻 |
| 宫炎平片 | 地稔、两面针、当归、五指毛桃、穿破石 | 清热利湿，祛瘀止痛，收敛止带。用于急、慢性盆腔炎见下腹胀痛、腰痛、带下增多、月经不调等症属湿热下注、瘀阻胞宫所致者 | 口服。一次 3~4 片，一日 3 次 | 1. 血虚失荣，腹痛及寒湿带下者慎用<br>2. 孕妇慎用 |

续表

| 药品名称 | 药物组成 | 功能主治 | 用法用量 | 注意事项 |
|---|---|---|---|---|
| 坤复康胶囊 | 赤芍、苦参、香附、猪苓、女贞子、南刘寄奴、乌药、粉萆薢、萹蓄 | 活血化瘀，清利湿热。用于气滞血瘀，湿热蕴结之盆腔炎，症见带下量多，下腹隐痛等 | 口服。一次3~4粒，一日3次 | 孕妇禁用 |
| 妇炎消胶囊 | 酢浆草、败酱草、天花粉、大黄、牡丹皮、苍术、乌药 | 清热解毒，行气化瘀，除湿止带。用于妇女生殖系统炎症，痛经带下 | 口服。一次3粒，一日3次 | 1. 孕妇及哺乳期妇女禁用<br>2. 脾虚大便溏、带下清稀者慎用 |
| 丹白颗粒 | 牡丹皮、大血藤、紫花地丁、三棱、莪术、败酱草、川芎、白芍、土茯苓、白英、白花蛇舌草、墓头回、椿皮、当归 | 清热化瘀，祛湿止痛。用于慢性盆腔炎、中医属于瘀热湿阻型者，症见小腹疼痛、带下色黄、带下异味、腰骶胀痛、经期腹痛、低热起伏、口苦咽干等 | 开水冲服。一次1袋，一日3次 | 1. 忌食辛辣，少进油腻，注意饮食卫生<br>2. 脾胃虚弱者慎用<br>3. 心、肝、肾功能不全者慎用<br>4. 未见对孕妇、哺乳期妇女用药安全性相关研究资料<br>5. 如正在服用其他药品，使用本品前请咨询医师或药师<br>6. 服药过程中如出现不适，应立即停药，并咨询医师或药师 |
| 金英胶囊 | 金银花、关黄柏、蒲公英、紫花地丁、野菊花、苍术、赤芍、延胡索(醋制)、丹参、皂角刺 | 清热解毒，祛湿止带。用于慢性盆腔炎、中医辨证属湿热蕴结证，症见下腹、腰骶部胀痛不适，带下量多，色黄质稠，或伴低热起伏，神疲乏力，经前腹痛加重，月经量多或经期延长，小便黄赤，舌苔黄腻 | 口服。一次4粒，一日3次。疗程4周 | 1. 延长疗程服药的安全性未见相关研究资料<br>2. 合并有心血管、脑血管、肝、肾和造血系统等严重原发性疾病以及精神病患者未见相关研究资料<br>3. 过敏体质者慎用 |

②气滞血瘀证：下腹胀痛或刺痛，经期或劳累后加重；月经先后不定期，经量时多时少，经行不畅，色暗血块多，血块排出则腹痛减，经期延长，伴见经期情志抑郁，乳房胀痛；平素胸胁胀满、情志不舒，口唇爪甲紫暗、皮肤有瘀点或见胁下痞块、刺痛拒按；舌质紫暗，有瘀斑，苔薄白，脉涩。

【辨证要点】下腹胀痛或刺痛，平素胸胁胀满、情志不舒。

【治法】疏肝解郁，化瘀止痛。

【中成药】桂枝茯苓胶囊（丸）、血府逐瘀口服液（颗粒）、红花如意丸、妇可靖胶囊（表24-5）。

**表 24-5 慢性盆腔炎气滞血瘀证可选用的中成药**

| 药品名称 | 药物组成 | 功能主治 | 用法用量 | 注意事项 |
|---|---|---|---|---|
| 桂枝茯苓胶囊（丸） | 桂枝、茯苓、牡丹皮、桃仁、白芍 | 活血，化瘀，消癥。用于妇人瘀血阻络所致癥块、经闭、痛经、产后恶露不尽；子宫肌瘤，慢性盆腔炎包块，痛经，子宫内膜异位症，卵巢囊肿见上述证候者；也可用于女性乳腺囊性增生病属瘀血阻络证，症见乳腺疼痛、乳房肿块、胸胁胀闷；或用于前列腺增生属瘀阻膀胱证，症见小便不爽、尿细如线，或点滴而下、小腹胀痛者 | 口服。一次3粒，一日3次，饭后服 | 妊娠者忌服，或遵医嘱，经期停服 |
| 血府逐瘀口服液（颗粒） | 桃仁、红花、当归、川芎、地黄、赤芍、牛膝、柴胡、枳壳、桔梗、甘草 | 活血化瘀，行气止痛。用于瘀血内阻，头痛或胸痛，内热瞀闷，失眠多梦，心悸怔忡，急躁善怒 | 口服液：口服。一次1支，一日3次，或遵医嘱。颗粒剂：口服。一次1袋，一日3次 | 尚不明确 |
| 红花如意丸 | 红花、藏红花、桃儿七、诃子、藏茜草、肉桂、巴夏嘎、藏木香、芫荽果、降香、熊胆粉、藏紫草、光明盐、喜马拉雅紫茉莉、榜嘎、胡椒、花蛇肉（去毒）、矮紫堇、余甘子、沙棘膏、硇砂、紫草茸、枸杞子、沉香、火硝 | 祛风镇痛，调经血，祛斑。用于妇女血症、风症、阴道炎、宫颈糜烂、心烦血虚、月经不调、痛经、下肢关节疼痛、筋骨肿胀、晨僵、麻木、小腹冷痛及寒湿痹症 | 口服。一次1~2g（5~10丸），一日2次 | 1. 忌食寒凉、辛辣、生冷食物<br>2. 孕妇慎用<br>3. 本品性状发生改变时禁止使用<br>4. 请将本品放在儿童不能接触的地方 |
| 妇可靖胶囊 | 北败酱、车前子、蒲公英、香附（醋制）、赤芍、红花、丹参、延胡索、三七、秦艽、地骨皮、鳖甲、海藻、党参、白术（炒）、茯苓、熟地黄、当归、马齿苋、柴胡 | 清热利湿，化瘀散结，行气止痛。用于慢性盆腔炎，中医辨证属瘀毒内结、气滞血瘀型，症见带下量多、小腹坠痛、腰骶酸痛等 | 口服。一次3粒，一日3次 | 临床试验中，个别患者出现恶心、呕吐等消化道症状，尚不能排除与受试药物的关系 |

③气虚血瘀证：下腹疼痛或坠痛，缠绵日久，痛连腰骶，经行加重；经期延长，月经量多；带下量多，色白质稀；神疲乏力，食少纳呆，精神萎靡，少气懒言，面色㿠白；舌淡黯，或有瘀点瘀斑，苔白，脉弦涩无力。

【辨证要点】素体偏虚或病程日久，下腹疼痛或坠痛，神疲乏力，少气懒言。

【治法】益气健脾，化瘀散结。

【中成药】止痛化癥胶囊、丹黄祛瘀胶囊、妇科回生丸（表 24-6）。

**表 24-6　慢性盆腔炎气虚血瘀证可选用的中成药**

| 药品名称 | 药物组成 | 功能主治 | 用法用量 | 注意事项 |
| --- | --- | --- | --- | --- |
| 止痛化癥胶囊 | 党参、炙黄芪、白术（炒）、丹参、当归、鸡血藤、三棱、莪术、芡实、山药、延胡索、川楝子、鱼腥草、北败酱、蜈蚣、全蝎、土鳖虫、炮姜、肉桂 | 益气活血，散结止痛。用于气虚血瘀所致的月经不调、痛经、癥瘕，症见行经后错，经量少，有血块，经行小腹疼痛，腹有癥块；慢性盆腔炎见上述证候者 | 口服。一次 4~6 粒，一日 2~3 次 | 孕妇忌用 |
| 丹黄祛瘀胶囊 | 丹参、黄芪、土茯苓、当归、鸡血藤、三棱、莪术、延胡索、土鳖虫、苦参、川楝子、败酱草等 20 味药 | 活血止痛，软坚散结。用于气虚血瘀，痰湿凝滞引起的慢性盆腔炎，症见白带增多者 | 口服。每次 2~4 粒，一日 2 ~ 3 次 | 孕妇忌服 |
| 妇科回生丸 | 人参、白术（麸炒）、苍术、茯苓、甘草、青皮（醋炙）、陈皮、熟地黄、当归、白芍、川芎、桃仁等 32 种中药组成 | 通经化瘀，止痛。用于气虚血亏，瘀血凝滞引起的经期不准，经闭，癥瘕血块，腹部痞胀，身体消瘦，四肢困倦，产后恶露不尽等症 | 温黄酒或温开水送服。一次 1 丸，一日 2 次 | 1. 单纯气血不足所致月经失调、痛经忌用<br>2. 孕妇忌用<br>3. 寒凝血瘀之月经不调、痛经不宜使用 |

④寒湿瘀阻证：小腹冷痛，或坠胀疼痛，经期或劳累后加重，得热痛减；经行后期，量少色黯，痛经，血块排出则腹痛减；平素小腹、腰骶冷痛，得热痛减；神疲乏力，四肢不温；带下清稀量多；小便清长，大便稀溏；舌淡黯，苔白腻，脉沉迟。

【辨证要点】小腹冷痛，得热痛减，带下清稀量多。

【治法】散寒除湿，活血化瘀。

【中成药】散结镇痛胶囊、少腹逐瘀丸、桂枝茯苓胶囊（丸）（表 24-7）。

**表 24-7　慢性盆腔炎寒湿瘀阻证可选用的中成药**

| 药品名称 | 药物组成 | 功能主治 | 用法用量 | 注意事项 |
| --- | --- | --- | --- | --- |
| 散结镇痛胶囊 | 龙血竭、三七、浙贝母、薏苡仁 | 软坚散结，化瘀定痛。用于子宫内膜异位（痰瘀互结兼气滞证）所致的继发性痛经、月经不调、盆腔包块、不孕等 | 口服。一次 4 粒，一日 3 次。于月经来潮第 1 天开始服药，连服 3 个月经周期为一个疗程 | 1. 孕妇禁用<br>2. 偶见皮肤瘙痒、烦热、口渴、便秘、胃脘不适、头晕、恶心、腹泻、皮疹、心悸、皮肤多油、多汗，一般不影响继续治疗<br>3. 偶见转氨酶、尿素氮轻度升高，心电图改变，尿中出现红细胞，目前尚不能肯定是由于本药所致 |

续表

| 药品名称 | 药物组成 | 功能主治 | 用法用量 | 注意事项 |
|---|---|---|---|---|
| 少腹逐瘀丸 | 当归、蒲黄、五灵脂（醋炒）、赤芍、小茴香（盐炒）、延胡索（醋制）、没药（炒）、川芎、肉桂、炮姜 | 温经活血，散寒止痛。用于寒凝血瘀所致的月经后期、痛经，症见行经后错、行经小腹冷痛、经血紫暗、有血块 | 温黄酒或温开水送服。一次1丸，一日2~3次 | 1. 湿热为患、阴虚有热者忌用<br>2. 治疗产后腹痛应排除胚胎或胎盘组织残留。服药后腹痛不减轻时应请医生诊治<br>3. 孕妇慎用<br>4. 外感时不宜使用 |
| 桂枝茯苓胶囊（丸） | 桂枝、茯苓、牡丹皮、白芍、桃仁 | 活血，化瘀，消癥。主治妇人瘀血阻络所致癥块、经闭、痛经、产后恶露不尽；子宫肌瘤，慢性盆腔炎包块，痛经，子宫内膜异位症，卵巢囊肿见上述证候者；也可用于女性乳腺囊性增生病属瘀血阻络证，症见乳房疼痛、乳房肿块、胸胁胀闷；或用于前列腺增生属瘀阻膀胱证，症见小便不爽，尿细如线，或点滴而下，小腹胀痛者 | 口服。一次3粒，一日3次，饭后服 | 妊娠者忌服，或遵医嘱，经期停服 |

### 8.2.3 直肠用药（表24-8）

**表24-8 慢性盆腔炎寒湿瘀阻证论治**

| 药品名称 | 药物组成 | 功能主治 | 用法用量 | 注意事项 |
|---|---|---|---|---|
| 康妇消炎栓 | 苦参、败酱草、紫花地丁、穿心莲、蒲公英、猪胆粉、紫草（新疆紫草）、芦荟 | 清热解毒，利湿散结，杀虫止痒。主治湿热、湿毒所致的带下病，阴痒，阴蚀，症见下腹胀痛或腰骶胀痛，带下量多，色黄，阴部瘙痒，或有低热，神疲乏力，便干或溏而不爽，小便黄；盆腔炎、附件炎、阴道炎见上述证候者 | 每次1粒，每日1~2次，直肠给药，7日为一疗程 | 1. 本品为直肠外用给药，禁止内服<br>2. 过敏体质者慎用。肛肠疾病者慎用，请咨询医师<br>3. 高血压、心脏病、肾脏病等严重患者慎用，应在医师指导下使用<br>4. 青春期少女、哺乳期妇女、更年期妇女、年老体弱者应在医师指导下使用<br>5. 带下病伴有血性分泌物，或伴有尿频、尿急、尿痛者，应去医院就诊<br>6. 使用本品后症状加重，或出现其他严重症状时，应停药并及时去医院诊治<br>7. 保持外阴清洁，勤换内裤、护垫<br>8. 用药期间，要舒畅情致，忌忧思恼怒，防忧郁，以免加重病情<br>9. 偶因贮存不当，栓粒遇高温易变形，可在使用前将塑料板放入水中冷却片刻使用；或药物表面出现白色积粉，均不影响药效 |

续表

| 药品名称 | 药物组成 | 功能主治 | 用法用量 | 注意事项 |
| --- | --- | --- | --- | --- |
| 化瘀散结灌肠液 | 当归、赤芍、地黄、川芎、桃仁、红花、丹参、川牛膝、三棱、莪术、鳖甲、金银花等15味 | 活血化瘀，软坚散结，行气导滞，清热解毒。治疗盆腔炎性包块、卵巢囊肿、子宫肌瘤、子宫内膜异位症及急慢性盆腔炎、痛经、不孕症 | 一次50mL保留灌肠，一日1次，10天为一疗程 | 孕妇及月经期妇女禁用 |

**9　预后**

绝大多数急性盆腔炎经过及时、足量、足疗程恰当的治疗，能彻底治愈，治疗不及时有可能并发败血症和慢性腹膜炎，最终致使感染性休克产生。治疗不规范或患者素体较虚，易转成慢性盆腔炎。慢性盆腔炎病情缓慢，病程长，治疗时间较长，易反复发作，日久可致不孕、异位妊娠等不良结局。

（许丽绵）

## 参考文献


1. 中华中医药学会．中医妇科常见病指南．北京：中国中医药出版社，2012

2. 中华中医药学会团体标准．中医药单用/联合抗生素治疗常见感染性疾病临床实践指南·盆腔炎性疾病．北京：中国中医药出版社，2017

3. 《中成药治疗优势病种临床应用指南》标准化项目组．中成药治疗盆腔炎性疾病后遗症临床应用指南（2020年）．中国中西医结合杂志，2021，41（03）：286-299

4. 国家药品监督管理局药品评价中心．国家基本药物——中成药．北京：人民卫生出版社，2018

5. 中华医学会妇产科学分会感染性疾病协作组．盆腔炎症性疾病诊治规范（2019修订版）．中华妇产科杂志，2019，54（7）：433-437

6. 中国中西医结合学会妇产科专业委员会．输卵管妊娠中西医结合诊疗指南．中国实用妇科与产科杂志，2021，37（2）：172-180

7. 中国中西医结合学会妇产科专业委员会．子宫内膜异位症中西医结合诊疗指南．中国中西医结合杂志，2019，39（10）：1169-1176

8. 吴文湘，廖秦平．盆腔炎性疾病的流行病学．实用妇产科杂志，2013，29（10）：721-723

# 第二十五章 胎漏、胎动不安（先兆流产）

## 1 范围

本《指南》规定了胎漏、胎动不安（先兆流产）的诊断、辨证和中成药治疗。

本《指南》适用于胎漏、胎动不安（先兆流产）的诊断、辨证和中成药治疗。

## 2 术语和定义

下列术语和定义适用于本《指南》。

胎漏（vaginal bleeding during pregnancy）是妊娠期间阴道少量流血，时下时止，而无腰酸腹痛、小腹坠胀者。胎动不安（threatened abortion）是指妊娠期间腰酸腹痛、小腹坠胀，或伴有少量阴道流血者。两者临床表现虽不同，但因其病因病机、辨证论治相近，故一并叙述。西医学称为“先兆流产”，指妊娠12周前出现少量阴道流血，为鲜红色或褐色，无妊娠物排出，伴有下腹痛或腰背痛，经休息及治疗后症状消失，可继续妊娠。若阴道流血量增多或下腹痛加剧，可发展为难免流产。

## 3 流行病学

先兆流产是妇科常见病，其病因涉及遗传、免疫、内分泌、解剖、感染、环境、心理、父方因素等多个方面。自然流产的发病率占全部妊娠的10%~15%，其中早期自然流产的发生率占所有流产的80%。

## 4 病因病理

### 4.1 中医病因病机

主要病机是冲任损伤，胞络失养，胎元不固。有母体和胎元两方面的原因。胎元方面：父母之精气不足，两精虽能结合，胎元不固或有所缺陷而不能成实。母体方面：因素体虚弱，肾气不足，或因房事不节，耗损肾精或由气血虚弱，或因邪热动胎，或受孕之后兼患其他疾病，干扰胎气，以致胎漏、胎动不安。

胎漏、胎动不安的常见病因有肾虚、脾肾两虚、气血不足、血热、血瘀。①肾虚：禀赋素弱，先天不足，肾气虚弱；或孕后不慎房事，损伤肾气，肾虚冲任不固，胎失所系，以致胎元不固，而成胎漏、胎动不安。②脾肾两虚：父母先天脾肾虚弱或屡孕屡堕损伤脾肾。肾主先天，脾主后天，脾肾虚弱，不能养胎。③气血不足：平素体弱血虚，或孕后脾胃受损，化源不足。或因故损伤气血，气虚不摄，血虚失养，胎气不固，以致胎漏、胎动不安。④血热：素体阳盛，或七情郁结化热，或外感邪热，或阴虚生内热，热扰冲任，损伤胎气。⑤血瘀：跌仆闪挫或因劳力过度，损伤冲任，气血失和，致胎漏、胎动不安。

4.2　西医病因病理

4.2.1　病因

病因包括胚胎因素、母体因素、父亲因素及环境因素。胚胎因素：胚胎染色体异常是早期流产最常见的原因，占50%～60%。母体因素：①全身性疾病：如严重感染、高热疾病、严重贫血或心力衰竭等。②生殖道解剖结构异常：如子宫畸形、子宫肌瘤、宫腔粘连等。③内分泌异常：如黄体功能不全、甲状腺功能减退、糖尿病血糖控制不良等。④免疫因素：包括自身免疫与同种免疫。⑤易栓因素：包括遗传性和获得性易栓症等。父亲因素：精子的染色体异常可以导致自然流产。环境因素：过多接触放射线和甲醛、砷、铅、苯、氯丁二烯、氧化乙烯等化学物质，均可引起流产。

4.2.2　病理

先兆流产若胚胎发育异常，可能为生长结构障碍，表现为全胚发育异常，如结节状胚、圆柱状胚、发育阻碍胚甚至无胚胎；也可能为特殊发育缺陷，以肢体发育缺陷、神经管畸形最常见。

**5　临床表现**

先兆流产主要表现为停经后阴道流血和腰酸、腹痛。阴道出血不多，呈鲜红色或血性白带，无妊娠物排出。若积于阴道较久，则呈褐色，常表现为点滴状，持续数天或几周，也可伴有小腹痛、腰背痛或小腹坠胀。腰酸、腹痛、小腹坠胀不必全都具备，符合一二症状即可。妇科检查：宫口闭合，羊膜囊未破，子宫体大小与停经月份相符。

**6　诊断**

6.1　病史

有停经史，可有早孕反应。常有孕后不洁房事史，人工流产、自然流产史，或宿有癥瘕史。

6.2　症状

妊娠期间出现少量阴道流血，时下时止，而无明显的腰酸、腹痛者，可诊断为胎漏；妊娠期间出现腰酸、腹痛、小腹坠胀，或伴有少量阴道流血者，可诊断为胎动不安。

6.3　体征

妇科检查宫体大小与停经月份相符。

6.4　辅助检查

血β-HCG检查提示妊娠，血β-HCG、$E_2$、P连续动态监测了解胚胎发育情况；超声检查提示宫内早孕，且与停经天数相符。

**7　鉴别诊断**

本病首先应与难免流产、不全流产、完全流产、稽留流产、复发性流产、流产合并感染等相鉴别；同时还应与异位妊娠、葡萄胎、功能失调性子宫出血、子宫肌瘤、宫颈出血（宫颈赘生物、急性炎症、宫颈上皮内瘤样病变、宫颈癌等）相鉴别。

## 8 治疗

### 8.1 西医治疗原则

针对原因积极保胎：①卧床休息，禁性生活；②黄体功能不全者可应用黄体酮制剂；③可口服维生素 E 保胎治疗；④合并其他基础疾病者应对因处理，如控制血糖、服用小剂量甲状腺片等；⑤出血时间较长者，可酌情选用无胎毒的抗生素预防感染。若临床症状加重、激素水平不理想，应及时行超声检查，超声检查提示胚胎发育停止者，应终止妊娠。

### 8.2 中成药用药方案

#### 8.2.1 基本原则

本病治法以安胎为主。因肾主生殖，且胎为肾系，故以补肾固肾为基本治法，根据不同情况配合健脾益气、补血养阴、清热凉血、化瘀固冲等治法。经过治疗，出血迅速控制，腹痛消失，多能继续妊娠。若继续出血量多、腰酸、腹痛加重则已发展至堕胎或小产，又急当以去胎益母，按堕胎、小产处理。

#### 8.2.2 分证论治（表 25-1）

表 25-1 胎漏、胎动不安（先兆流产）分证论治

| 证候 | 症状 | 治法 | 中成药 |
|---|---|---|---|
| 肾虚证 | 妊娠期阴道少量流血，色淡或暗，腰酸膝软，或有腰痛、腹痛，或曾屡孕屡堕，头晕耳鸣，健忘，夜尿多；舌淡暗，苔薄白，脉弦细数，尺脉沉弱 | 补肾益气，养血安胎 | 保胎灵、滋肾育胎丸 |
| 脾肾两虚证 | 妊娠期阴道少量流血，色淡或暗，腰酸、腰痛，或腹部隐痛，神疲肢倦，大便溏泄；舌淡苔薄白，脉细滑，尺脉弱 | 健脾补肾，养血安胎 | 滋肾育胎丸、孕康口服液（颗粒）、乐孕宁口服液 |
| 气血虚弱证 | 妊娠期阴道少量流血，色淡或暗，伴腹部隐痛、腹坠感，面色少华，神疲肢倦；舌淡苔薄白，脉细弱略滑 | 补气养血，固肾安胎 | 孕康口服液（颗粒）、阿胶补血颗粒、安胎丸 |
| 血热证 | 妊娠期阴道少量流血，色鲜红或深红，质稠，或腰酸、腰痛，大便秘结，口苦、口干；舌红苔黄，脉滑数 | 滋阴清热，补肾安胎 | 固肾安胎丸 |
| 血瘀证 | 有跌仆伤胎史，阴道流血伴腰酸、腰痛，腹部隐痛不适或刺痛，纳差；舌暗有瘀点，脉弦滑，略数 | 养血活血，补肾安胎 | 保胎无忧片、嗣育保胎丸、保胎丸 |

以下内容为表 25-1 内容的详解，重点强调同病同证情况下不同中成药选用区别。

（1）肾虚证：妊娠期阴道少量流血，色淡或暗，腰酸膝软，或有腰痛、腹痛，或曾屡孕屡堕，头晕耳鸣，健忘，夜尿多；舌淡暗，苔薄白，脉弦细数，尺脉沉弱。

【辨证要点】妊娠期阴道少量流血，色淡或暗，腰酸膝软，头晕耳鸣。

【治法】补肾益气，养血安胎。

【中成药】保胎灵、滋肾育胎丸（表 25-2）。

表 25-2　胎漏、胎动不安肾虚证可选用的中成药

| 药品名称 | 药物组成 | 功能主治 | 用法用量 | 注意事项 |
| --- | --- | --- | --- | --- |
| 保胎灵 | 熟地黄、牡蛎、五味子、阿胶、槲寄生、巴戟天、白术、山药、白芍、龙骨、续断、枸杞子、杜仲（炭）、菟丝子（饼） | 补肾，固冲，安胎。用于先兆流产，习惯性流产及因流产引起的不孕症 | 口服。一次 5 片，一日 3 次 | 尚不明确 |
| 滋肾育胎丸 | 菟丝子、砂仁、熟地黄、人参、桑寄生、阿胶（炒）、首乌、艾叶、巴戟天、白术、党参、鹿角霜、枸杞子、续断、杜仲 | 补肾健脾，益气培元，养血安胎，强壮身体。用于脾肾两虚，冲任不固所致的滑胎，防治习惯性流产和先兆流产 | 淡盐水或蜂蜜水送服。一次 5g，一日 3 次 | 1. 感冒发热勿服。服药时忌食萝卜、薏苡仁、绿豆芽<br>2. 如肝肾阴虚患者，服药后觉口干口苦者，改用蜂蜜水送服 |

（2）脾肾两虚证：妊娠期阴道少量流血，色淡或暗，腰酸、腰痛，或腹部隐痛，神疲肢倦，大便溏泄；舌淡苔薄白，脉细滑，尺脉弱。

【辨证要点】妊娠期阴道少量流血，色淡或暗，腰酸腰痛，神疲肢倦，大便溏泄。

【治法】健脾补肾，养血安胎。

【中成药】滋肾育胎丸、孕康口服液（颗粒）、乐孕宁口服液（表 25-3）

表 25-3　胎漏、胎动不安脾肾两虚证可选用的中成药

| 药品名称 | 药物组成 | 功能主治 | 用法用量 | 注意事项 |
| --- | --- | --- | --- | --- |
| 滋肾育胎丸 | 菟丝子、砂仁、熟地黄、人参、桑寄生、阿胶（炒）、首乌、艾叶、巴戟天、白术、党参、鹿角霜、枸杞子、续断、杜仲 | 补肾健脾，益气培元，养血安胎，强壮身体。用于脾肾两虚，冲任不固所致的滑胎，防治习惯性流产和先兆流产 | 淡盐水或蜂蜜水送服。一次 5g，一日 3 次 | 1. 感冒发热勿服。服药时忌食萝卜、薏苡仁、绿豆芽<br>2. 如肝肾阴虚患者，服药后觉口干口苦者，改用蜂蜜水送服 |
| 孕康口服液（颗粒） | 山药、续断、黄芪、当归、狗脊（去毛）、菟丝子、桑寄生、杜仲（炒）、补骨脂、党参、茯苓、白术（焦）、阿胶、地黄、山茱萸、枸杞子、乌梅、白芍、砂仁、益智仁、苎麻根、黄芩、艾叶 | 健脾固肾，养血安胎。用于肾虚型和气血虚弱型先兆流产、习惯性流产 | 口服液：早、中、晚空腹口服。一次 20mL，一日 3 次。颗粒：开水冲服，早、中、晚空腹服用。一次 1 袋，一日 3 次 | 1. 忌食辛辣刺激性食物，避免剧烈运动以及重体力劳动。<br>2. 凡难免流产、葡萄胎等非本品使用范围<br>3. 保胎，妊娠性呕吐者请在医生指导下使用 |
| 乐孕宁口服液 | 黄芪、党参、白术、续断、杜仲、白芍、补骨脂、当归、山药、大枣、砂仁等 | 健脾养血，补肾安胎。用于脾肾两虚所致的先兆流产、习惯性流产 | 口服。一次 10mL，一日 3 次 | 尚不明确 |

（3）气血虚弱证：妊娠期少量阴道流血，色淡或暗，伴腹部隐痛、腹坠感，面色少华，神疲肢倦；舌淡苔薄白，脉细弱略滑。

【辨证要点】妊娠期阴道少量流血，色淡或暗，面色少华，神疲肢倦。

【治法】补气养血，固肾安胎。

【中成药】孕康口服液（颗粒）、阿胶补血颗粒、安胎丸（表25-4）

表25-4 胎漏、胎动不安气血虚弱证可选用的中成药

| 药品名称 | 药物组成 | 功能主治 | 用法用量 | 注意事项 |
|---|---|---|---|---|
| 孕康口服液（颗粒） | 山药、续断、黄芪、当归、狗脊（去毛）、菟丝子、桑寄生、杜仲（炒）、补骨脂、党参、茯苓、白术（焦）、阿胶、地黄、山茱萸、枸杞子、乌梅、白芍、砂仁、益智仁、苎麻根、黄芩、艾叶 | 健脾固肾，养血安胎。用于肾虚型和气血虚弱型先兆流产和习惯性流产 | 口服液：早、中、晚空腹口服。一次20mL，一日3次。颗粒：开水冲服，早、中、晚空腹服用。一次1袋，一日3次 | 1. 忌食辛辣刺激性食物，避免剧烈运动以及重体力劳动<br>2. 凡难免流产、葡萄胎等非本品使用范围<br>3. 保胎、妊娠性呕吐者请在医生指导下使用 |
| 阿胶补血颗粒 | 阿胶、熟地黄、党参、黄芪、枸杞子、白术 | 益气补血。用于久病体弱，气虚血亏 | 开水冲服。一次1袋，一日2次 | 1. 本品为气血双补之药，咳嗽痰多，脘腹胀痛，纳食不消，腹胀便溏者不宜服用<br>2. 服本药时不宜同时服用藜芦或其制剂<br>3. 不宜和感冒类药同时服用<br>4. 高血压、糖尿病患者或正在接受其他药物治疗者应在医师指导下服用<br>5. 本品宜饭前服用或进食同时服 |
| 安胎丸 | 当归、川芎（制）、黄芩、白芍（炒）、白术 | 养血安胎。用于妊娠血虚，胎动不安，面色淡黄，不思饮食，神疲乏力 | 空腹开水送服。一次1丸，一日2次 | 感冒发热者忌服 |

（4）血热证：妊娠期间阴道少量流血，色鲜红，或腰腹坠胀作痛；心烦不安，手足心热，口干咽燥，小便短黄，大便秘结；舌质红，苔黄，脉滑数。

【辨证要点】妊娠期间阴道少量流血，色鲜红，手足心热，小便短黄，大便秘结。

【治法】清热凉血，补肾安胎。

【中成药】固肾安胎丸（表25-5）。

表 25-5 胎漏、胎动不安血热证可选用的中成药

| 药品名称 | 药物组成 | 功能主治 | 用法用量 | 注意事项 |
| --- | --- | --- | --- | --- |
| 固肾安胎丸 | 地黄、肉苁蓉（制）、续断、桑寄生、钩藤、菟丝子、白术（炒）、黄芩、制何首乌、白芍 | 滋阴补肾，固冲安胎。用于先兆流产属肾阴虚证，症见腰酸胀痛、小腹坠痛、阴道流血，可伴有头晕耳鸣、口干咽燥、神疲乏力、手足心热 | 口服。一次 6g，一日 3 次 | 若服药后症状无缓解请到医院就诊 |

（5）血瘀证：有跌仆伤胎史，阴道流血伴腰酸、腰痛，腹部隐痛不适或刺痛，纳差；舌暗有瘀点，脉弦滑略数。

【辨证要点】跌仆伤胎史，阴道流血，腹部隐痛不适或刺痛，舌暗有瘀点。

【治法】养血活血，补肾安胎。

【中成药】保胎无忧片、嗣育保胎丸、保胎丸（表 25-6）。

表 25-6 胎漏、胎动不安血瘀证可选用的中成药

| 药品名称 | 药物组成 | 功能主治 | 用法用量 | 注意事项 |
| --- | --- | --- | --- | --- |
| 保胎无忧片 | 艾叶（炭）、荆芥（炭）、川芎、甘草、菟丝子（酒泡）、厚朴（姜制）、羌活、川贝母、当归（酒制）、黄芪、白芍（酒制）、枳壳（麸炒） | 安胎，养血。用于闪挫伤胎，习惯性小产，难产 | 鲜姜汤送服。一次 4~6 片，一日 2~3 次 | 忌食鱼类，产妇忌服 |
| 嗣育保胎丸 | 黄芪、党参、茯苓、白术、甘草、当归、川芎、白芍、熟地黄、阿胶、桑寄生、菟丝子、艾叶、荆芥穗、厚朴、枳壳、川贝母、羌活、鹿茸粉 | 补气养血，安胎保产。用于孕妇气血不足引起恶心呕吐，腰酸腹痛，足膝水肿，胎动不安，屡经流产 | 口服。一次 2 丸，一日 2~3 次 | 服用前应除去蜡皮、塑料球壳；本品可嚼服，也可分吞服 |
| 保胎丸 | 熟地黄、醋艾炭、荆芥穗、平贝母、槲寄生、菟丝子（酒炙）、黄芪、炒白术、枳壳（麸炒）、砂仁、黄芩、厚朴（姜制）、甘草、川芎、白芍、羌活、当归 | 气血不足、肾气不固所致的胎漏、胎动不安，症见小腹坠痛，或见阴道少量出血，或屡经流产，伴神疲乏力，腰膝酸软 | 口服。一次 1 丸，一日 2 次 | 尚不明确 |

## 9 预后

先兆流产的预后主要取决于胚胎发育是否正常。对于非胚胎因素造成的流产，经过积极正确的治疗，纠正相关因素后预后良好。

（傅萍）

## 参考文献

1. 中华中医药学会．中医妇科常见病诊疗指南．北京：中国中医药出版社，2012
2. 罗颂平，杜惠兰．中成药临床应用指南·妇科疾病分册．中国中医药出版社，2016
3. 罗颂平，刘雁峰．中医妇科学．北京：人民卫生出版社，2020
4. 谢幸，苟文丽．妇产科学．北京：人民卫生出版社，2013

# 第二十六章　滑胎（复发性流产）

**1　范围**

本《指南》规定了滑胎的诊断、辨证和中成药治疗。

本《指南》适用于滑胎的诊断、辨证和中成药治疗。

**2　术语和定义**

下列术语和定义适用于本《指南》。

滑胎（habitual abortion）是指堕胎或小产连续发生3次或3次以上，亦称“屡孕屡堕”或“数堕胎”。西医学称习惯性流产或复发性流产。

**3　流行病学**

堕胎、小产有复发性倾向。自然周期妊娠的育龄妇女，有10%~15%发生流产，其中，60%~70%发生在妊娠12周内（堕胎），发生在妊娠12~27周之间的晚期流产（小产）仅占20%左右。而发生堕胎、小产2~3次者，再次妊娠时发生堕胎、小产的风险明显增加。辅助生殖技术（ART）获得妊娠的妇女，发生流产的概率为17%~30%。因排卵障碍行促排卵治疗获得妊娠者，发生流产或反复流产的风险亦增加。

**4　病因病理**

4.1　中医病因病机

中医病机有两方面：母体有疾以致损伤冲任，不能固胎；胎元不健而屡屡殒堕。

中医病因亦包括两方面因素：母体因素：①肾虚，禀赋不足或久病伤肾，或高龄肾气亏损，封藏失职；②脾虚，忧思劳倦伤脾，后天之本损伤，统摄失司；③气血虚弱，气虚不能载胎，血虚不能养胎，则胎元不固；④血热，阴虚内热，热扰胎元。胎元因素：①父母精气薄弱，胎元不健；②孕后摄生不慎，邪毒伤胎。

4.2　西医病因病理

复发性流产病因病理复杂：①遗传因素，如某些遗传性疾病的纯合子（如地中海贫血）、夫妇一方或双方染色体异常、胚胎染色体异常或基因突变等；②子宫形态异常，如子宫纵隔、单角子宫等；③内分泌因素，包括黄体不健、甲状腺功能异常等；④免疫因素，如免疫应答低下或自身免疫损伤等。患者可存在多种因素，亦有部分为原因不明。

**5　临床表现**

孕前多有腰酸乏力等症状；孕后或有腰酸腹痛、阴道流血等胎漏、胎动不安症状。

**6　诊断**

6.1　诊断要点

6.1.1　病史

既往有不良妊娠史，堕胎或小产连续发生3次或3次以上，多数发生在同一妊娠月。

6.1.2　辅助检查

（1）遗传因素：流产胚胎染色体、父母双方外周血染色体；地中海贫血常规等。

（2）子宫因素：超声检查、子宫造影等了解子宫形态，如子宫纵隔、单角子宫、双子宫等先天性子宫畸形；黏膜下子宫肌瘤；宫腔粘连；宫颈内口松弛等。

（3）内分泌因素：甲状腺功能、血糖、黄体功能等。

（4）免疫功能：NK 细胞、TH1/TH2 细胞因子、封闭抗体、抗心磷脂抗体、血型抗体等。

（5）感染因素：弓形虫病、单纯疱疹病毒、风疹病毒、巨细胞病毒等。

（6）凝血因素：D-二聚体、凝血功能、血小板功能等。

6.2　辨证

辨证要点：堕胎或小产连续发生 3 次或 3 次以上是各证型滑胎患者的共有症状，临床上应遵循辨病与辨证相结合的原则，既要根据全身症状和舌脉进行辨证，同时需要全面检查以明确滑胎的原因。

**7　治疗**

（1）西医治疗原则：在再次妊娠前尽量消除引起流产的因素。内分泌因素所致者，以激素治疗为主。黄体不健，可在排卵后补充孕激素，孕后继续使用至妊娠 12 周。甲状腺功能低下，补充甲状腺激素。免疫因素所致，封闭抗体缺乏，孕后使用免疫球蛋白。自身免疫抗体阳性，孕前用免疫抑制剂、皮质激素，待抗体转阴后再妊娠。血栓前状态，使用抗凝治疗，如阿司匹林、低分子肝素等。

如属于夫妇一方或双方染色体异常，或反复发生胚胎染色体异常、双方带有相同的地中海贫血基因等，应考虑采取辅助生育技术（胚胎移植前诊断，PGS）。

（2）中成药用药方案

1）基本原则：应遵循预培其损的原则，从孕前开始治疗，针对病因以补肾、健脾、养血、固冲等调治。若有月经不调者，当先调经，若因他病而致滑胎者，当先治他病。若已受孕，应积极保胎，可按胎漏、胎动不安治疗，再次妊娠宜间隔半年以上。

2）分证论治（表 26-1）

**表 26-1　滑胎分证论治**

| 证候 | 症状 | 治法 | 中成药 |
|---|---|---|---|
| 肾虚证 | 屡次堕胎或小产，连续发生 3 次或 3 次以上，月经初潮常迟于 16 岁，月经后期或稀发、闭经，或月经量少，经色淡暗；头晕耳鸣，腰膝酸软，性欲淡漠，夜尿频多；舌淡苔薄，脉沉细 | 补肾益气，固摄冲任 | 滋肾育胎丸、保胎灵片 |
| 脾虚证 | 屡次堕胎或小产，连续发生 3 次或 3 次以上，月经过多或周期推后，经色淡，质稀；神疲乏力，畏寒肢冷，口淡纳呆，下腹坠胀，大便溏薄；舌淡胖边有齿痕，脉细缓 | 温补脾阳，佐以补肾 | 乐孕宁口服液 |

续表

| 证候 | 症状 | 治法 | 中成药 |
|---|---|---|---|
| 气血虚弱证 | 屡次堕胎或小产，连续发生3次或3次以上，月经量少或月经稀发，经色淡；面色萎黄，眩晕乏力，气短懒言，心悸失眠，唇甲色淡；舌淡苔薄白，脉细无力 | 益气养血，佐以健脾 | 孕康口服液（颗粒） |
| 血热证 | 屡次堕胎或小产，连续发生3次或3次以上，月经量或多或少，经色紫红或鲜红，质稠黏；潮热面赤，手足心热，口干咽燥；舌红苔黄或少苔，脉细数 | 清热养阴，养血调冲 | 固肾安胎丸 |

以下内容为表9-1内容的详解，重点强调同病同证情况下不同中成药选用区别。

（1）肾虚证：屡次堕胎或小产，连续发生3次或3次以上，月经初潮常迟于16岁，月经后期或稀发、闭经，或月经量少，经色淡暗；头晕耳鸣，腰膝酸软，性欲淡漠，夜尿频多；舌淡苔薄，脉沉细。

【辨证要点】屡孕屡堕，头晕耳鸣，腰膝酸软，性欲淡漠。

【治法】补肾益气，固摄冲任。

【中成药】滋肾育胎丸、保胎灵片（表26-2）。

**表26-2 滑胎肾虚证可选用的中成药**

| 药品名称 | 药物组成 | 功能主治 | 用法用量 | 注意事项 |
|---|---|---|---|---|
| 滋肾育胎丸 | 菟丝子、人参、桑寄生、续断、白术、党参、阿胶（炒）、巴戟天、杜仲、熟地黄、枸杞子、制首乌、鹿角霜、艾叶、砂仁 | 补肾健脾，益气培元，养血安胎。用于脾肾两虚、冲任不固所致的滑胎（防治习惯性流产和先兆流产） | 口服。每次5g，每日3次。滑胎患者一般服药至症状消失或妊娠12周 | 1. 早孕期间禁房事<br>2. 感冒发热勿服<br>3. 服药时忌食萝卜、薏苡仁、绿豆芽<br>4. 肝肾阴虚，或服药后口干口苦，用淡盐水或蜂蜜送服 |
| 保胎灵片 | 熟地黄、续断、杜仲（炭）、槲寄生、菟丝子（饼）、巴戟天（去心）、阿胶、枸杞子、山药、白术（炒）、白芍、龙骨（煅）等14味 | 补肾，固冲，安胎。用于先兆流产、习惯性流产 | 口服。每次3片，每日3次 | 于月经干净3天后开始服用，直到妊娠为止 |

（2）脾虚证：屡次堕胎或小产，连续发生3次或3次以上，月经过多或周期推后，经色淡，质稀；神疲乏力，畏寒肢冷，口淡纳呆，下腹坠胀，大便溏薄；舌淡胖边有齿痕，脉细缓。

【辨证要点】屡孕屡堕，神疲乏力，畏寒肢冷，口淡纳呆，下腹坠胀，大便溏薄。

【治法】温补脾阳，佐以补肾。

【中成药】乐孕宁口服液（表26-3）。

**表 26-3　滑胎脾虚证可选用的中成药**

| 药品名称 | 药物组成 | 功能主治 | 用法用量 | 注意事项 |
| --- | --- | --- | --- | --- |
| 乐孕宁口服液 | 黄芪、党参、白术、山药、白芍、当归、补骨脂、续断、杜仲、砂仁、大枣 | 健脾养血，补肾安胎。用于脾肾两虚所致的先兆流产、习惯性流产 | 口服。一次 10mL，一日 3 次 | 尚不明确 |

（3）气血两虚证：屡次堕胎或小产，连续发生 3 次或 3 次以上，月经量少或月经稀发，经色淡；面色萎黄，眩晕乏力，气短懒言，心悸失眠，唇甲色淡；舌淡苔薄白，脉细无力。

【辨证要点】屡孕屡堕，面色萎黄，眩晕乏力，气短懒言，心悸失眠，唇甲色淡。

【治法】益气养血，佐以健脾。

【中成药】孕康口服液（颗粒）（表 26-4）。

**表 26-4　滑胎气血两虚证可选用的中成药**

| 药品名称 | 药物组成 | 功能主治 | 用法用量 | 注意事项 |
| --- | --- | --- | --- | --- |
| 孕康口服液（颗粒） | 黄芪、党参、白术（焦）、山药、茯苓、菟丝子、桑寄生、续断、阿胶、杜仲（炒）、白芍、当归、补骨脂、狗脊（去毛）、熟地黄、山茱萸、枸杞子、黄芩、苎麻根、乌梅、益智仁、砂仁、艾叶 | 健脾固本，养血安胎。用于肾虚型和气血虚弱型先兆流产和习惯性流产 | 口服。口服液：一次 20mL，一日 3 次。颗粒：一次 1 袋，一日 3 次 | 服药期间，忌食辛辣刺激性食物，避免剧烈运动以及重体力劳动。保胎，妊娠性呕吐者请在医生指导下使用 |

（4）血热证：屡次堕胎或小产，连续发生 3 次或 3 次以上，月经量或多或少，经色紫红或鲜红，质稠黏；潮热面赤，手足心热，口干咽燥；舌红苔黄或少苔，脉细数。

【辨证要点】屡孕屡堕，经色紫红或鲜红，质稠黏；潮热面赤，手足心热，口干咽燥。

【治法】清热养阴，养血调冲。

【中成药】固肾安胎丸（表 26-5）。

**表 26-5　滑胎血热证可选用的中成药**

| 药品名称 | 药物组成 | 功能主治 | 用法用量 | 注意事项 |
| --- | --- | --- | --- | --- |
| 固肾安胎丸 | 地黄、肉苁蓉（制）、续断、桑寄生、钩藤、菟丝子、白术（炒）、黄芩、制何首乌、白芍 | 滋阴补肾，固冲安胎。用于先兆流产属肾阴虚证，症见腰酸胀痛、小腹坠痛、阴道流血，可伴有头晕耳鸣、口干咽燥、神疲乏力、手足心热 | 口服。一次 6g，一日 3 次 | 若服药后症状无缓解请到医院就诊 |

### 8 预后

因母体因素导致冲任不固的滑胎，孕前治疗3~6个月，再次妊娠后继续安胎，多能取效，获得足月妊娠。若因胎元不健而滑胎者，则属于自然淘汰，流产难以避免。可采取辅助生育技术进行胚胎移植前诊断（PGS）以获得正常胚胎。

（罗颂平）

## 参考文献

1. 中华中医药学会．中医妇科临床诊疗指南．北京：中国中医药出版社，2012.

2. 魏凌燕．滋肾育胎丸辅助治疗黄体功能不全复发性流产的临床观察．内蒙古中医药，2020，39（6）：15

3. 李丽莉．滋肾育胎丸联合地屈孕酮治疗复发性流产观察．实用中医药杂志，2019，35（8）：986

4. 李相宜，李艳芳，罗颂平．滋肾育胎丸治疗复发性流产对妊娠结局的影响．新中医，2015，47（10）：105

5. 伍萍芝．地屈孕酮片联合保胎灵对复发性自然流产患者血管内皮生长因子及Th1/Th2型细胞因子的影响．现代中西医结合杂志，2016，25（8）：879

6. 杨翠荣，胡豪，闫炯，等．孕康颗粒联合绒促性素治疗习惯性流产的临床研究．现代药物与临床，2019，34（9）：2717

7. 杨敬敬，杨春丽，王宝金．固肾安胎丸联合阿司匹林治疗复发性流产的临床研究．现代药物与临床，2019，34（4）：1100

8. 梁程程，雷磊．中医药治疗复发性自然流产的Meta分析．北京中医药大学学报，2016，39（5）：429

# 第二十七章　妊娠恶阻

## 1　范围

本《指南》规定了妊娠恶阻的诊断、辨证和中成药治疗。

本《指南》适用于妊娠恶阻的诊断、辨证和中成药治疗。

## 2　术语和定义

下列术语和定义适用于本《指南》。

妊娠恶阻（morning sickness）是指妊娠期间反复出现恶心呕吐，进食受阻，甚则食入即吐。该病又称“妊娠呕吐”“阻病”“子病”“病儿”等。大多出现在妊娠早期，也有极少数持续至妊娠晚期。

## 3　流行病学

妊娠期恶心呕吐是一种常见病，流行病学调查显示，恶心的患病率为50%～80%，恶心呕吐并见占50%。怀孕后恶心呕吐的复发率从15%～81%不等。妊娠期恶心呕吐的早期治疗可能有助于防止发展为妊娠剧吐。

## 4　病因病理

### 4.1　中医病因病机

本病的主要发病机制是冲气上逆，胃失和降。素体脾胃虚弱，受孕后，血聚子宫以养胎，冲脉气盛，循经上逆犯胃，胃失和降，而致恶心呕吐。平素性躁多怒，郁怒伤肝，肝郁化热，孕后血聚冲任养胎，肝血益虚，肝火愈旺，加之冲脉气盛，冲气、肝火上逆犯胃，胃失和降，遂致恶心呕吐。脾阳素虚，水湿不化，痰饮内停，孕后血聚冲任养胎，冲脉气盛，冲气夹痰饮上逆，以致恶心呕吐。呕则伤气，吐则伤阴，呕吐日久，浆水不入，气阴两亏。

### 4.2　西医病因病理

妊娠期恶心呕吐的病因尚不明确，可能与绒毛膜促性腺激素（hCG）水平升高、甲状腺功能改变有关；精神过度紧张、焦虑、忧虑及生活环境和经济状况较差的孕妇易发生妊娠剧吐。

## 5　临床表现

妊娠期间（多从妊娠早期开始）反复出现恶心呕吐，进食受阻，甚则食入即吐，甚至呕吐苦水或夹血丝，可伴有厌食，头晕，精神萎靡。严重者可出现身体消瘦，目眶下陷，血压降低，体温升高，脉搏增快，黄疸，少尿，嗜睡和昏迷等危象。

## 6　诊断

### 6.1　病史

有停经史及早期妊娠反应，多发生在妊娠3个月内。

6.2 症状

妊娠期间（多从妊娠早期开始）频繁呕吐，或食入即吐，甚至呕吐苦水或夹血丝，厌食，头晕，精神萎靡，身体消瘦，目眶下陷，严重者可出现血压降低，体温升高，脉搏增快，黄疸，少尿，嗜睡和昏迷等危象。

6.3 体征

妇科检查为妊娠子宫。

6.4 辅助检查

（1）血液检查：了解有无血液浓缩；血清钾、钠、氯、二氧化碳结合力可判断有无电解质紊乱及酸碱失衡；肝肾功能化验以确定有无肝肾受损。

（2）尿液检查：记录 24 小时尿量，以调整输液量。同时查尿酮体、尿比重、尿蛋白及管型尿。尿酮体呈阳性。

（3）心电图检查：病情严重者，可有低血钾的表现。

（4）盆腔超声检查：提示宫内妊娠，排除其他病变。

**7 鉴别诊断**

（1）葡萄胎：患者恶心呕吐严重，出现不规则阴道出血，根据 B 型超声及血β-HCG可明确诊断。

（2）急性胃肠炎：患病前常有饮食不洁，或进食生冷刺激性食物、暴饮暴食史；起病急骤，恶心呕吐伴左上腹痛，呕吐物多为胃内发酵物及残渣。

（3）急性传染性肝炎：恶心呕吐，乏力，纳差，厌油腻，腹胀，肝区痛；肝功能、HbsAg、血清胆红素等血清学检查有助鉴别。

（4）急性阑尾炎：转移性右下腹痛，伴有恶心呕吐，麦氏点压痛、反跳痛及肌紧张，体温升高和白细胞增多。

（5）急性肠梗阻：持续性或阵发性腹痛、呕吐、腹胀及肛门停止排便排气，可伴肠鸣音亢进，白细胞总数及中性粒细胞逐渐显著升高。

（6）急性胆囊炎：右胁下疼痛，恶心，厌油腻，呕吐，发热，可发病于妊娠各个阶段，既往有类似发作史，相关化验及 B 型超声检查可确诊。

（7）急性胰腺炎：典型表现为中上腹部疼痛，向腰背部放射，伴阵发性加剧，并逐渐蔓延至全腹，同时伴发热及恶心呕吐。体检可以发现腹部肌紧张，有压痛及反跳痛，上腹部最为明显。典型病例可呈现腰背部横向条索状压痛或出现 Grey Turner 征。实验室检查血白细胞计数在 $12\times10^9$/L 以上，中性粒细胞>80%，典型指标还有血尿、淀粉酶明显升高，具有诊断意义。超声检查常常提示胰腺肿大及胆囊结石等。

**8 治疗**

8.1 西医治疗原则

持续性呕吐并酮症的妊娠剧吐孕妇需要住院治疗，包括静脉补液、补充多种维生素、纠正脱水及电解质紊乱、合理使用止吐药物、防治并发症。

8.2 中成药用药方案

8.2.1 基本原则

以调气和中、降逆止呕为原则进行治疗。若出现下列情况，危及孕妇生命时，需考虑终止妊娠：持续黄疸；持续蛋白尿；体温升高，持续在38℃以上；心动过速（≥120次/分）；伴发Wernicke综合征。

8.2.2　分证论治（表27-1）

**表27-1　妊娠恶阻分证论治**

| 证候 | 症状 | 治法 | 中成药 |
| --- | --- | --- | --- |
| 脾胃虚弱证 | 妊娠期间，恶心呕吐清水、清涎或饮食物，甚或食入即吐；脘腹坠胀，神疲思睡，纳差便溏；舌质淡，舌苔白润，脉缓滑无力 | 健脾和胃，降逆止呕 | 香砂六君丸 |
| 气阴两亏证 | 妊娠期间，呕吐剧烈，甚至呕吐咖啡色或血样物；精神萎靡，身体消瘦，目眶下陷，发热口渴，唇舌干燥，尿少便秘；舌质红无津，舌苔薄黄而干或花剥，脉细滑数无力 | 益气养阴，和胃止呕 | 生脉饮（口服液、胶囊、颗粒） |

以下内容为表27-1内容的详解，重点强调同病同证情况下不同中成药的选用区别。

（1）脾胃虚弱证：妊娠期间，恶心呕吐清水、清涎或饮食物，甚或食入即吐；脘腹坠胀，神疲思睡，纳差便溏；舌质淡，舌苔白润，脉缓滑无力。

【辨证要点】妊娠期间，恶心呕吐清水、清涎或饮食物，甚或食入即吐。

【治法】健脾和胃，降逆止呕。

【中成药】香砂六君丸（表27-2）。

**表27-2　妊娠恶阻脾胃虚弱证可选用的中成药**

| 药品名称 | 药物组成 | 功能主治 | 用法用量 | 注意事项 | 不良反应 |
| --- | --- | --- | --- | --- | --- |
| 香砂六君丸 | 木香、砂仁、党参、炒白术、茯苓、炙甘草、陈皮、姜半夏、生姜、大枣 | 益气健脾，和胃。用于脾虚气滞，消化不良，嗳气食少，脘腹胀满，大便溏泄 | 口服。①水丸：一次6～9g，一日2～3次；②浓缩丸：一次12丸，一日3次 | 1. 忌生冷、油腻、不易消化食物<br>2. 不适用于口干、舌少津、大便干者<br>3. 不适用于急性胃肠炎，主要表现为恶心，呕吐，大便水泻频频，脘腹作痛 | 尚不明确 |

（2）气阴两亏证：妊娠期间，呕吐剧烈，甚至呕吐咖啡色或血样物；精神萎靡，身体消瘦，目眶下陷，发热口渴，唇舌干燥，尿少便秘；舌质红无津，舌苔薄黄而干或花剥，脉细滑数无力。

【辨证要点】妊娠期间，呕吐剧烈，甚至呕吐咖啡色或血样物；精神萎靡，身体消瘦，目眶下陷。

【治法】益气养阴，和胃止呕。

【中成药】生脉饮（口服液、胶囊、颗粒）（表27-3）。

表 27-3 气阴两亏证可选用的中成药

| 药品名称 | 药物组成 | 功能主治 | 用法用量 | 注意事项 | 不良反应 |
| --- | --- | --- | --- | --- | --- |
| 生脉饮（口服液、胶囊、颗粒） | 红参、麦冬、五味子 | 益气，养阴生津。用于气阴两亏，心悸气短，自汗 | 口服。①口服液：一次10mL，一日3次；②胶囊：一次3粒，一日3次；③颗粒：一次10g，一日3次 | 1. 忌油腻食物<br>2. 凡脾胃虚弱、呕吐泄泻、腹胀便溏、咳嗽痰多者慎用<br>3. 感冒患者不宜服用<br>4. 服用本品同时不宜服用藜芦、五灵脂、皂荚或其制剂；不宜喝茶和吃萝卜，以免影响药效 | 尚不明确 |

**9 预后**

本病经及时治疗，大多可治愈。若体温升高达38℃以上，心率超过120次/分，出现持续黄疸或持续蛋白尿，精神萎靡不振，应及时考虑终止妊娠。

（闫颖）

## 参考文献

1. 中华中医药学会．中医妇科临床诊疗指南．北京：中国中医药出版社，2019

2. 美国妇产科医师学会．妊娠期恶心呕吐诊疗指南．美国：OBSTETRICS & GYNECOLOGY，2018

3. 马润玫，杨慧霞．妊娠剧吐的诊断及临床处理专家共识（2015）．中华妇产科杂志，2015，11：801-804

4. 张玉珍．中医妇科学．北京：中国中医药出版社，2015

5. 谈勇．中医妇科学．北京：中国中医药出版社，2018

6. 谢幸，孔北华，段涛．妇产科学．北京：人民卫生出版社，2018

7. 曹泽毅．中华妇产科学．北京：人民卫生出版社，2010

# 第二十八章　产后发热

## 1　范围

本《指南》规定了产后发热的诊断、辨证和中成药治疗。

本《指南》适用于产后发热的诊断、辨证和中成药治疗。

## 2　术语和定义

下列术语和定义适用于本《指南》。

产后发热是指产褥期内出现发热持续不退，或低热持续，或突然高热寒战，并伴有其他症状。本病感染邪毒型发热，类似于西医学的产褥感染；外感发热包涵了西医学的产褥中暑，相关治疗可参照本病。

## 3　流行病学

产后发热常由产褥感染引起，是产褥感染的主要症状之一。另外，由于旧风俗习惯而要求关门闭窗，使身体处于高温、高湿状态，导致体温调节中枢功能障碍可致产褥中暑，虽不多见，但起病急骤，发展迅速，若处理不当可发生严重后遗症，甚至死亡。

## 4　病因病理

### 4.1　中医病因病机

产后发热的原因与产后正气易虚、易感病邪、易生瘀滞的特殊生理状态密切相关。产后胞脉空虚，邪毒乘虚直犯胞宫，正邪交争，正气亏虚，易感外邪，败血停滞，营卫不通，阴血亏虚，阳气浮散，均可致发热。临床以感染邪毒证、外感、血瘀和血虚多见。

### 4.2　西医病因病理

产后早期发热的最常见原因是脱水，但在2~3日低热后突然出现高热，则产褥感染可能大。另外产褥期因高温环境使体内余热不能及时散发，引起中枢性体温调节功能障碍导致产后中暑，表现为高热、水电解质紊乱、循环衰竭和神经系统功能损害等。

## 5　临床表现

产褥期内，尤以新产后，出现以发热为主症，分娩24小时后体温升高大于或等于38℃为标志，或寒战高热，或发热恶寒，或低热缠绵，或寒热时作，可伴有恶露异常或小腹疼痛，还可见头痛、烦躁、食欲减退等全身不适。

## 6　诊断

参考中华中医药学会2012年制定的《中医妇科常见病诊疗指南》以及《中医妇科学》（张玉珍版）中“产后发热”的诊断标准。

6.1 病史

素体虚弱，营养不良，孕期贫血，子痫，阴道炎，孕晚期不禁房事；分娩产程过长，胎膜早破，产后出血，剖宫产、助产手术及产道损伤或胎盘、胎膜残留，消毒不严，产褥不洁等；或产时、产后当风感寒，不避暑热，或情志不畅。

6.2 症状

产褥期内，尤以新产后，出现以发热为主症，分娩 24 小时后体温升高大于或等于 38℃为标志，或寒战高热，或发热恶寒，或低热缠绵，或寒热时作，可伴有恶露异常或小腹疼痛，还可见头痛、烦躁、食欲减退等全身不适。

6.3 检查

（1）妇科检查：如外阴、阴道、宫颈创面或伤口感染，可见局部红肿、化脓或伤口裂开、压痛，脓血性恶露，气臭；若出现子宫内膜炎或子宫肌炎，则子宫复旧不良、压痛、活动受限；若炎症蔓延至附件及宫旁组织，检查时可触及附件增厚、压痛或盆腔肿物，表现出盆腔炎性疾病和腹膜炎的体征。

（2）辅助检查：血常规检查可见白细胞总数及中性粒细胞升高；血培养可发现致病菌，并做药敏试验；检测血清 C-反应蛋白>8mg/L（速率散射浊度法），有助于早期诊断产褥感染；宫颈分泌物检查或培养可发现致病菌，并做药敏试验；超声检查有助于盆腔炎性肿物、脓肿的诊断。

**7 鉴别诊断**

（1）乳痈发热：乳痈发热除发热外兼见乳房局部红肿热痛，或有硬块，甚至溃烂化脓，可触及腋下肿大压痛的淋巴结。

（2）产后小便淋痛：产后小便淋痛以尿频、尿急、尿痛为主症，或伴有发热，尿常规检查可见红、白细胞，中段尿培养可见致病菌。

（3）伤食发热：伤食发热有饮食不节史，常伴胸脘饱闷，或作痛、嗳腐恶食或吞酸、吐泻。

（4）产后痢疾：产后痢疾表现为大便次数增多，脓血样便，里急后重，或有腹痛、肛门灼热等。大便检验可见红、白细胞或脓球。

**8 治疗**

8.1 西医治疗原则

西医学没有产后发热这一疾病，产后发热为产后病的一种症状，其治疗是针对引起产后发热的相关疾病进行的。对于感染因素导致的产后发热，在有效的抗感染同时清除感染灶，对于产褥中暑导致的产后发热，迅速降温，及时纠正水、电解质紊乱及酸中毒。

8.2 中成药用药方案

8.2.1 基本原则

本病治疗以调气血、和营卫为主。根据产后多虚多瘀的特点，清热勿过于苦寒，解表勿过于发散，化瘀勿过于攻逐，补虚勿忘祛邪，勿犯虚虚实实之戒。其中感染邪毒证为产后发热之重症，必要时应中西医结合诊治。

8.2.2 分证论治（表 28-1）

表 28-1　产后发热分证论治

| 证候 | 症状 | 治法 | 中成药 |
| --- | --- | --- | --- |
| 感染邪毒证 | 产后高热寒战，热势不退，小腹疼痛拒按，恶露量或多或少，色紫黯如败酱，气臭秽，心烦口渴，尿少色黄，大便燥结；舌红苔黄，脉数有力 | 清热解毒，凉血化瘀 | 安宫牛黄丸、紫雪丹、穿心莲片 |
| 外感风寒证 | 产后恶寒发热，鼻流清涕，头痛，肢体酸痛，无汗；舌苔薄白，脉浮紧 | 养血祛风，疏解表邪 | 荆防颗粒、感冒清热颗粒 |
| 外感风热证 | 产后发热，微恶风寒，头痛身痛，咳嗽痰黄，口干咽痛，微汗或无汗；舌红，苔薄黄，脉浮数 | 辛凉解表，疏风清热 | 双黄连片（胶囊、颗粒、合剂、口服液）、银翘解毒丸（片、胶囊、颗粒） |
| 血瘀证 | 产后寒热时作，恶露不下或下亦甚少，色紫黯有块；小腹疼痛拒按；舌质紫暗或有瘀斑瘀点，脉弦涩 | 活血化瘀，和营退热 | 新生化颗粒 |
| 血虚证 | 产后低热不退，腹痛绵绵，喜按，恶露量或多或少，色淡质稀，自汗，头晕心悸；舌质淡，苔薄白，脉细数 | 补血益气，和营退热 | 八珍颗粒、人参养荣丸 |

以下内容为表 28-1 内容的详解，重点强调同病同证情况下不同中成药选用的区别。

（1）感染邪毒证：产后高热寒战，热势不退，小腹疼痛拒按，恶露量或多或少，色紫黯如败酱，气臭秽，心烦口渴，尿少色黄，大便燥结；舌红苔黄，脉数有力。

【辨证要点】高热寒战，小腹疼痛拒按，恶露色紫黯如败酱，心烦口渴，尿少色黄，大便燥结；舌红苔黄，脉数有力。

【治法】清热解毒，凉血化瘀。

【中成药】安宫牛黄丸、紫雪丹、穿心莲片（表 28-2）。

表 28-2　产后发热感染邪毒证可选用的中成药

| 药品名称 | 药物组成 | 功能主治 | 用法用量 | 注意事项 |
| --- | --- | --- | --- | --- |
| 安宫牛黄丸 | 牛黄、水牛角浓缩粉、人工麝香、珍珠、朱砂、雄黄、黄连、黄芩、栀子、郁金、冰片 | 清热解毒，镇惊开窍。用于热病邪入心包，高热惊厥，神昏谵语 | 口服。一次 1 丸，一日 1 次 | 1. 运动员慎用<br>2. 不可直接整丸吞服，建议嚼服或掰碎后吞服 |
| 紫雪丹 | 石膏、北寒水石、滑石、磁石、玄参、木香、沉香、升麻、甘草、丁香、芒硝（制）、硝石（精制）、水牛角浓缩粉、羚羊角、人工麝香、朱砂 | 清热开窍，止痉安神。用于热入心包、热动肝风证。症见高热烦躁、神昏谵语、惊风抽搐、斑疹吐衄、尿赤便秘 | 口服。一次 1.5g，一日 2 次 | 1. 运动员慎用<br>2. 含朱砂，不宜过量久服，肝肾功能不全者慎用 |

续表

| 药品名称 | 药物组成 | 功能主治 | 用法用量 | 注意事项 |
|---|---|---|---|---|
| 穿心莲片 | 穿心莲 | 清热解毒，凉血消肿。用于邪毒内盛，感冒发热，咽喉肿痛，口舌生疮，顿咳劳嗽，泄泻痢疾，热淋涩痛，痈肿疮疡 | 口服。一次2~3片，一日3~4次 | 1. 忌酒、辛辣、鱼腥食物<br>2. 忌在服药期间同时服用滋补性中药<br>3. 有高血压、心脏病、肝病、糖尿病、肾病等慢性病严重者应在医师指导下服用 |

（2）外感风寒证：产后恶寒发热，鼻流清涕，头痛，肢体酸痛，无汗；舌苔薄白，脉浮紧。

【辨证要点】恶寒发热，鼻流清涕，头痛，肢体酸痛，无汗；舌苔薄白，脉浮紧。

【治法】养血祛风，疏解表邪。

【中成药】荆防颗粒、感冒清热颗粒（表28-3）。

**表28-3　产后发热外感风寒证可选用的中成药**

| 药品名称 | 药物组成 | 功能主治 | 用法用量 | 注意事项 |
|---|---|---|---|---|
| 荆防颗粒 | 荆芥、防风、羌活、独活、柴胡、前胡、川芎、枳壳、茯苓、桔梗、甘草 | 发汗解表，散风祛湿。用于风寒感冒，头痛身痛，恶寒无汗，鼻塞清涕，咳嗽白痰 | 温开水冲服。一次1袋，一日3次 | 1. 忌烟、酒及辛辣、生冷、油腻食物<br>2. 不宜在服药期间同时服用滋补性中成药 |
| 感冒清热颗粒 | 荆芥穗、薄荷、防风、柴胡、紫苏叶、葛根、桔梗、苦杏仁、白芷、苦地丁、芦根 | 疏风散寒，解表清热。用于风寒感冒，头痛发热，恶寒身痛，鼻流清涕，咳嗽咽干 | 开水冲服。一次1袋，一日3次 | 1. 忌烟、酒及辛辣、生冷、油腻食物<br>2. 不宜在服药期间同时服用滋补性中成药<br>3. 有高血压、心脏病、肝病、糖尿病、肾病等慢性病严重者应在医师指导下服用 |

（3）外感风热证：产后发热，微恶风寒，头痛身痛，咳嗽痰黄，口干咽痛，微汗或无汗；舌红，苔薄黄，脉浮数。

【辨证要点】发热，微恶风寒，头痛身痛，咳嗽痰黄，舌红，苔薄黄，脉浮数。

【治法】辛凉解表，疏风清热。

【中成药】双黄连片（胶囊、颗粒、合剂、口服液）、银翘解毒丸（片、胶囊、颗粒）（表28-4）。

表 28-4 产后发热外感风热证可选用的中成药

| 药品名称 | 药物组成 | 功能主治 | 用法用量 | 注意事项 |
| --- | --- | --- | --- | --- |
| 双黄连片（胶囊、颗粒、合剂、口服液） | 金银花、黄芩、连翘 | 疏风解表，清热解毒。用于外感风热所致的感冒，症见发热，咳嗽，咽痛 | 片剂：口服。一次 4 片，一日 3 次。胶囊：口服。一次 4 粒，一日 3 次。颗粒：开水冲服。一次 2 袋，一日 3 次。合剂：口服。一次 20mL，一日 3 次。口服液：口服。一次 20mL，一日 3 次 | 1. 忌烟、酒及辛辣、生冷、油腻食物<br>2. 不宜在服药期间同时服用滋补性中成药<br>3. 有高血压、心脏病、肝病、糖尿病、肾病等慢性病严重者应在医师指导下服用 |
| 银翘解毒丸（片、胶囊、颗粒） | 金银花、连翘、薄荷、荆芥、淡豆豉、牛蒡子（炒）、桔梗、淡竹叶、甘草 | 疏风解表，清热解毒。用于风热感冒，症见发热头痛、咳嗽咽干、咽喉疼痛 | 丸剂：口服。一次 1 丸，一日 2～3 次。片剂：口服。一次 4 片，一日 2～3 次。胶囊：口服。一次 4 粒，一日 2～3 次。颗粒：开水冲服。一次 1 袋，一日 3 次 | 1. 忌烟、酒及辛辣、生冷、油腻食物<br>2. 不宜在服药期间同时服用滋补性中成药<br>3. 有高血压、心脏病、肝病、糖尿病、肾病等慢性病严重者应在医师指导下服用 |

（4）血瘀证：产后寒热时作，恶露不下或下亦甚少，色紫黯有块；小腹疼痛拒按；舌质紫暗或有瘀斑瘀点，脉弦涩。

【辨证要点】寒热时作，恶露不下或下亦甚少，色紫黯有块；小腹疼痛拒按；舌质紫暗或有瘀斑瘀点，脉弦涩。

【治法】活血化瘀，和营退热。

【中成药】新生化颗粒（表 28-4）。

表 28-4 产后发热血瘀证可选用的中成药

| 药品名称 | 药物组成 | 功能主治 | 用法用量 | 注意事项 |
| --- | --- | --- | --- | --- |
| 新生化颗粒 | 当归、川芎、桃仁、甘草（炙）、干姜（炭）、益母草 | 活血，祛瘀，止痛。用于产后恶露不行，少腹疼痛 | 热水冲服。一次 2 袋，一日 2～3 次 | 服药期间忌食生冷、辛辣食物 |

（5）血虚证：产后低热不退，腹痛绵绵，喜按，恶露量或多或少，色淡质稀，自汗，头晕心悸；舌质淡，苔薄白，脉细数。

【辨证要点】低热不退，腹痛绵绵，喜按，恶露色淡质稀，自汗，头晕心悸；舌质淡，苔薄白，脉细数。

【治法】补血益气，和营退热。

【中成药】八珍颗粒、人参养荣丸（表 28-5）。

表 28-5 产后发热血虚证可选用的中成药

| 药品名称 | 药物组成 | 功能主治 | 用法用量 | 注意事项 |
| --- | --- | --- | --- | --- |
| 八珍颗粒 | 党参、炒白术、茯苓、炙甘草、当归、炒白芍、川芎、熟地黄 | 补气益血。用于气血两虚，面色萎黄，食欲不振，四肢乏力，月经过多 | 开水冲服。一次1袋，一日2次 | 1. 不宜与感冒类药同时服用<br>2. 不宜同时服用藜芦或其制剂<br>3. 宜饭前服用或进食同时服<br>4. 过敏体质慎用 |

## 9 预后

本病预后由于病因不同而各异。若属血虚、血瘀、外感发热者，如病情较缓，积极合理有效治疗，很快即可痊愈。中暑发热，病势较急，若治疗不及时，可致阴阳离决，危及生命。感染邪毒发热是产后发热中的危急重症，及时治疗抢救，可痊愈。若失治、误治，以致邪毒内传，热入营血，逆传心包，甚则热深厥脱，可危及生命，预后不良，即使抢救成功，亦可造成多器官功能损伤而成产后虚损。

（刘金星）

## 参考文献

1. 中华中医药学会．中医妇科常见病诊疗指南．北京：中国中医药出版社，2012
2. 张玉珍．中医妇科学．北京：中国中医药出版社，2002：110-111
3. 谢幸．妇产科学．北京：人民卫生出版社，2020：219-221

# 第二十九章　产褥感染

## 1　范围

本《指南》规定了产褥感染的诊断、辨证和中成药治疗。

本《指南》适用于产褥感染的诊断、辨证和中成药治疗。

## 2　术语和定义

下列术语和定义适用于本《指南》。

产褥感染是指分娩及产褥期生殖道受病原体侵袭，引起局部或全身的感染。

## 3　流行病学

正常女性阴道对外界致病因子侵入有一定防御能力，其对入侵病原体的反应与病原体的种类、数量、毒力和机体的免疫力有关。阴道有自净作用，羊水中含有抗菌物质。妊娠和正常分娩通常不会给产妇增加感染的机会，只有在机体免疫力与病原体毒力及数量之间平衡失调时，才会导致感染的发生。产褥感染的发病率约为6%。

## 4　病因病理

### 4.1　中医病因病机

本病发病机理总体为热邪为患，正虚邪实兼夹瘀血有虚有实。临床以感染邪毒和瘀热互结为多见。

### 4.2　西医病因病理

产妇体质虚弱、营养不良、孕期贫血、孕期卫生不良、胎膜早破、羊膜腔感染、慢性疾病、产科手术、产程延长、产前产后出血过多、多次宫颈检查等，均可成为产褥感染的诱因。其致病性病原体包括：①外源性：以性传播疾病的病原体为主，如支原体、衣原体、淋病奈瑟菌等。②内源性：孕期及产褥期生殖道内寄生大量需氧菌、厌氧菌、假丝酵母菌及支原体等，以厌氧菌为主。许多非致病菌在特定环境下可致病，称为条件致病菌。

## 5　临床表现

体温超过38℃或持续高热不退，感染波及子宫、输卵管、盆腔结缔组织或盆腔腹膜时，可出现不同程度的腹痛，从下腹部开始，逐渐波及全腹。腹膜炎时，往往疼痛剧烈并伴有恶心呕吐。轻度子宫内膜炎时，恶露常不多，且无臭味。重度内膜炎患者，恶露明显增多或呈脓性，有臭味。下肢血栓静脉炎可见下肢持续性疼痛、肿胀，站立时加重，行走困难。

## 6　诊断

参考中华中医药学会2012年制订的《中医妇科常见病诊疗指南》。

6.1 病史

可有孕期卫生不良、胎膜早破、严重贫血、产科手术操作、产后出血史。

6.2 症状

体温超过38℃或持续高热不退，感染波及子宫、输卵管、盆腔结缔组织或盆腔腹膜时，可出现不同程度的腹痛，从下腹部开始，逐渐波及全腹。腹膜炎时，往往疼痛剧烈并伴有恶心呕吐。轻度子宫内膜炎时，恶露常不多，且无臭味。重度内膜炎患者，恶露明显增多或呈脓性，有臭味。下肢血栓静脉炎可见下肢持续性疼痛、肿胀，站立时加重，行走困难。

6.3 检查

（1）体格检查：体温升高，脉搏增快，下腹部压痛、腹肌紧张及反跳痛。

（2）妇科检查：会阴、阴道、宫颈局部或伤口感染时，局部可见红肿、化脓、伤口边缘裂开，压痛明显；出现子宫内膜炎及子宫肌炎时，子宫有明显触痛，大而软，宫旁组织明显触痛、增厚，或触及包块，有脓肿形成时，肿块可有波动感。

（3）辅助检查：血液化验白细胞总数及中性粒细胞升高，血清C反应蛋白（速率散射浊度法）>8mg/L有助于早期诊断感染。阴道、宫腔分泌物、脓肿穿刺物、后穹隆穿刺做细菌培养和药敏实验，确定病原体，必要时做血培养和厌氧菌培养。怀疑肺部有血管栓塞时应摄胸片；超声检查、磁共振成像等对感染形成的炎性包块、脓肿可定位或定性诊断。

## 7 鉴别诊断

（1）上呼吸道感染：发热伴鼻塞、流涕、咽痛、胸痛等，检查可见咽部充血，扁桃体肿大，肺部呼吸音增粗。可做胸片以排除肺部疾病。

（2）泌尿系统感染：发热伴尿频、尿急、尿痛等症状。急性肾盂肾炎肾区有叩击痛，尿液检查可见白细胞、红细胞、管型，尿培养有致病菌生长。

（3）急性乳腺炎：发热伴乳房局部红、肿、热、痛，甚至溃破化脓，于乳房皮下可摸到肿块，或在肿瘤一侧乳房的腋下可触及肿大有压痛的淋巴结。

（4）产后中暑：多发于长夏炎热酷暑之时，有严格的季节性，发病急，身热多汗，可突然头昏胸闷，甚至昏迷不省人事，血常规检查可鉴别。

## 8 治疗

8.1 西医治疗原则

一旦诊断产褥感染，原则上应给予广谱、足量、有效抗生素，并根据感染的病原体调整抗生素治疗方案。对脓肿形成或宫内残留感染组织者，应积极进行感染灶处理。

8.2 中成药用药方案

8.2.1 基本原则

本病治疗，以清热解毒、凉血化瘀为基本治则。因属妇科热证范畴，应参照温病的传变规律辨证论治。本病传变迅速，在病情危重时需中西医结合治疗。

8.2.2 分证论治（表29-1）

表 29-1　产褥感染分证论治

| 证候 | 症状 | 治法 | 中成药 |
|---|---|---|---|
| 感染邪毒证 | 产后高热寒战或寒热往来，甚者壮热不退，小腹疼痛拒按，恶露秽臭如脓；面赤汗出，烦热口渴，溲黄便结；重者神昏谵语；舌红苔黄，脉洪数 | 清热解毒，凉血化瘀 | 安宫牛黄丸、紫雪丹、清开灵片（胶囊、颗粒、软胶囊） |
| 瘀热互结证 | 产后高热恶寒，恶露不畅，色紫气秽，小腹疼痛拒按，烦躁口渴，尿少而黄，大便燥结；舌黯红，脉弦或数 | 清热解毒，活血化瘀 | 妇科千金片（胶囊）、穿心莲片 |

以下内容为表 29-1 内容的详解，重点强调同病同证情况下不同中成药选用的区别。

（1）感染邪毒证：产后高热寒战或寒热往来，甚者壮热不退，小腹疼痛拒按，恶露秽臭如脓；面赤汗出，烦热口渴，溲黄便结；重者神昏谵语；舌红苔黄，脉洪数。

【辨证要点】高热寒战或寒热往来，甚者壮热不退，恶露秽臭如脓；舌红苔黄，脉洪数。

【治法】清热解毒，凉血化瘀。

【中成药】安宫牛黄丸、紫雪丹、清开灵片（胶囊、颗粒、软胶囊）（表 29-2）。

表 29-2　产褥感染感染邪毒证可选用的中成药

| 药品名称 | 药物组成 | 功能主治 | 用法用量 | 注意事项 |
|---|---|---|---|---|
| 安宫牛黄丸 | 牛黄、水牛角浓缩粉、人工麝香、珍珠、朱砂、雄黄、黄连、黄芩、栀子、郁金、冰片 | 清热解毒，镇惊开窍。用于热病邪入心包，高热惊厥，神昏谵语 | 口服。一次 1 丸，一日 1 次 | 1. 运动员慎用<br>2. 不可直接整丸吞服，建议嚼服或掰碎后吞服 |
| 紫雪丹 | 石膏、北寒水石、滑石、磁石、玄参、木香、沉香、升麻、甘草、丁香、芒硝（制）、硝石（精制）、水牛角浓缩粉、羚羊角、人工麝香、朱砂 | 清热开窍，止痉安神。用于热入心包、热动肝风证，症见高热烦躁、神昏谵语、惊风抽搐、斑疹吐衄、尿赤便秘 | 口服。一次 1.5g，一日 2 次 | 1. 运动员慎用<br>2. 本品含朱砂，不宜过量久服，肝肾功能不全者慎用 |
| 清开灵片（胶囊、颗粒、软胶囊） | 胆酸、珍珠母、猪去氧胆酸、栀子、水牛角、板蓝根、黄芩苷、金银花 | 清热解毒，镇静安神。用于外感风热所致发热，烦躁不安，咽喉肿痛 | 口服。片剂：一次 2 粒，一日 3 次；胶囊：一次 2～4 片，一日 3 次；颗粒：一次 1～2 袋，一日 2～3次；软胶囊：一次 1～2 粒，一日 3 次 | 1. 忌烟、酒及辛辣、生冷、油腻食物<br>2. 不宜在服药期间同时服滋补性中药<br>3. 高血压、心脏病患者慎服；平时脾胃虚寒及久病体虚患者如出现腹泻时慎服<br>4. 患肝病、肾病、糖尿病等慢性病严重者应在医师指导下服用 |

（2）瘀热互结证：产后高热恶寒，恶露不畅，色紫气秽，小腹疼痛拒按，烦躁口渴，尿少而黄，大便燥结；舌黯红，脉弦或数。

【辨证要点】高热恶寒，恶露不畅，色紫气秽，舌黯红，脉弦或数。

【治法】清热解毒，活血化瘀。

【中成药】妇科千金片（胶囊）、穿心莲片（表29-3）。

**表29-3　产褥感染瘀热互结证可选用的中成药**

| 药品名称 | 药物组成 | 功能主治 | 用法用量 | 注意事项 |
|---|---|---|---|---|
| 妇科千金片（胶囊） | 千斤拔、金樱根、穿心莲、功劳木、单面针、当归、鸡血藤、党参 | 清热除湿，补益气血。用于湿热瘀阻所致的带下病、腹痛，症见带下量多、色黄质稠、臭秽，小腹疼痛，腰骶酸疼，神疲乏力；慢性盆腔炎、子宫内膜炎、慢性宫颈炎见上述证候者 | 片剂：口服，一次6片，一日3次。胶囊剂：一次2粒，一日3次，14天为一个疗程；温开水送服 | 有高血压、心脏病、肝病、糖尿病、肾病等慢性病严重者慎用 |
| 穿心莲片 | 穿心莲 | 清热解毒，凉血消肿。用于邪毒内盛，感冒发热，咽喉肿痛，口舌生疮，顿咳劳嗽，泄泻痢疾，热淋涩痛，痈肿疮疡 | 口服。一次2~3片，一日3~4次 | 1. 忌烟酒、辛辣、鱼腥食物<br>2. 不宜在服药期间同时服用滋补性中药<br>3. 有高血压、心脏病、肝病、糖尿病、肾病等慢性病严重者应在医师指导下服用 |

## 9　预后

本病是产褥期的危急重症，至今仍是产妇死亡的主要原因之一，应高度重视，临证以中西医结合治疗方法积极进行治疗。

（刘金星）

## 参考文献

1. 中华中医药学会．中医妇科常见病诊疗指南．北京：中国中医药出版社，2012
2. 张玉珍．中医妇科学．北京：中国中医药出版社，2002：110-111
3. 谢幸．妇产科学．北京：人民卫生出版社，2020：219-221

# 第三十章　产后恶露不绝

**1　范围**

本《指南》规定了产后恶露不绝的诊断、辨证和中成药治疗。

本《指南》适用于产后恶露不绝的诊断、辨证和中成药治疗。

**2　术语和定义**

下列术语和定义适用于本《指南》。

产后恶露不绝（postpartum lochiorrhea）是指产后血性恶露持续10天以上仍淋漓不尽或计划生育终止妊娠后，出血超过10天以上者，又称“恶露不尽”“恶露不止”“血露不尽”。西医学的晚期产后出血及流产或引产后恶露淋漓不尽，属于本病范畴。

**3　流行病学**

产后恶露不绝是产褥期常见并发症，阴道分娩后、剖宫产后以及流产或引产后的妇女均有可能发生本病，国内尚无大规模流行病学调查数据提示其发病率。国外曾有文献报道，晚期产后出血的发生率为0.5%~2%。其中，妊娠组织残留、产褥期感染、剖宫产术式以及操作不当等均是引起本病的原因，另外，体质虚弱的妇女更易发生本病。

**4　病因病理**

4.1　中医病因病机

本病主要病机是胞宫藏泻失度，冲任不固，气血运行失常。恶露乃血所化，出于胞中而源于血海。气虚冲任不固，血失统摄；血热损伤冲任，迫血妄行；或瘀阻冲任，血不归经，均可导致恶露不绝。

4.2　西医病因病理

4.2.1　病因

（1）胎盘、胎膜残留：是阴道分娩后妇女出现晚期产后出血最常见的原因，多发生于产后10日左右，黏附在宫腔内的残留胎盘组织发生变性、坏死、机化，当坏死组织脱落时，暴露基底部血管，引起大量出血，表现为血性恶露持续时间延长，以后反复出血或突然大量流血。

（2）蜕膜残留：蜕膜多在产后一周内脱落，并随恶露排出。若蜕膜剥离不全，长时间残留，影响子宫复旧，继发子宫内膜炎症，引起晚期产后出血。多发生于产后2周左右。

（3）子宫胎盘附着面复旧不全：胎盘娩出后其附着面迅速缩小，附着部位血管即有血栓形成，继而血栓机化，出现玻璃样变，血管上皮增厚，管腔变窄、堵塞。胎盘附着部边缘有内膜向内生长，底蜕膜深层残留腺体和内膜重新生长，子宫内膜修复，此过程需6至8周。若胎盘附着面复旧不全可引起血栓脱落，血窦重新开放，导致子宫出血。多发生在产后2周左右，表现为突然大量阴道流血。

（4）感染：以子宫内膜炎症多见。感染引起胎盘附着面复旧不全和子宫收缩欠佳，血窦关闭不全导致子宫出血。

（5）剖宫产术后子宫切口愈合不良：子宫下段横切口两端切断子宫动脉向下斜行分支，或多次剖宫产切口处菲薄，瘢痕组织多，造成局部供血不足；术中止血不良，形成局部血肿或感染组织；胎头位置低，取胎头时切口向下延伸撕裂，伤口对合不好等因素均能导致切口愈合不良。或横切口选择过低，血供差，靠近阴道，增加感染机会，或横切口位置过高，切口不易对齐；或缝合不当，组织对位不佳，局部血肿或血液循环供应不良；或由于术前胎膜早破、产程延长、多次阴道检查、前置胎盘、贫血等，发生切口感染。以上均可导致子宫切口愈合不良，缝线溶解脱落后血窦重新开放，出现大量阴道流血，甚至休克。

4.2.2 病理

（1）胎盘组织残留：肉眼可见宫腔刮出物为残留的坏死胎盘组织与凝血块混在一起，时间过久可形成胎盘息肉。镜下见息肉外周有血液成分，中央部分有很多退化的绒毛埋在机化的血块中。

（2）蜕膜组织残留：肉眼可见宫腔刮出物为坏死蜕膜混以纤维素。镜下见玻璃样变的蜕膜细胞及红细胞。

（3）子宫胎盘附着部位复旧不全：宫腔刮出物镜下可见处于不同复旧状态的血管，有的血管壁呈玻璃样变，有的血栓已机化，其中常能见到壁薄腔大的血管，内膜组织很少，见不到腺体，而子宫平滑肌组织较多。

（4）剖宫产术后子宫切口裂开：送检裂开的子宫下段切口边缘组织，在镜下可见因感染所致的坏死子宫肌组织，见有脓栓、白细胞浸润等炎性反应。

## 5 临床表现

产后或人工终止妊娠后，血性恶露持续10天以上。

## 6 诊断

6.1 病史

产前体质虚弱，或气虚或阴虚，或素有癥瘕；产时感受寒邪，或操作不洁，或产时宫颈损伤；产后情志不遂；既往多孕多产，有难产、剖宫产、胎盘胎膜残留、子宫肌瘤、子宫腺肌瘤、宫内感染、子宫复旧不全史等。

6.2 症状

产后血性恶露持续10天以上仍淋漓不尽或计划生育终止妊娠后，出血超过10天以上，或时断时续，或突然大出血，或伴有色、质、味的异常，或血性恶露停止后又有脓性分泌物流出。亦可伴有腰痛，下腹坠胀，或小腹疼痛。

6.3 体征

妇科检查，阴道血性分泌物来自宫腔。宫颈较软，宫颈外口松弛；若为宫颈撕裂伤愈合欠佳，可见伤口处有活动性出血；若为胎盘残留，可见胎盘组织堵塞于宫颈口；子宫复旧不良者，子宫较同时期正常产褥子宫稍大且软；若为子宫内膜炎、子宫肌炎或盆腔感染所致，子宫压痛明显，附件亦有压痛。

6.4　辅助检查

（1）B 型超声检查：了解子宫大小，宫腔内有无残留的胎盘、胎膜或蜕膜组织，有无合并子宫肌瘤、子宫腺肌瘤等。

（2）诊断性刮宫：必要时行刮宫，以确诊有无胎盘、胎膜或蜕膜残留，有无妊娠滋养细胞肿瘤。

（3）血清人绒毛膜促性腺激素（β-hCG）、尿 hCG、血清人胎盘生乳素（hPL）测定：有助于诊断胎盘残留，并除外绒毛膜癌及妊娠滋养细胞肿瘤。

（4）血常规、凝血功能检测：了解失血情况及有无感染，除外凝血机制障碍。

**7　鉴别诊断**

（1）绒毛膜癌：除有产后阴道出血淋漓不尽外，还可伴有转移症状如咯血，或阴道有紫蓝色结节；子宫增大，变软，一侧或两侧可触及包块；血 β-hCG 始终保持较高水平，或下降后又上升，B 超提示子宫腔内无胎盘胎膜残留，可行诊断性刮宫术以协助诊断。恶露不绝仅有阴道出血、淋漓不尽，子宫稍大稍软，无转移灶，血 β-hCG 水平低或正常。

（2）子宫肌瘤或子宫腺肌瘤：产前有子宫肌瘤或子宫腺肌瘤病史，妊娠后肌瘤明显增大，分娩时可使子宫收缩乏力导致产程延长、产后出血。B 超提示宫腔内无胎盘、胎膜残留，子宫大，可见肌瘤或腺肌瘤影像。

（3）妊娠滋养细胞肿瘤：多继发于葡萄胎排空、足月产或流产后，表现为不规则阴道出血，或月经过多，或闭经，常伴贫血、水肿。妇科检查子宫均匀增大或不规则增大，血 β-hCG 轻度升高或阴性，盆腔 B 超、诊断性刮宫有助于确诊。

（4）产后外伤出血：有产褥期性交或外伤史。妇科检查可见阴道或宫颈有裂伤。

（5）凝血功能障碍：妊娠合并凝血功能障碍性疾病病史，如血小板减少症、白血病、再生障碍性贫血、重症肝炎等，多数在妊娠前即存在。可通过血液学检查辅助诊断。

**8　治疗**

8.1　西医治疗原则

主要针对病因进行处理。少量或中等量阴道流血，应先予子宫收缩剂和广谱抗生素，并予支持疗法。胎盘、胎膜、蜕膜残留者，行清宫术；疑剖宫产子宫切口裂开，阴道出血量多时，可行剖腹探查或腹腔镜探查；肿瘤引起出血者，根据肿瘤性质、部位进行相应处理。

8.2　中成药用药方案

8.2.1　基本原则

辨证施治，固冲止血。虚者补之，热者清之，瘀者祛之。同时注意产后多虚多瘀的特点，补虚勿碍邪，祛邪勿伤正。

8.2.2　分证论治（表 30-1）

**表 30-1 产后恶露不绝分证论治**

| 证候 | | 症状 | 治法 | 中成药 |
|---|---|---|---|---|
| 气虚证 | | 产后恶露逾期不止，量多或淋漓不止，色淡红，质清稀，无臭味；小腹空坠，神疲乏力，气短懒言，面色㿠白；舌质淡，苔薄白，脉缓弱 | 补气固冲止血 | 补中益气丸（颗粒、片、合剂、口服液）、妇康宝口服液 |
| 血热证 | 实热证 | 产后恶露逾期不止，量较多，色深红，质稠，或如败酱，气臭秽，面红唇赤，或有腹痛、便秘；舌质红，苔黄或黄燥，脉滑数 | 清热固冲止血 | 宫血宁胶囊、断血流片（胶囊、颗粒、口服液） |
| | 虚热证 | 产后恶露逾期不止，量较多，色红，质稠，口燥咽干，五心烦热；舌质红，少苔，脉细数 | 养阴清热，固冲止血 | 二至丸、葆宫止血颗粒 |
| 血瘀证 | | 产后恶露逾期不止，量时多时少，色紫暗有血块，小腹疼痛拒按，块下痛减，胸腹胀痛；舌紫黯，边尖有瘀斑、瘀点，脉沉弦涩 | 化瘀固冲止血 | 益母草颗粒（膏、胶囊、片）、鲜益母草胶囊、生化丸、新生化片（颗粒）、桂枝茯苓丸（片、胶囊）、安宫止血颗粒 |

以下内容为表 30-1 内容的详解，重点强调同病同证情况下不同中成药选用区别。

（1）气虚证：产后恶露逾期不止，量多或淋漓不止，色淡红，质清稀，无臭味；小腹空坠，神疲乏力，气短懒言，面色㿠白；舌质淡，苔薄白，脉缓弱。

【辨证要点】产后恶露逾期不止，量多或淋漓不止，色淡红，质清稀，无臭味，神疲乏力，气短懒言。

【治法】补气固冲止血。

【中成药】补中益气丸（颗粒、片、合剂、口服液）、妇康宝口服液（表 30-2）。

**表 30-2 产后恶露不绝气虚证可选用的中成药**

| 药品名称 | 药物组成 | 功能主治 | 用法用量 | 注意事项 |
|---|---|---|---|---|
| 补中益气丸（颗粒、片、合剂、口服液） | 炙黄芪、党参、炙甘草、炒白术、当归、升麻、柴胡、陈皮 | 补中益气，升阳举陷。用于脾胃虚弱、中气下陷所致的泄泻、脱肛、阴挺，症见体倦乏力、食少腹胀、便溏久泻、肛门下坠或脱肛、子宫脱垂 | 口服。丸剂：①小蜜丸：一次 9g，一日 2~3 次；②大蜜丸：一次 1 丸，一日 2~3 次；③水丸：一次 6g，一日 2~3 次。颗粒：一次 1 袋，一日 2~3 次。片剂：一日 4~5 片，一日 3 次。合剂：一次 10~15mL，一日 3 次。口服液：一次 1 支，一日 2~3 次 | 1. 忌不消化食物<br>2. 感冒发热患者不宜服用<br>3. 有高血压、心脏病、肝病、糖尿病、肾病等慢性病严重者应在医师指导下服用 |

续表

| 药品名称 | 药物组成 | 功能主治 | 用法用量 | 注意事项 |
|---|---|---|---|---|
| 妇康宝口服液 | 熟地黄、川芎、白芍、艾叶、当归、甘草、阿胶 | 补血，调经，止血。用于面色萎黄，头晕乏力，月经后错，量多色淡，经期延长 | 口服。一次 10mL，一日 2 次 | 1. 忌食生冷饮食<br>2. 服本药时不宜和感冒药同时服用 |

（2）血热证

①实热证：产后恶露逾期不止，量较多，色深红，质稠，或如败酱，气臭秽，面红唇赤，或有腹痛、便秘；舌质红，苔黄或黄燥，脉滑数。

【辨证要点】产后恶露逾期不止，量较多，色深红，质稠，或如败酱，气臭秽，面红唇赤，腹痛、便秘。

【治法】清热固冲止血。

【中成药】宫血宁胶囊、断血流片（胶囊、颗粒、口服液）（表 30-3）。

**表 30-3 产后恶露不绝实热证可选用的中成药**

| 药品名称 | 药物组成 | 功能主治 | 用法用量 | 注意事项 |
|---|---|---|---|---|
| 宫血宁胶囊 | 重楼 | 凉血止血，清热除湿，化瘀止痛。用于崩漏下血，月经过多，产后或流产后宫缩不良出血及子宫功能性出血属血热妄行证者，以及慢性盆腔炎之湿热瘀结所致的少腹痛、腰骶痛、带下增多 | 口服。一次 1～2 粒，一日 3 次。月经过多或子宫出血期服用，血止停服 | 胃肠道疾病患者慎用或减量服用 |
| 断血流片（胶囊、颗粒、口服液） | 断血流 | 凉血止血。用于血热妄行所致的月经过多、崩漏、吐血、衄血、咯血、尿血、便血、血色鲜红或紫红；功能失调性子宫出血、子宫肌瘤出血及多种出血症、单纯性紫癜、原发性血小板减少性紫癜见上述证候者 | 口服。片剂：一次3~6片，一日 3 次。胶囊：一次 3～6 粒，一日 3 次。颗粒：一次 1 袋，一日 3 次。口服液：一次 10mL，一日 3 次 | 忌烟、酒及辛辣、生冷食物 |

②虚热证：产后恶露逾期不止，量较多，色红，质稠，口燥咽干，五心烦热；舌质红，少苔，脉细数。

【辨证要点】产后恶露逾期不止，量较多，色红，质稠，口燥咽干，五心烦热。

【治法】养阴清热，固冲止血。

【中成药】二至丸、葆宫止血颗粒（表 30-4）。

**表 30-4 产后恶露不绝虚热证可选用的中成药**

| 药品名称 | 药物组成 | 功能主治 | 用法用量 | 注意事项 |
|---|---|---|---|---|
| 二至丸 | 酒女贞子、墨旱莲 | 补益肝肾，滋阴止血。用于肝肾阴虚，眩晕耳鸣，咽干鼻燥，腰膝酸痛，月经量多 | 口服。一次 9g，一日 2 次 | 1. 忌不易消化食物<br>2. 感冒发热患者不宜服用<br>3. 有高血压、心脏病、肝病、糖尿病、肾病等慢性病严重者应在医师指导下服用 |

续表

| 药品名称 | 药物组成 | 功能主治 | 用法用量 | 注意事项 |
| --- | --- | --- | --- | --- |
| 葆宫止血颗粒 | 煅牡蛎、白芍、侧柏炭、生地黄、金樱子、醋柴胡、三七、仙鹤草、椿皮、大青叶 | 固经止血，滋阴清热。用于冲任不固、阴虚血热所致月经过多、经期延长，症见月经量多或经期延长，经色深红、质稠，或有小血块，腰膝酸软，咽干口燥，潮热心烦，舌红少津，苔少或无苔，脉细数，功能失调性子宫出血及上环后子宫出血见上述证候者 | 开水冲服。一次1袋，一日2次 | |

（3）血瘀证：产后恶露逾期不止，量时多时少，色紫暗有血块，小腹疼痛拒按，块下痛减，胸腹胀痛；舌紫黯，边尖有瘀斑、瘀点，脉沉弦涩。

【辨证要点】产后恶露逾期不止，量时多时少，色紫暗有血块，小腹疼痛拒按，块下痛减。

【治法】化瘀固冲止血。

【中成药】益母草颗粒（膏、胶囊、片）、鲜益母草胶囊、生化丸、新生化片（颗粒）、桂枝茯苓丸（片、胶囊）、安宫止血颗粒（表30-5）。

**表30-5 产后恶露不绝血瘀证可选用的中成药**

| 药品名称 | 药物组成 | 功能主治 | 用法用量 | 注意事项 |
| --- | --- | --- | --- | --- |
| 益母草颗粒（膏、胶囊、片） | 益母草 | 活血调经。用于血瘀所致的月经不调、产后恶露不绝，症见月经量少、淋漓不净、产后出血时间过长；产后子宫复旧不全见上述证候者 | 颗粒：开水冲服。一次1袋，一日2次。膏剂：口服。一次10g，一日1~2次。胶囊：口服。一次2~4粒，一日3次。片剂：口服。一次3~4片（规格：糖衣片片心重0.25g、薄膜衣片每片重0.28g），一日2~3次；或一次1~2片（规格：薄膜衣片每片重0.6g），一日3次 | 1. 忌食生冷食物<br>2. 气血两虚引起的月经量少，色淡质稀，伴有头晕心悸、疲乏无力等不宜选用本药 |
| 鲜益母草胶囊 | 鲜益母草 | 活血调经。用于血瘀所致的月经不调、产后恶露不绝，症见经水量少、淋漓不净、产后出血时间过长；产后子宫复旧不全见上述证候者 | 口服。一次2~4粒，一日3次 | |

续表

| 药品名称 | 药物组成 | 功能主治 | 用法用量 | 注意事项 |
| --- | --- | --- | --- | --- |
| 生化丸 | 当归、川芎、桃仁、干姜（炒炭）、甘草 | 养血祛瘀。用于产后受寒恶露不行或行而不畅，夹有血块，小腹冷痛 | 口服。一次1丸，一日3次 | 产后出血量多者慎用 |
| 新生化片（颗粒） | 当归、川芎、桃仁、炙甘草、干姜（炒炭）、益母草、红花 | 活血，祛瘀，止痛。用于产后恶露不行，少腹疼痛，也可适用于上节育环后引起的阴道流血，月经过多 | 片剂：口服。一次4片，一日2~3次。颗粒：开水冲服。一次2袋，一日2~3次 | 服药期间忌食生冷、辛辣食物 |
| 桂枝茯苓丸（片、胶囊） | 桂枝、茯苓、牡丹皮、赤芍（片、胶囊组成为白芍）、桃仁 | 活血，化瘀，消癥。用于妇人宿有癥块，或血瘀经闭，行经腹痛，产后恶露不尽 | 口服。丸剂：一次1丸，一日1~2次；片剂：一次3片，一日3次；胶囊：一次3粒，一日3次 | 1. 孕妇忌服<br>2. 体弱、阴道出血量多者不宜使用<br>3. 经期及经后3天禁用<br>4. 忌食生冷、肥腻、辛辣食物 |
| 安宫止血颗粒 | 益母草、马齿苋 | 活血化瘀，清热止血。用于瘀热内蕴所致的恶露不净，症见恶露不止、小腹疼痛、口燥咽干；人工流产及产后子宫复位不全见上述证候者 | 温开水冲服。一次1袋，一日3次 | 1. 本品不适用于因胎盘、胎膜残留引起的产后出血<br>2. 用药期间，注意观察阴道出血量的变化 |

### 9　预后

本病若及时治疗，大多可愈。若出血日久可导致贫血，如有胎盘、胎膜残留，可继发感染，严重者可因出血过多而昏厥，应积极抢救。对于产后出血淋漓不止，达2~3个月者，应高度警惕滋养细胞疾病，宜做相关检查。

（刘雁峰）

## 参考文献

1. 中华中医药学会．中医妇科常见病诊疗指南．北京：中国中医药出版社，2012
2. 马宝璋，杜惠兰．中医妇科学．3版．上海：上海科学技术出版社，2018
3. 曹泽毅．中华妇产科学．3版．北京：人民卫生出版社，2014
4. 谢幸，孔北华．妇产科学．9版．北京：人民卫生出版社，2018
5. 国家药品监督管理局药品评价中心．国家基本药物——中成药．北京：人民卫生出版社，2018

# 第三十一章　产后抑郁

## 1　范围

本《指南》规定了产后抑郁的诊断、辨证、中成药治疗。

本《指南》适用于产后抑郁的诊断和中成药治疗。

## 2　术语和定义

下列术语和定义适用于本《指南》。

产后抑郁（postpartum depression）指产妇分娩后在产褥期内出现的以情绪低落、精神抑郁为主要临床症状的病证，通常在产后2周出现症状。相当于西医学的“产褥期抑郁症”。

## 3　流行病学

产后抑郁的患病率受众多因素影响，由于不同国家社会经济、民俗文化等存在差异，且对于产后抑郁的诊断标准不尽相同，不同国家产后抑郁的患病率存在很大差异。流行病学资料显示，西方发达国家产后抑郁的患病率为7%～40%。亚洲国家产后抑郁的患病率为3.5%～63.3%。中国报道的产后抑郁发病率为1.1%～52.1%，平均为14.7%。产后抑郁首次发作后，约有半数以上患者在未来五年内会复发，甚至有1/3的患者在1年内出现再次发作，而且随着复发次数的增多，也加大了复发的风险。

## 4　病因病理

### 4.1　中医病因病机

本病主要发病机制为产后多虚，心脾两虚，心神失养；或情志所伤，肝气郁结，肝血不足，魂失潜藏；或产后多瘀，瘀血停滞，上攻于心。心脾两虚：素体血虚，或产后失血过多，或产后思虑太过，损伤心脾，心血暗耗，血不养心，心神失养，故致产后情志异常；肝气郁结：素性忧郁，胆怯心虚，气机不畅，复因产后情志所伤或突受惊恐，加之产后血虚，肝血不足，肝不藏魂，魂不守舍，而致产后情志异常；瘀血内阻：产后元气亏虚，复因劳倦耗气，气虚无力运血，血滞成瘀，或产时、产后感寒，寒凝血瘀，或产后胞宫瘀血停滞，败血上攻，扰乱心神，神明失常，而致产后情志异常。

### 4.2　西医病因病理

#### 4.2.1　病因

产后抑郁症的病因比较复杂，多方面因素导致其发生。有不良生育史、多产、不易怀孕、青少年产妇、早产产妇、妊娠合并疾病、婴儿住院中的产妇、家庭关系不和睦、新生儿性别与期望不符等情况易引发产褥期抑郁症。

#### 4.2.1　病理

在产妇妊娠、分娩的过程中，产妇体内的内分泌环境发生了很大变化，尤其是产后24小时内，体内激素水平的急剧变化是产后抑郁症发生的生物学基础。但是目前激素与产后抑郁症发生的关系尚无定论，还有待进一步研究证实。

（1）孕激素：妊娠后，孕妇体内孕激素水平逐渐升高，而产后几天降至正常，哺乳则可降至低于正常值。孕激素水平的突然下降，导致GABA-A受体对苯二氮䓬类不敏感、诱导ABA-A受体α-4亚单位或是抑制GABA能神经元活动，造成抑制性神经冲动不足，多巴胺功能亢进，产生抑郁情绪。但目前孕激素水平与产后抑郁相关性的研究结果不尽相同，仍待进一步研究确定。

（2）雌激素：研究显示雌激素具有多种神经调节功能，包括直接作用和递质调节，雌激素可增强神经生长因子及其受体的表达，还可以通过调节血清素及其一些信息而发挥抗抑郁的作用。产妇分娩后，雌激素水平迅速下降，致脑内和内分泌组织的儿茶酚胺作用下降，导致相应的情绪和行为改变。

（3）孤啡肽及单胺类递质的变化：研究显示，产后抑郁症的发生与体内单胺类递质的水平密切相关，5-羟色胺（5-HT）及多巴胺（DA）属于单胺类递质，其合成、释放、再摄取或代谢障碍均可导致抑郁症的发生。而孤啡肽可抑制5-HT及DA等递质的释放及转运。研究推测，产后抑郁症患者的血孤啡肽含量显著升高，而5-HT及DA含量显著下降，两者呈显著负相关，表明升高的孤啡肽可能是通过对5-HT及DA的抑制，导致了产后抑郁症的发生。

（4）遗传因素：遗传物质基础发生病理性改变，如染色体数和结构异常，以及基因突变等均可致病。

**5 临床表现**

产后2周开始出现精神抑郁、情绪低落、伤心落泪、悲观厌世、失眠多梦、易感疲乏无力，或内疚、焦虑、易怒，或默默不语，不愿与人甚至丈夫交流。严重者处理事情的能力低下，不能照顾婴儿，甚至有伤婴者或反复出现自杀想法。

**6 诊断**

6.1 病史

素性抑郁或有产前抑郁症史；产时、产后失血过多，或产后余血未尽；或有不良分娩史；或产妇有内科合并症，如甲状腺功能低下、糖尿病、高血压等。

6.2 症状

精神抑郁，情绪低落，伤心落泪，默默不语，悲观厌世，失眠多梦，易感疲乏无力，或内疚、焦虑、易怒，甚则狂言妄语，如见鬼神，喜怒无常，哭笑不休，登高弃衣，不认亲疏等。多在产后2周内发病，产后4~6周症状逐渐明显。

6.3 检查

6.3.1 妇科检查

多无明显异常变化。

6.3.2 辅助检查

血常规检查正常或血红蛋白低于正常。

6.4 诊断标准

对于产后抑郁目前尚无特异的实验室指标和统一的诊断标准，比较公认的标准有：

6.4.1 美国精神病学会《精神疾病的诊断与统计手册》制定的“产褥期抑郁症的诊断标准”

1）在产后2周内出现下列症状中的5条或5条以上，但至少有一条为情绪抑郁或缺乏兴趣或愉悦。①情绪抑郁。②对全部或大多数活动明显地缺乏兴趣或愉悦。③体重显著下降或增加。④失眠或睡眠过度。⑤精神运动性兴奋或阻滞。⑥疲劳或乏力。⑦遇事皆感毫无意义或自罪感。⑧思维力减退或注意力涣散。⑨反复出现死亡的想法。2）在产后4周内发病。

6.4.2 Edinburgh 产后抑郁量表（edinburgh postnatal depression scale，EPDS）

EPDS 是目前多采用的评分量表。该表包括10项内容，每项内容分4级评分（0~3分），总分相加≥13分者可诊断为产褥期抑郁症。

（1）我能够笑并观看事物有趣的方面

如我总能做到那样多　0分

根本不　1分

现在肯定不多　2分

现在不是那样多　3分

（2）我期待着享受事态

如我曾做到那样多　0分

较我原来做得少　1分

肯定较原来做得少　2分

全然难得有　3分

（3）当事情做错，我多会责备自己

是，大多时间如此　3分

是，有时如此　2分

并不经常　1分

不，永远不　0分

（4）没有充分的原因我会焦虑或苦恼

不，总不　0分

极难得　1分

是，有时　2分

是，非常多　3分

（5）没有充分理由我感到惊吓或恐慌

是，相当多　3分

是，有时　2分

不，不多　1分

不，总不　0分

（6）事情对我来说总是发展到顶点

是，在大多数情况下我全然不能应付　3分

是，有时我不能像平时那样应付　2分

不，大多数时间我应付得相当好　1分

我应付与过去一样好　　0 分

（7）我难以入睡，很不愉快

是，大多数时间如此　　3 分

是，有时　　2 分

并不经常　　1 分

不，全然不　　0 分

（8）我感到悲伤或痛苦

是，大多数时间如此　　3 分

是，相当经常　　2 分

并不经常　　1 分

不，根本不　　0 分

（9）我很不愉快，我哭泣

是，大多数时间　　3 分

是，相当常见　　2 分

偶然有　　1 分

不，绝不　　0 分

（10）出现自伤想法

是，相当经常　　3 分

有时　　2 分

极难得　　1 分

永不　　0 分

**7　鉴别诊断**

（1）产后神经衰弱：主要表现为失眠、多梦、记忆力下降及乏力等，经充分休息，可较快恢复。

（2）产后抑郁综合征：多发生于产后 7 天以内，以产后 3 日内发病居多，又称为第 3 天抑郁症、泌乳状态忧郁综合征、产后轻度抑郁、产后哭泣等。为短暂的阵发哭泣及忧郁状态，病情轻、病程短，90%仅持续 1~3 天，可自行缓解。

（3）产后抑郁性精神病：多发生于产后 2 周，有精神分裂症状，如语言行为混乱、妄想、狂躁、幻觉、有自杀行为等。

**8　治疗**

8.1　西医治疗

西医治疗主要有药物治疗、心理治疗和物理治疗。根据产妇自身情况选择单一治疗或联合治疗。轻度患者可采用人际心理治疗、认知行为治疗和中医药治疗。症状持续加重或有严重自杀倾向患者可考虑抗抑郁治疗，一般选用 SSRI 类药物。但应权衡使用与不使用抗抑郁药对母亲和胎儿的风险，向患者（家属）详述风险和获益。产后抑郁障碍的治疗要考虑产后代谢改变、乳汁对胎儿影响。

8.1.1　药物治疗

药物治疗适用于中重度抑郁症及心理治疗无效者。抗抑郁药物常选用选择性 5-羟色胺再摄取抑制剂（SSRIs），SSRIs 是产后抑郁患者的一线治疗药物。主要包括氟西汀、帕罗西汀、舍曲林、氟伏沙明、西酞普兰和艾司西酞普兰6种。对于哺乳期妇女，多属于慎用药物。其他药物如抗焦虑药和镇静催眠药物、抗精神病药、情感稳定剂、雌激素等也可用于产后抑郁的治疗。但不推荐服用此类药物产妇哺乳。

8.1.2 心理治疗

心理治疗通常作为产后抑郁患者首选治疗，包括心理支持、咨询与社会干预等。疗效最肯定的心理治疗方法为人际心理治疗（IPT）及认知行为治疗（CBT）。通过心理咨询，解除心理因素的影响。

8.1.3 物理治疗

最常用的物理疗法为改良电痉挛治疗（MECT）及重复经颅磁刺激（rTMS）。对于具有强烈自杀及伤害婴儿倾向的患者可作为首选治疗。同时如运动疗法、光疗、音乐治疗、饮食疗法等也可作为治疗产后抑郁的辅助治疗。

8.2 中成药用药方案

8.2.1 基本原则

产后抑郁的治疗，以解郁安神为主。同时，根据不同的证候而立法，补虚泻实。临证或宁心、补肾、健脾、疏肝，或益气、养血、理气、活血。同时需要配合心理治疗，尤其需细心观察早期情志异常的改变，以防病情加重。

8.2.2 分证论治（表31-1）

**表31-1 产后抑郁分证论治**

| 证候 | 症状 | 治法 | 中成药 |
|---|---|---|---|
| 心脾两虚证 | 产后情绪低落，精神萎靡，心神不宁，失眠多梦，伴有神疲乏力，面色萎黄，纳少便溏，脘闷心悸；恶露色淡，质稀；舌淡，苔薄白，脉细弱 | 健脾益气，养心安神 | 归脾丸、天王补心丸（片）、柏子养心丸、九味镇心颗粒 |
| 肝气郁结证 | 产后情绪抑郁，烦躁易怒，心神不安，惊恐不寐，伴有胸胁苦满，善太息；恶露量或多或少，色紫黯有块；苔薄，脉弦 | 疏肝解郁，宁心安神 | 逍遥丸（颗粒）、七制香附丸、妇科养荣胶囊、解郁丸、舒肝解郁胶囊、养血清脑丸、越鞠丸 |
| 瘀血内阻证 | 产后郁郁寡欢，默默不语，失眠多梦，神志恍惚，伴有面色晦黯，小腹疼痛；恶露淋漓日久，色紫黯有块；舌黯有瘀斑，苔白，脉弦或涩 | 活血祛瘀，开郁安神 | 血府逐瘀丸（口服液、胶囊）、产妇康颗粒 |

以下内容为表31-1内容的详解，重点强调同病同证情况下不同中成药选用区别。

（1）心脾两虚证：产后情绪低落，精神萎靡，心神不宁，失眠多梦，伴有神疲乏力，面色萎黄，纳少便溏，脘闷心悸；恶露色淡，质稀；舌淡，苔薄白，脉细弱。

【辨证要点】产后情绪低落，精神萎靡，神疲乏力，面色萎黄，纳少便溏，脘闷心悸，恶露色淡，质稀。

【治法】健脾益气，养心安神。

【中成药】归脾丸、天王补心丸（片）、柏子养心丸、九味镇心颗粒（表31-2）。

表 31-2　产后抑郁心脾两虚证可选用的中成药

| 药品名称 | 药物组成 | 功能主治 | 用法用量 | 注意事项 | 不良反应 |
|---|---|---|---|---|---|
| 归脾丸 | 党参、炒白术、炙黄芪、炙甘草、茯苓、制远志、炒酸枣仁、龙眼肉、当归、木香、大枣（去核） | 益气健脾，养血安神。用于心脾两虚，气短心悸，失眠多梦，头昏头晕，肢倦乏力，食欲不振 | 用温开水或生姜汤送服。水蜜丸一次6g，小蜜丸一次9g，大蜜丸一次1丸，一日3次 | 1. 忌不易消化食物<br>2. 感冒发热患者不宜服用<br>3. 有高血压、心脏病、肝病、糖尿病、肾病等慢性病严重者应在医师指导下服用<br>4. 有口渴、尿黄、便秘等内热表现者不宜服用<br>5. 哺乳期妇女应在医师指导下服用<br>6. 服药4周症状无缓解或服药期间如症状加重或出现其他不适应到医院就诊 | 有引起消化道不适及皮疹的病例报道 |
| 天王补心丸（片） | 人参、茯苓、玄参、丹参、桔梗、远志、当归、五味子、麦冬、天冬、柏子仁、酸枣仁、生地黄 | 滋阴养血，补心安神。用于心阴不足，心悸健忘，失眠多梦，大便干燥 | 丸剂：口服。①大蜜丸：一次1丸，一日2次；②浓缩丸：一次8丸，一日3次；③水蜜丸：一次6g，一日2次；④小蜜丸：一次9g，一日2次。片剂：口服。一次4~6片，一日2次 | 1. 脾胃虚弱、纳食欠佳、大便不实者，不宜长期服用<br>2. 糖尿病者慎用<br>3. 服用1周症状无缓解或服药期间如症状加重或出现其他不适应到医院就诊<br>4. 哺乳期妇女应在医师指导下服用 | 尚不明确 |
| 柏子养心丸 | 柏子仁、白茯神、酸枣仁、生地黄、当归身、五味子、朱砂、犀角、甘草 | 补气，养血，安神。可用于治疗心悸、不寐 | 口服。水蜜丸一次6g，小蜜丸一次9g，大蜜丸一次1丸，一日2次 | 1. 阴虚火旺或肝阳上亢者禁用<br>2. 忌生冷、油腻饮食<br>3. 不可过量、久服，不可与溴化物、碘化物药物同服<br>4. 服用1周症状无缓解或服药期间如症状加重或出现其他不适应到医院就诊 | 尚不明确 |

续表

| 药品名称 | 药物组成 | 功能主治 | 用法用量 | 注意事项 | 不良反应 |
|---|---|---|---|---|---|
| 九味镇心颗粒 | 人参（去芦）、酸枣仁、五味子、茯苓、远志、延胡索、天冬、熟地黄、肉桂 | 养心补脾，益气安神。用于广泛性焦虑症心脾两虚证致善思多虑不解、失眠或多梦、心悸、食欲不振、神疲乏力、头晕、易汗出、善太息、面色萎黄等 | 温开水冲服，早、中、晚各服1袋，一日3次 | 阴虚火旺者慎用 | 偶见口干、视力模糊、便秘增多、恶心呕吐、腹泻、食欲减退或厌食、腹胀、口苦、胃痛、嗜睡、失眠、震颤、头痛、头昏、昏厥、心电图异常、心悸、心动过速、ALT升高、白细胞减少、月经紊乱 |

（2）肝气郁结证：产后情绪抑郁，烦躁易怒，心神不安，惊恐不寐，伴有胸胁苦满，善太息；恶露量或多或少，色紫黯有块；苔薄，脉弦。

【辨证要点】产后情绪抑郁，烦躁易怒，胸胁苦满，善太息；恶露量或多或少，色紫黯有块。

【治法】疏肝解郁，宁心安神。

【中成药】逍遥丸（颗粒）、七制香附丸、妇科养荣胶囊、解郁丸、舒肝解郁胶囊、养血清脑丸、越鞠丸（表31-3）。

**表31-3　产后抑郁肝气郁结证可选用的中成药**

| 药品名称 | 药物组成 | 功能主治 | 用法用量 | 注意事项 | 不良反应 |
|---|---|---|---|---|---|
| 逍遥丸（颗粒） | 柴胡、当归、白芍、炒白术、茯苓、炙甘草、薄荷、生姜 | 疏肝健脾，养血调经。用于肝郁脾虚所致的郁闷不舒，胸胁胀痛，头晕目眩，食欲减退，月经不调 | 丸剂：口服。①大蜜丸：一次1丸，一日2次；②水丸：一次6~9g，一日1~2次。浓缩丸：一次8丸，一日3次。颗粒剂：开水冲服。一次1袋，一日2次 | 1. 忌生冷及油腻难消化的食物<br>2. 服药期间要保持情绪乐观，切忌生气恼怒<br>3. 感冒时不宜服用本药<br>4. 平素月经正常，突然出现经量过多、经期延长，或月经过少、经期错后，或阴道不规则出血者及时就诊<br>5. 脐腹胀痛严重者及时就诊<br>6. 服药2周症状无缓解或服药期间如症状加重或出现其他不适应到医院就诊 | 尚不明确 |

续表

| 药品名称 | 药物组成 | 功能主治 | 用法用量 | 注意事项 | 不良反应 |
| --- | --- | --- | --- | --- | --- |
| 七制香附丸 | 醋香附、地黄、茯苓、当归、熟地黄、川芎、炒白术、白芍、益母草、艾叶（炭）、黄芩、酒萸肉、天冬、阿胶、炒酸枣仁、砂仁、醋延胡索、艾叶、粳米、盐小茴香、人参、甘草 | 疏肝理气，养血调经。用于气滞血虚所致的痛经、月经量少，症见胸胁胀痛，经行量少，行经小腹胀痛，经前双乳胀痛，经水数月不行 | 口服。一次 6g，一日 2 次 | 1. 孕妇忌服<br>2. 忌食生冷食物<br>3. 不宜和感冒药同时服用<br>4. 服本药时不宜同时服用藜芦、五灵脂、皂荚及其制剂<br>5. 不宜喝茶和吃萝卜，以免影响药效<br>6. 平素月经周期正常，突然月经错后，应在排除早早孕后才可服药<br>7. 青春期少女及更年期妇女应在医师指导下服药<br>8. 按照用法用量服用，服药过程中出现不良反应应停药，并向医师咨询 | 尚不明确 |
| 妇科养荣胶囊 | 当归、白术、熟地黄、川芎、白芍（酒炒）、香附（醋制）、益母草、黄芪、杜仲、艾叶（炒）、麦冬、阿胶、甘草、陈皮、茯苓、砂仁 | 补养气血，疏肝解郁，祛瘀调经。用于气血不足，肝郁不舒，月经不调，头晕目眩，血漏血崩，贫血身弱及不孕症 | 口服。一次 4 粒，一日 3 次 | 1. 忌生冷辛辣刺激<br>2. 药效学实验表明，本品对妇女子宫收缩有很强的作用，所以孕妇禁用；但对哺乳期妇女具有增强体质、增强造血功能、改善失血性贫血的作用，能够有效促进产后妇女子宫复原 | 尚不明确 |
| 解郁丸 | 白芍、柴胡、当归、郁金、茯苓、百合、合欢皮、甘草、小麦、大枣 | 疏肝解郁，养心安神。用于肝郁气滞，心神不安所致胸胁胀满，郁闷不舒，心烦心悸，易怒，失眠多梦 | 口服。一次 4g，一日 3 次 | 1. 少吃生冷及油腻难消化的食品<br>2. 服药期间要保持情绪乐观，切忌生气恼怒<br>3. 孕妇服用应向医师咨询<br>4. 感冒时不宜服用，有高血压、心脏病、糖尿病、肝病、肾病等慢性病严重者应在医师指导下服用<br>5. 本品宜用温开水送服<br>6. 服药 3 天症状无缓解，应去医院就诊 | |

续表

| 药品名称 | 药物组成 | 功能主治 | 用法用量 | 注意事项 | 不良反应 |
|---|---|---|---|---|---|
| 舒肝解郁胶囊 | 贯叶金丝桃、刺五加 | 舒肝解郁，健脾安神。适用于轻、中度单相抑郁症属肝郁脾虚证者致情绪低落、兴趣下降、入睡困难、早醒、多梦、紧张不安、急躁易怒、食少纳呆、胸闷、疲乏无力等 | 口服。一次2粒，一日2次，早晚各一次。疗程为6周 | 肝功能不全的患者慎用 | 偶见恶心呕吐、口干、头痛、头昏或晕厥、失眠、食欲减退或厌食、腹泻、便秘、视力模糊、皮疹、心慌、ALT轻度升高 |
| 养血清脑丸 | 当归、川芎、白芍、熟地黄、钩藤、鸡血藤、夏枯草、决明子、珍珠母、延胡索、细辛 | 养血平肝，活血通络。用于血虚肝旺所致头痛，眩晕眼花，心烦易怒，失眠多梦 | 口服。一次1袋，一日3次 | 1. 忌烟、酒及辛辣、油腻食物<br>2. 该药品有平缓的降压作用，低血压者慎用<br>3. 肝病、肾病、糖尿病等慢性病严重者应在医师指导下服用<br>4. 儿童、孕妇、哺乳期妇女、年老体弱者应在医师指导下服用<br>5. 服药3天症状无缓解，应去医院就诊<br>6. 严格按用法用量服用，不宜长期服用 | 偶见恶心、呕吐，罕见皮疹，停药后即可消失 |
| 越鞠丸 | 香附（醋制）、川芎、栀子（炒）、苍术（炒）、六神曲（炒） | 理气解郁，宽中除满。用于胸脘痞闷，腹中胀满，饮食停滞，嗳气吞酸 | 口服。一次6～9g，一日2次 | 1. 忌生冷及油腻难消化的食物<br>2. 服药期间要保持情绪乐观，切忌生气恼怒<br>3. 有高血压、心脏病、肝病、糖尿病、肾病等慢性病严重者应在医师指导下服用<br>4. 儿童、孕妇、哺乳期妇女、年老体弱者应在医师指导下服用<br>5. 服药3天症状无缓解，应去医院就诊 | 尚不明确 |

（3）瘀血内阻证：产后抑郁寡欢，默默不语，失眠多梦，神志恍惚，伴有面色晦黯，小腹疼痛；恶露淋漓日久，色紫黯有块；舌黯有瘀斑，苔白，脉弦或涩。

【辨证要点】产后抑郁寡欢，默默不语，面色晦黯，小腹疼痛；恶露淋漓日久，色紫黯有块。

【治法】活血祛瘀，开郁安神。

【中成药】血府逐瘀丸（口服液、胶囊）、产妇康颗粒（表 31-4）。

**表 31-4　产后抑郁瘀血内阻证可选用的中成药**

| 药品名称 | 药物组成 | 功能主治 | 用法用量 | 注意事项 | 不良反应 |
|---|---|---|---|---|---|
| 血府逐瘀丸（口服液、胶囊） | 桃仁、红花、当归、川芎、地黄、赤芍、牛膝、柴胡、枳壳、桔梗、甘草 | 活血化瘀，行气止痛。用于瘀血内阻，头痛或胸痛，内热瞀闷，失眠多梦，心悸怔忡，急躁善怒 | 口服液：口服。一次 1 支，一日 3 次，或遵医嘱。颗粒剂：口服。一次 1 袋，一日 3 次 | 1. 忌生冷及油腻难消化的食物<br>2. 气虚血瘀者慎用<br>3. 孕妇忌服<br>4. 服用 1 周症状无缓解或服药期间如症状加重或出现其他不适应到医院就诊 | 本品可见以下不良反应：恶心、呕吐、腹胀、腹痛、腹泻、皮疹、瘙痒、潮红等，有过敏反应病例报道 |
| 产妇康颗粒 | 益母草、当归、人参、黄芪、何首乌、桃仁、蒲黄、熟地黄、香附（醋制）、昆布、白术、黑木耳 | 补气养血，祛瘀生新。用于气虚血瘀所致的产后恶露不绝，症见产后出血过多、淋漓不断、神疲乏力、腰腿无力 | 开水冲服。一次 5g，一日 3 次；5~7 日为一疗程；产褥期可长期服用 | 1. 服药期间忌吃生冷硬食物<br>2. 服用 1 周症状无缓解或服药期间如症状加重或出现其他不适应到医院就诊 | 尚不明确 |

### 9　预后

本病初起，经过药物及心理治疗，预后良好。若治不及时，产妇可出现自杀倾向或杀害婴儿，影响夫妻关系及整个家庭。再次妊娠约有 20%复发率，其第二代的认知能力可能受一定影响。

（许小凤）

## 参考文献

1. 国家药典委员会．中华人民共和国药典．北京：中国医药科技出版社，2020

2. 中华中医药学会．中医妇科常见病诊疗指南．北京：中国中医药出版社，2012

3. 谈勇．中医妇科学．10 版．北京：中国中医药出版社，2016

4. 产后抑郁防治指南撰写专家组．产后抑郁障碍防治指南的专家共识（基于产科和社区医生）．中国妇产科临床杂志，2014，15（6）：572-576

5. 谢幸，孔北华，段涛．妇产科学．9 版．北京：人民卫生出版社，2018

6. 杜惠兰中．西医结合医院妇产科学．10 版．北京：中国中医药出版社，2016

7. 崔才三，隋京美．产后抑郁症病因、诊断及防治的研究进展．现代妇产科进展，2005，14（4）：319-321

8. 中国中西医结合学会神经科专业委员会．抑郁症中西医结合诊疗专家共识．中国中西医结合杂志，2020，40（02）：141-148

9. 抑郁障碍中西医整合诊治专家共识组，中国民族医药学会神志病分会．抑郁障碍中西医整合专家共识．中国医药导报，2021，18（06）：4-12

# 第三十二章　产后小便不通

## 1　范围

本《指南》规定了产后小便不通的诊断、辨证和中成药治疗。

本《指南》适用于产后小便不通的诊断、辨证和中成药治疗。

## 2　术语和定义

下列术语和定义适用于本《指南》。

产妇产褥期内出现小便点滴而下，甚至闭塞不通，小腹胀急疼痛者称产后小便不通，又称“产后癃闭”。西医学中产后尿潴留可参照本病治疗。

## 3　流行病学

国外文献报道，产后尿潴留随着发病率的增加逐渐成为困扰女性的问题，发生率从1.7%到17.9%不等，初产、外阴切开术、阴道撕裂、过度劳累可增加尿潴留的发生率。

## 4　病因病理

### 4.1　中医病因病机

小便正常的排出，有赖于膀胱的气化调节。肺气的通调、脾气的转输和肾气的开阖失调，影响膀胱气化功能，而致小便不通为其主要病机。临床以气虚、肾虚、气滞、血瘀多见。

### 4.2　西医病因病理

产程过长，胎先露持续长时间压迫膀胱，使黏膜充血水肿，严重者累及膀胱底部三角区，使膀胱排尿放射功能失调；或第一、二产程尿潴留过多，未及时处理，进一步使膀胱感受性降低，甚至神经麻痹，从而使膀胱排尿放射功能消失；或外阴伤口和尿道周围组织损伤，使尿道括约肌发生痉挛，影响排尿；或精神和心理因素导致。

## 5　临床表现

新产后产妇发生排尿困难，小便点滴而下，甚或小便闭塞不通，小腹胀急、疼痛。以初产妇、滞产及手术助产后多见。

## 6　诊断

### 6.1　病史

禀赋不足、素体气虚、产程过长、失血过多或难产、手术助产、精神因素等病史。

### 6.2　症状

大多发生在新产后，产后6~8小时，或产褥期内出现排尿困难，点滴而下，甚或小便闭塞不通，小腹胀急、疼痛。可伴有神疲乏力、腰膝酸软、情绪抑郁等。

6.3　检查

（1）腹部检查：下腹膨隆，可扪及充盈的膀胱，触痛，膀胱区叩诊浊音。

（2）妇科检查：了解子宫复旧情况，有无尿道、膀胱膨出，有无产伤。

（3）辅助检查：尿常规、超声检查可协助诊断。

**7　鉴别诊断**

（1）产后小便淋痛：产后小便淋痛以小便频急涩痛、欲出未尽为特征，或见恶寒发热等表现，尿常规检查可见白细胞，甚则红细胞，尿细菌培养可见致病菌。

（2）小便生成障碍性疾病：小便生成障碍性疾病（如肾脏疾病）所致的尿少或无尿，患者腹软无胀急疼痛感，无尿可排。

（3）泌尿系结石：泌尿系结石临床表现可见腰腹绞痛、血尿，或伴尿频、尿急、尿痛、排尿困难等泌尿系统梗阻和感染的症状，影像学检查可发现结石。

**8　治疗**

8.1　西医治疗原则

用药物使膀胱逼尿肌收缩，膀胱括约肌松弛，如新斯的明；尿潴留过久，膀胱充盈过度，其他疗法无效时，可在无菌操作下留置导尿管。

8.2　中药治疗方案

8.2.1　基本原则

本病以通利小便为治疗原则。虚者宜补气温阳以化之；实者当疏利决渎以通之。

8.2.2　分证论治（表32-1）

**表32-1　产后小便不通分证论治**

| 证候 | 症状 | 治法 | 中成药 |
|---|---|---|---|
| 气虚证 | 产后小便不利，甚至闭而不通；小腹胀满不适，面白少华，汗多，倦怠乏力，气短懒言，语声低微；舌质淡，舌苔薄白，脉缓弱 | 补气升清，化气行水 | 补中益气丸（颗粒） |
| 肾虚证 | 产后小便不通，小便色白而清，点滴而下；腰膝酸软，头晕耳鸣，面色晦黯，形寒怕冷；舌质淡，舌苔薄润，脉沉细无力，尺脉弱 | 补肾温阳，化气行水 | 金匮肾气丸 |
| 气滞证 | 产后小便不通，小腹胀痛；情志抑郁，烦闷不安，两胁胀痛；舌质淡红，舌苔薄白，脉弦 | 理气行滞，行水利尿 | 加味逍遥丸 |
| 血瘀证 | 产后小便不通或点滴而下，尿色略混浊带血丝，小腹胀急刺痛，恶露不行或行而量少；舌质黯，舌苔薄白，脉沉涩 | 活血化瘀，行气利水 | 新生化片（颗粒） |

以下内容为表32-1内容详解，重点强调同病同证情况下不同中成药选用区别。

（1）气虚证：产后小便不利，甚至闭而不通；小腹胀满不适，面白少华，汗多，倦怠乏力，气短懒言，语声低微；舌质淡，舌苔薄白，脉缓弱。

【辨证要点】产后小便不利，甚至闭而不通，倦怠乏力，气短懒言。

【治法】补气升清，化气行水。

【中成药】补中益气丸（颗粒）（表32-2）。

表 32-2　产后小便不通气虚证可用中成药

| 药品名称 | 药物组成 | 功能主治 | 用法用量 | 注意事项 |
|---|---|---|---|---|
| 补中益气丸（颗粒） | 炙黄芪、党参、白术（炒）、陈皮、柴胡、炙甘草、当归、升麻、生姜、大枣 | 补中益气，升阳举陷。用于脾胃虚弱，中气下陷所导致的泄泻、脱肛、阴挺，症见体倦乏力、食少腹胀、便溏久泄、肛门下坠或脱肛、子宫脱垂 | 口服。小蜜丸一次 9g，大蜜丸一次 1 丸，一日 2~3 次 | 1. 忌不易消化食物<br>2. 感冒发热患者不宜服用<br>3. 有高血压、心脏病、肝病、糖尿病、肾病等慢性病严重者应在医师指导下服用<br>4. 对本品过敏者禁用，过敏体质者慎用 |

（2）肾虚证：产后小便不通，小便色白而清，点滴而下；腰膝酸软，头晕耳鸣，面色晦黯，形寒怕冷；舌质淡，舌苔薄润，脉沉细无力，尺脉弱。

【辨证要点】产后小便不通，小便色白而清，点滴而下，腰膝酸软，头晕耳鸣。

【治法】补肾温阳，化气行水。

【中成药】金匮肾气丸（表 32-3）。

表 32-3　产后小便不通肾虚证可用中成药

| 药品名称 | 药物组成 | 功能主治 | 用法用量 | 注意事项 |
|---|---|---|---|---|
| 金匮肾气丸 | 地黄、山药、酒萸肉、茯苓、牡丹皮、泽泻、桂枝、附子、牛膝、车前子 | 温补肾阳，化气行水。用于肾虚水肿，腰膝酸软，小便不利，畏寒肢冷 | 口服。水蜜丸一次 4~5g（20~25 粒），大蜜丸一次 1 丸，一日 2 次 | 忌房欲、气恼。忌生冷、刺激食物 |

（3）气滞证：产后小便不通，小腹胀痛；情志抑郁，烦闷不安，两胁胀痛；舌质淡红，舌苔薄白，脉弦。

【辨证要点】产后小便不通，小腹胀痛，情志抑郁。

【治法】理气行滞，行水利尿。

【中成药】加味逍遥丸（表 32-4）。

表 32-4　产后小便不通气滞证可用中成药

| 药品名称 | 药物组成 | 功能主治 | 用法用量 | 注意事项 |
|---|---|---|---|---|
| 加味逍遥丸 | 柴胡、当归、白芍、白术（麸炒）、茯苓、甘草、牡丹皮、栀子（姜炙）、薄荷 | 舒肝清热，健脾养血。用于肝郁血虚，肝脾不和，两胁胀痛，头晕目眩，倦怠食少，月经不调，脐腹胀痛 | 口服。一次 1 袋（6g），一日 2 次 | 1. 忌生冷及油腻难消化食物<br>2. 服药期间要保持情绪乐观，切忌生气恼怒<br>3. 有高血压、心脏病、肝病、糖尿病、肾病等慢性病严重者应在医师指导下服用<br>4. 服药 3 天症状无缓解，应去医院就诊<br>5. 对本品过敏者禁用，过敏体质者慎用。 |

（4）血瘀证：产后小便不通或点滴而下，尿色略混浊带血丝，小腹胀急刺痛，恶露不行或行而量少；舌质黯，舌苔薄白，脉沉涩。

【辨证要点】产后小便不通，小腹胀急刺痛，恶露不行或行而量少。

【治法】活血化瘀，行气利水。

【中成药】新生化片（颗粒）（表 32-5）。

**表 32-5　产后小便不通血瘀证可用中成药**

| 药品名称 | 药物组成 | 功能主治 | 用法用量 | 注意事项 |
|---|---|---|---|---|
| 新生化片（颗粒） | 当归、益母草、川芎、桃仁、红花、炙甘草、干姜 | 活血，祛瘀，止痛。用于产后恶露不行，少腹疼痛，也可用于上节育环后引起的阴道流血，月经过多 | 口服。一次 4 片，一日 2~3 次 | 尚不明确 |

### 9　预后

鼓励产妇产后多饮水，消除产妇排尿引起疼痛的紧张心理，经多种方法治疗，多能恢复正常。产后尿潴留不及时处理可影响子宫收缩，导致出血增多，还可引起产后泌尿系感染。

（李伟莉）

## 参考文献

1. 国家药典委员会．中华人民共和国药典．北京：中国医药科技出版社，2020

3. 中华中医药学会．中医妇科临床诊疗指南．北京：中国中医药出版社，2019

4. 谈勇．中医妇科学．北京：中国中医药出版社，2016：123-126

5. 杜慧兰．中西医结合妇产科学．北京：中国中医药出版社，2016：356-357

6. Angela Y. Stanley. Implementing a Clinical Practice Guideline to Manage Postpartum Urinary Retention. JNurs Care Qual，2015：175-180

# 第三十三章　产后腹痛

## 1　范围

本《指南》规定了产后腹痛的诊断、辨证和中成药治疗。

## 2　术语和定义

下列术语和定义适用于本《指南》。

产后腹痛是指产妇在产褥期，发生与分娩或产褥有关的小腹疼痛，称为“产后腹痛”；其中由瘀血引起的称“儿枕痛”。本病多发生在新产后。

在产褥早期因宫缩引起下腹部阵发性剧烈疼痛，称为产后宫缩痛。产后宫缩痛一般在产后 1~2 日出现，持续 2~3 日后自然消失。

## 3　流行病学

产后宫缩痛的主要原因是子宫收缩。产后子宫要通过收缩，逐渐恢复到正常大小。哺乳时反射性催产素分泌增多会使疼痛加重。多胎产妇及经产妇的痛感更强烈，主要是因为子宫只有加强收缩才能恢复正常大小。

## 4　病因病理

### 4.1　中医病因病机

本病主要病机是气血运行不畅，不荣则痛或不通则痛。产后腹痛的发生与新产后子宫缩复及产妇身体状态密切相关。妊娠期，子宫藏而不泻，蓄藏精血，濡养胎儿，随着胎体逐渐增大，子宫渐蓄至极。分娩后，胎儿、胎衣次第俱下，子宫由藏而泻，并由膨满顿呈空虚状态，加之子宫缩复排出余血浊液，子宫在此一藏一泻过程中，气血变化急剧，若产妇体健，多可适应。若产妇素体气血虚弱，或产时失血过多，或产后调摄失当，而致血虚，冲任、胞脉失于濡养，不荣则痛；或子宫余血浊液，因寒致瘀，或气滞血瘀，或胞衣、胎盘残留，冲任、胞脉阻滞，不通则痛。常见的病因为气血两虚、瘀滞子宫。

### 4.2　西医病因病理

在产褥早期因宫缩引起下腹部阵发性剧烈疼痛，称产后子宫收缩痛。多于产后 1~2 日出现，持续 2~3 日自然消失。由于子宫收缩力强，引起局部血管缺血、组织低氧、神经纤维受压而出现剧烈阵痛。因此，在疼痛时于下腹部可摸到或看到隆起而发硬的子宫。

## 5　临床表现

新产后至产褥期内出现小腹部阵发性剧烈疼痛，或小腹隐隐作痛，多日不解，不伴寒热，常伴有恶露量少，色紫黯有块，排出不畅；或恶露量少，色淡红。

## 6　诊断

### 6.1　病史

素体虚弱，产时产后失血较多，或情志不遂，或产后感寒。

6.2　症状

新产后至产褥期内出现小腹部阵发性剧烈疼痛，或小腹隐隐作痛，多日不解，不伴寒热，常伴有恶露量少，色紫黯有块，排出不畅；或恶露量少，色淡红。

6.3　检查

（1）腹部触诊：腹痛时，下腹部可触及子宫呈球状硬块，或腹部柔软，无块。

（2）辅助检查：实验室检查多无异常。超声提示宫腔可正常或有少量胎盘、胎膜残留。若合并感染，可见粘连带。

**7　鉴别诊断**

（1）产后伤食腹痛：多有伤食史，痛在脘腹，常伴有胃脘满闷，嗳腐吞酸，呕吐腹泻，大便秽臭，舌苔垢腻等，而恶露无异常改变。

（2）产褥感染腹痛：小腹疼痛剧烈，持续不减且拒按，伴有发热恶寒或高热寒战，恶露时多时少，色紫黯如败酱，气臭秽。舌质红，苔黄腻，脉弦数或洪数。实验室检查，血常规、分泌物培养、妇科检查、B型超声检测所获相应阳性资料，可资鉴别。

（3）产后痢疾：可有产后腹痛窘迫症状，里急后重，大便呈赤白脓血样，大便常规检查可见多量红细胞、白细胞。

**8　治疗**

8.1　西医治疗原则

产妇分娩后，由于子宫的缩复作用，小腹呈阵阵作痛，于产后1~2日出现，持续2~3日自然消失，西医学称“宫缩痛”“产后痛”，属生理现象，一般不需治疗。若腹痛阵阵加剧，难以忍受，或腹痛绵绵，疼痛不已，影响产妇的康复，则为病态，应予止痛剂治疗。

8.2　中成药用药方案

8.2.1　基本原则

本病治疗以补虚化瘀、调畅气血为主。虚者补而调之，实者通而调之，促使气充血畅，胞脉流通则腹痛自除。

8.2.2　分证论治（表33-1）

**表33-1　产后腹痛分证论治**

| 证候 | 症状 | 治法 | 中成药 |
| --- | --- | --- | --- |
| 气血两虚证 | 产后小腹隐隐作痛数日不止，喜按喜揉，恶露量少，色淡红，质稀无块；面色苍白，头晕眼花，心悸怔忡，大便干结；舌质淡，苔薄白，脉细弱 | 补血益气，缓急止痛 | 补血益母丸（颗粒） |
| 瘀滞子宫证 | 产后小腹疼痛，拒按，得热痛缓；恶露量少，涩滞不畅，色紫黯有块，块下痛减；面色青白，四肢不温，或伴胸胁胀痛；舌质紫黯，脉沉紧或弦涩 | 活血化瘀，温经止痛 | 生化丸、产后逐瘀胶囊、丹白颗粒 |

以下内容为表33-1内容详解，重点强调同病同证情况下不同中成药的选用区别。

（1）气血两虚证：产后小腹隐隐作痛数日不止，喜按喜揉，恶露量少，色淡红，质稀无块；面色苍白，头晕眼花，心悸怔忡，大便干结；舌质淡，苔薄白，脉细弱。

【辨证要点】产后小腹隐隐作痛数日不止，喜按喜揉，恶露量少，色淡质稀，面色苍白，舌淡，脉细弱。

【治法】补血益气，缓急止痛。

【中成药】补血益母丸（颗粒）（表33-2）。

**表33-2 产后腹痛气血两虚证可选用的中成药**

| 药品名称 | 药物组成 | 功能主治 | 用法用量 | 注意事项 |
|---|---|---|---|---|
| 补血益母丸（颗粒） | 当归、黄芪、阿胶、益母草、陈皮 | 补益气血，祛瘀生新。用于气血两虚兼血瘀证产后腹痛 | 口服。一次12g，一日2次 | 忌生冷辛辣 |

（2）瘀滞子宫证：产后小腹疼痛，拒按，得热痛缓；恶露量少，涩滞不畅，色紫黯有块，块下痛减；面色青白，四肢不温，或伴胸胁胀痛；舌质紫黯，脉沉紧或弦涩。

【辨证要点】产后小腹疼痛，拒按，恶露量少，色黯有块，块下痛减；面色青白，舌质紫黯，脉沉弦。

【治法】活血化瘀，温经止痛。

【中成药】生化丸、产后逐瘀胶囊、丹白颗粒（表33-3）。

**表33-3 产后腹痛瘀滞子宫证可选用的中成药**

| 药品名称 | 药物组成 | 功能主治 | 用法用量 | 注意事项 |
|---|---|---|---|---|
| 生化丸 | 当归、川芎、桃仁、干姜（炒炭）、甘草 | 养血祛瘀。用于产后受寒恶露不行或行而不畅，夹有血块，小腹冷痛 | 口服。一次1丸，一日3次 | 方中含有甘草，不宜与京大戟、芫花、甘遂同用 |
| 产后逐瘀胶囊 | 益母草、当归、川芎、炮姜 | 活血调经，去瘀止痛。用于产后瘀血不净，少妇腹痛 | 口服。一次3粒，一日3次 | |
| 丹白颗粒 | 牡丹皮、大血藤、紫花地丁、三棱、莪术、败酱草、川芎、白芍、土茯苓、白英、白花蛇舌草、墓头回、椿皮、当归 | 清热化瘀，祛湿止痛。用于慢性盆腔炎、中医属于瘀热湿阻型者，症见小腹疼痛、带下色黄、带下异味、腰骶胀痛、经期腹痛、低热起伏、口苦咽干等 | 开水冲服。一次1袋，一日3次 | 1. 忌食辛辣，少进油腻，注意饮食卫生<br>2. 脾胃虚弱者慎用<br>3. 心、肝、肾功能不全者慎用<br>4. 未见对孕妇、哺乳期妇女用药安全性相关研究资料<br>5. 如正在服用其他药品，使用本品前请咨询医师或药师<br>6. 服药过程中如出现不适，应立即停药，并咨询医师或药师 |

**9　预后**

产后腹痛为产后常见病，经积极治疗后大多能痊愈。若失治误治，瘀血日久而成瘀热；或瘀血不去，新血不生，血不归经致产后恶露淋漓不尽，应引起重视。

（汤玲）

## 参考文献

1. 罗颂平．中医妇科学．北京：高等教育出版社，2008：200-203

2. 陈晓勇．补血益母颗粒治疗气血两虚兼血瘀型产后腹痛 90 例临床分析．临床医药实践杂志，2008，1（13）：456-457

3. 陈淑琼，钱平，左之文．补血益母颗粒治疗气血两虚兼血瘀型人流及产后腹痛 30 例临床观察．中国临床实用医学，2009，3（5）：112-113

4. 陈锐．生化丸临床应用解析．中国社区医师，2011，27（43）：13

5. 游卉．穴位按压配合产后逐瘀胶囊对阴道分娩产后出血及宫缩痛的改善作用．中国妇幼保健，2021，36（03）：693-696

# 第三十四章　产后出血

## 1　范围

本《指南》规定了产后出血的诊断、辨证和中成药治疗。

## 2　术语和定义

下列术语和定义适用于本《指南》。

产后出血是指经阴道分娩胎儿后24小时内出血量超过500mL或者剖宫产胎儿娩出后24小时内出血量超过1000mL。中医学称为“产后血崩”，产后血崩是新产后大量阴道流血，可引起产后血晕。

## 3　流行病学

产后出血一直是全球包括我国孕产妇死亡的首要原因。全球每年估计有10万孕产妇因产后出血而死亡，占孕产妇死亡原因的27.1%。这一惊人数据相当于2016年全球空难死亡总人数的近400倍。虽然我国孕产妇死亡率已经大幅度降低，并已实现了联合国“千年发展目标”，但是与发达国家相比，我国孕产妇死亡率仍较高。我国因产后出血导致的孕产妇死亡率明显高于发达国家，因产后出血导致的围产期子宫切除率也明显高于发达国家，尤其是西部地区，围产期子宫切除率高达0.19%。

## 4　病因病理

### 4.1　中医病因病机

导致产后出血的病机为血虚气脱，多由阴血暴亡、心神失守而发；产妇素体气血虚弱，复因产时失血过多，以致营阴下夺，气随血脱，而致血晕。《女科经纶》引李东垣之论曰：“妇人分娩，昏冒瞑目，因阴血暴亡，心神无所养。”

### 4.2　西医病因病理

产后出血的病因包括疾病因素和非疾病因素，疾病因素常见，包括子宫收缩乏力、胎盘因素、软产道裂伤及凝血功能障碍；非疾病因素与用药不当有关，产妇精神过度紧张，临产后过多使用麻醉剂、镇静剂或宫缩抑制剂导致产妇子宫收缩乏力引起。

## 5　临床表现

主要临床表现为胎儿娩出后产妇阴道流血过多及因失血引起休克等相应症状和体征。

## 6　诊断

### 6.1　病史

多有素体气血不足，或曾患慢性消耗性疾病、血液病，产时过度紧张，难产、急产、滞产等病史。

6.2　症状

胎儿娩出后24小时内失血量超过500mL，主要临床表现为阴道流血过多及因失血引起休克等相应症状和体征。胎儿娩出后立即发生阴道流血，色鲜红，应考虑软产道损伤；胎儿娩出后数分钟之后出现阴道流血，色暗红，应考虑胎盘因素，如胎盘滞留、胎盘粘连或植入；胎盘娩出后的阴道流血较多，应考虑子宫收缩乏力或胎盘、胎膜残留；胎儿或胎盘娩出后阴道持续流血，且血液不凝，应考虑凝血功能障碍；失血导致的临床表现明显，伴阴道疼痛而阴道流血不多，应考虑隐匿性软产道损伤，如阴道血肿。

6.3　检查

（1）产科检查：了解胎膜、胎盘是否完整，子宫收缩情况，有无软产道损伤等征象，估测阴道流血量。

（2）实验室检查：血常规、血小板计数、凝血酶原时间、纤维蛋白原等有关凝血功能的实验室检查，有助于临床诊断。

（3）其他检查：盆腔超声、心电图、心脏功能检测、肾脏功能检测、血压测量等可辅助诊断。

**7　鉴别诊断**

（1）产后郁冒：虽都可见眩晕症状，但产后郁冒是因产后亡血复汗感受寒邪所致，症见头眩目瞀，郁闷不舒，呕不能食，大便反坚，但头汗出；而产后血晕则多由产后阴血暴亡，心神失养，或瘀血停滞，气逆攻心所致，晕来势急，病情严重，临床诊断时以不省人事，口噤，甚则昏迷不醒为其特点。

（2）产后痉病：口噤不开为二病的相似之处，但产后痉病多由产时创伤，感染邪毒，或产后亡血伤津，筋脉失养所致，其发病时间较产后血晕缓慢，其症状以四肢抽搐，项背强直，角弓反张为主，二者易于鉴别。

（3）产后子痫：虽都可见神志不清，但产后子痫除了产前有头晕目眩、头面及四肢浮肿、高血压、蛋白尿等病史以外，尚有典型的抽搐症状，可与产后出血相鉴别。

**8　治疗**

8.1　西医治疗原则

产后出血的处理原则是针对出血原因，迅速止血；补充血容量，纠正失血性休克；防治感染。提高产后出血抢救成功率的关键点可总结为四个“早”字，即：①尽早评估，准确评估失血情况，重视生命体征变化。②尽早呼救，开展多学科联合抢救，不具备抢救条件时应尽早转诊。③尽早止血，“先药物、后手术”，首选“最快、最简单、最熟练、创伤最小”的手术方式。④尽早复苏，早期快速补液，及时输血，预防和治疗失血性休克和DIC。

8.2　中成药用药方案

8.2.1　基本原则

产后出血因失血过多，血虚气脱，心失所养。阴道出血量多，面色苍白，心悸愦闷，甚则昏厥，目闭口开，手撒肢冷，舌淡无苔，六脉微细或浮大而虚，属血虚气脱证。本病属产科危急重症，应即刻查明原因，积极进行中西医结合抢救，以免延误病情，危及产妇生命。中医治疗本病应本着“急则治其标，缓则治其本”的治疗原则。当产后出血发生休克时，应首先抗休克，促其复苏，待醒后再行辨证论治。

8.2.2 分证论治（表34-1）

**表34-1 产后出血分证论治**

| 证候 | 症状 | 治法 | 中成药 |
|---|---|---|---|
| 血虚气脱证 | 产时或产后失血过多，突然晕眩，面色苍白，心悸愦闷，甚则昏不知人，眼闭口开，手撒肢冷，冷汗淋漓；舌淡无苔，脉微欲绝或浮大而虚 | 益气固脱 | 生脉注射液、生脉饮、复方阿胶浆 |

以下内容为表34-1内容的详解，重点强调同病同证情况下不同中成药选用区别。

血虚气脱证：产时或产后失血过多，突然晕眩，面色苍白，心悸愦闷，甚则昏不知人，眼闭口开，手撒肢冷，冷汗淋漓；舌淡无苔，脉微欲绝或浮大而虚。

【辨证要点】由于产时或产后失血过多，心失所养，故令晕眩，心悸愦闷，甚则昏不知人；血虚不能上荣于目，故眼闭；气随血脱，阳气不能达于四末，故四肢厥冷；营阴暴脱，阴不内守，虚阳外越，故冷汗淋漓。舌淡无苔，脉微细欲绝或浮大而虚，乃为血虚气脱之征。

【治法】益气固脱。

【中成药】生脉注射液、生脉饮、复方阿胶浆（表24-2）。

**表34-2 产后出血血虚气脱证可选用的中成药**

| 药品名称 | 药物组成 | 功能主治 | 用法用量 | 注意事项 |
|---|---|---|---|---|
| 生脉注射液 | 红参、麦冬、五味子 | 益气养阴，复脉固脱。用于气阴两亏，脉虚欲脱的心悸、气短、四肢厥冷、汗出、脉欲绝及心肌梗死、心源性休克、感染性休克等具有上述证候者 | 肌内注射：一次2～4mL，一日1~2次。静脉滴注：一次20～60mL，用5%葡萄糖注射液250~500mL稀释后使用，或遵医嘱 | 1. 对本品或含有红参、麦冬、五味子制剂及成分中所列辅料过敏或有严重不良反应病史者禁用。过敏体质者禁用<br>2. 新生儿、婴幼儿禁用<br>3. 孕妇禁用<br>4. 对实证及暑热等病热邪尚存者，咳而尚有表证未解者禁用 |
| 生脉饮 | 红参、麦冬、五味子 | 益气，养阴生津。用于气阴两亏，心悸气短，自汗 | 口服。一次1支（10mL），一日3次 | 1. 服用本品同时不宜服用藜芦、五灵脂、皂荚或其制剂<br>2. 感冒发热患者不宜使用本品<br>3. 里实证及表证未解者慎用<br>4. 用药期间应忌生冷、油腻、不易消化食物 |
| 复方阿胶浆 | 阿胶、红参、熟地黄、党参、山楂 | 补气养血。用于气血两虚，头晕目眩，心悸失眠，食欲不振及贫血 | 口服。一次20mL，一日3次 | 1. 服用本品同时不宜服用藜芦、五灵脂、皂荚或其制剂<br>2. 感冒患者不宜服用 |

### 9　预后

产后出血是我国孕产妇死亡的第一位原因。由于出血过多，阳气暴脱，稍有延误，不能迅速止血，抢救不及时，常可瞬间死亡。即使挽回生命，亦因血气虚衰，而致产后缺乳、闭经、血痨，或继发产褥感染。如病情较轻，及时处理，则多能痊愈。

（汤玲）

## 参考文献

1. 刘兴会，陈猛．基于大数据的产后出血临床处理．中国实用妇科与产科杂志，2018，34（1）：33-37

2. 刘兴会，陈猛．全球产后出血指南异同．中国实用妇科与产科杂志，2017，33（6）：556-559

3. 罗颂平．中医妇科学．北京：高等教育出版社，2008：185-187

4. 谢幸，孔北华，段涛．妇产科学．9 版．北京：人民卫生出版社，204-209

5. 廖珍，陈光松，欧桂珍．生脉注射液治疗产后出血性贫血的疗效分析．国际医药卫生导报，2012，18（8）：1115-1117

6. 李艳芳，马丹丽，李道成，等．复方阿胶浆治疗产后贫血患者的临床观察．广州中医药大学学报，2018，35（4）：599-605

# 第三十五章　缺　乳

## 1　范围

本《指南》规定了缺乳的诊断、辨证和中成药治疗。

本《指南》适用于缺乳的诊断、辨证和中成药治疗。

## 2　术语和定义

下列术语和定义适用于本《指南》。

缺乳（postpartum agalactia）是指产妇在哺乳期内，乳汁甚少或全无，又称“乳汁不行”“乳汁不通”“乳无汁”“乳汁不足”“乳汁不下”“乳迟不来”。西医学中产后缺乳可参照本病治疗。

## 3　流行病学

据报道产后1月内及以后母乳喂养失败因乳量不足者约占34.39%，其产后7天以内缺乳发病率为54.05%，产后1个月的缺乳率为12.82%。

## 4　病因病理

### 4.1　中医病因病机

缺乳的主要病机为乳汁化源不足，无乳可下；或乳汁运行受阻，乳不得下。常见于气血虚弱、肝郁气滞。素体气血亏虚，或脾胃虚弱，气血生化不足，或产后操劳，耗伤气血，复因分娩失血耗气，以致气血虚弱，不能化生乳汁。若素性抑郁，加之产时失血，肝失所养，肝郁更甚；或产后情志不遂，肝失调达，气机不畅，致乳络不通，乳汁运行不畅，因而缺乳。

### 4.2　西医病因病理

各种因素如贫血、抑郁、劳累、剧痛、年龄过大等影响丘脑下部，使儿茶酚胺量增多，导致催乳激素抑制因子（PIF）分泌增加，催乳激素（PRL）减少，因而缺乳或乳汁过少；或产后产妇哺乳方法不当，泌乳次数减少，使垂体PIF分泌增加，PRL释放减少，致乳腺泡泌乳减少而缺乳。

## 5　临床表现

产妇在哺乳期内无乳汁分泌，或泌乳量少，不能满足喂养婴儿。

## 6　诊断

参考《中医妇科学》《中西医结合妇产科学》《中医妇科常见病诊疗指南》拟定。

### 6.1　病史

先天乳腺发育不良；产后失血过多；产后情志不畅；产后过食肥甘；劳逸失常；哺乳不当（开乳过迟，未按需哺乳）。

### 6.2　症状

产妇在哺乳期内乳汁排出量少，或逐渐减少甚或全无。常伴气短懒言，神疲乏力，胸胁胀满，胸闷泛恶。

6.3　检查

（1）乳腺发育正常或欠佳，乳房柔软，挤压乳汁点滴而出，质稀；或乳房胀硬，或有积块，皮色不变，挤压乳汁疼痛难出，质稠；或乳房丰满，按之松软，乳汁不多，质稀。

（2）辅助检查：血常规检查了解有无贫血及感染。

**7　鉴别诊断**

乳痈：可表现为乳汁缺少，但初期恶寒发热，乳房红肿热痛，有块或有波动感，继而化脓溃破成痈，缺乳则无此症，可资鉴别。

**8　治疗**

8.1　西医治疗原则

西医对本病无针对性治疗，主要以服用大量维生素 B 类药物，或超声波、红外线进行乳房照射等治疗。

8.2　中药治疗方案

8.2.1　基本原则

治疗以调理气血、通络下乳为主。虚者补益气血，实者疏肝解郁，均宜佐以通乳之品。同时要指导产妇正确哺乳，采取多种方法综合治疗。

8.2.2　分证论治（表 35-1）

**表 35-1　缺乳分证论治**

| 证候 | 症状 | 治法 | 中成药 |
|---|---|---|---|
| 气血虚弱证 | 产后乳少，或逐渐减少甚或全无，乳汁清稀，乳房柔软无胀感，挤压乳汁点滴而出；面色少华，神疲乏力，气短懒言，头昏眼花，心悸怔忡，纳少便溏；舌质淡，苔薄白，脉细弱 | 补气养血，佐以通乳 | 八珍益母丸、十全大补丸、补血生乳颗粒 |
| 肝郁气滞证 | 产后乳汁涩少或不下，浓稠，乳房胀硬，或有积块，或突然情志所伤，乳汁骤减或不下；情志抑郁不乐，嗳气叹息，胸胁胀满，胃脘不舒，食欲不振；舌质正常，苔薄白，脉弦 | 疏肝解郁，通络下乳 | 逍遥丸、乳泉颗粒 |
| 痰湿阻滞证 | 产后乳汁稀少，或点滴皆无，乳汁不稠，乳房丰满，按之松软而无胀感；形体肥胖，胸闷泛恶，纳少便溏，大便黏滞不畅，或食多乳少；舌淡胖，苔白腻，脉弦滑 | 健脾化痰，通络下乳 | 香砂六君子丸 |

以下内容为表 35-1 内容的详解，重点强调同病同证情况下不同中成药选用区别。

（1）气血虚弱证：产后乳少，或逐渐减少甚或全无，乳汁清稀，乳房柔软无胀感，挤压乳汁点滴而出；面色少华，神疲乏力，气短懒言，头昏眼花，心悸怔忡，纳少便溏；舌质淡，苔薄白，脉细弱。

【辨证要点】产后乳少，或逐渐减少甚或全无，乳汁清稀，乳房柔软无胀感，面色少华，神疲乏力。

【治法】补气养血，佐以通乳。

【中成药】八珍益母丸、十全大补丸、补血生乳颗粒（表35-2）。

**表35-2 缺乳气血虚弱证可用中成药**

| 药品名称 | 药物组成 | 功能主治 | 用法用量 | 注意事项 |
|---|---|---|---|---|
| 八珍益母丸 | 益母草、党参、炒白术、茯苓、甘草、当归、酒白芍、川芎、熟地黄 | 益气养血，活血调经。用于气血两虚兼有血瘀所致的月经不调，症见月经周期错后、行经量少、精神不振、肢体乏力 | 口服。一次3粒，一日3次 | 1. 忌辛辣、生冷食物<br>2. 感冒发热患者不宜服用<br>3. 有高血压、心脏病、肝病、糖尿病、肾病等慢性病患者应在医师指导下服用 |
| 十全大补丸 | 党参、白术、茯苓、当归、甘草、白芍、川芎、熟地黄、黄芪、肉桂 | 温补气血。用于气血两虚，面色苍白，气短心悸，头晕自汗，体倦乏力，四肢不温，月经量多 | 口服。水蜜丸一次6g，小蜜丸一次9g，大蜜丸一次1丸，一日2~3次 | 1. 忌生冷、油腻食物<br>2. 外感风寒、风热，实热内盛者不宜服用<br>3. 不宜和感冒类药同时服用<br>4. 服本药时不宜同时服用藜芦、赤石脂或其制剂 |
| 补血生乳颗粒 | 黄芪、当归、白芍、茯苓、甘草、王不留行（炒）、川芎、枳壳、桔梗 | 益气补血，通络生乳。用于气血亏虚所致的产后缺乳病。症见产后气血不足，乳汁少，甚或全无，乳汁清稀，乳房柔软等 | 开水冲服。一次4g，一日2次，5天为一疗程，或遵医嘱 | 1. 忌食辛辣，勿过食咸味、酸味，宜食富有营养的食物<br>2. 恶露过多者不宜服用<br>3. 感冒发热患者不宜服用<br>4. 高血压患者慎用。糖尿病患者应在医师指导下服用<br>5. 合并有肝病、肾病、心脏病、结核病等疾病者，应向医师咨询<br>6. 若乳房红肿热痛，或乳汁突然减少，应去医院就诊<br>7. 服药5天，乳汁未见增多，应去医院就诊<br>8. 若服药过程中出现不良反应，或乳儿有不良反应，均应停药并向医师咨询<br>9. 对本品过敏者禁用，过敏体质者慎用 |

（2）肝郁气滞证：产后乳汁涩少或不下，浓稠，乳房胀硬，或有积块，或突然情志所伤，乳汁骤减或不下；情志抑郁不乐，嗳气叹息，胸胁胀满，胃脘不舒，食欲不振；舌质正常，苔薄白，脉弦。

【辨证要点】产后乳汁涩少或不下，乳房胀硬，或有积块，或突然情志所伤，乳汁骤减或不下，胸胁胀满。

【治法】疏肝解郁，通络下乳。

【中成药】逍遥丸、乳泉颗粒（表35-3）。

表 35-3　缺乳肝郁气滞证可用中成药

| 药品名称 | 药物组成 | 功能主治 | 用法用量 | 注意事项 |
|---|---|---|---|---|
| 逍遥丸 | 柴胡、当归、白芍、白术、茯苓、炙甘草、薄荷 | 疏肝健脾，养血调经。用于肝郁脾虚所致的郁闷不舒、胸胁胀痛、头晕目眩、食欲减退、月经不调 | 口服。一次 6~9g，一日 1~2 次 | 1. 忌生冷及油腻难消化的食物<br>2. 服药期间要保持情绪乐观，切记生气恼怒 |
| 乳泉颗粒 | 王不留行、穿山甲（炙）、天花粉、甘草、当归、漏芦 | 通经，活血，下乳。用于产后乳少，乳汁不畅 | 口服。一次 15g，一日 2 次 | 1. 忌食辛辣，勿过食咸味、酸味，宜食富有营养的食物<br>2. 恶露过多者不宜服用<br>3. 感冒时不宜服用。合并肝病、肾病、心脏病、结核病等疾病者，应向医师咨询<br>4. 若乳房红肿热痛，或乳汁突然减少，应去医院就诊<br>5. 若服药过程中出现不良反应，或乳儿有不良反应，均应停药并向医师咨询<br>6 对本品过敏者禁用，过敏体质者慎用 |

（3）痰湿阻滞证：产后乳汁稀少，或点滴皆无，乳汁不稠，乳房丰满，按之松软而无胀感；形体肥胖，胸闷泛恶，纳少便溏，大便黏滞不畅，或食多乳少；舌淡胖，苔白腻，脉弦滑。

【辨证要点】产后乳汁稀少，或点滴皆无，乳汁不稠，乳房丰满，按之松软而无胀感，胸闷泛恶，纳少便溏。

【治法】健脾化痰，通络下乳。

【中成药】香砂六君子丸（表 35-4）。

表 35-4　缺乳痰湿阻滞证可用中成药

| 药物名称 | 药物组成 | 功能主治 | 用法用量 | 注意事项 |
|---|---|---|---|---|
| 香砂六君子丸 | 木香、砂仁、党参、白术、茯苓、甘草、陈皮、半夏 | 益气健脾，和胃。用于脾虚气滞，消化不良，嗳气食少，脘腹胀满，大便溏泄 | 口服。一次 6~9g，一日 2~3 次 | 1. 忌食生冷、油腻、不易消化食物<br>2. 不适用于口干、舌少津、大便干者<br>3. 不适用于急性肠胃炎，主要表现为恶心，呕吐，大便水泻频频，脘腹作痛<br>4. 对本品过敏者禁用，过敏体质者慎用 |

## 9　预后

本病无论虚实，预后均好。若治疗及时，脾胃功能、气血津液恢复正常，则乳汁可下；但若身体虚弱，虽经治疗，乳汁无明显增加或先天乳腺发育不良“本生无乳者”，则疗效不佳；若肝气郁滞，乳汁壅滞，经治疗乳汁仍然排出不畅，化热成脓，可发展为乳痈。

（李伟莉）

## 参考文献

1. 国家药典委员会．中华人民共和国药典．北京：中国医药科技出版社，2020

2. 中华中医药学会．中医妇科临床诊疗指南．北京：中国中医药出版社，2019

3. 谈勇．中医妇科学．北京：中国中医药出版社，2016：123-126

4. 杜惠兰．中西医结合妇产科学．北京：中国中医药出版社，2016：356-357

5. 罗梅，刘大纯，何倩倩，等．2285 例产妇产后缺乳发病情况及中西医诊治状况分析．重庆医学，2016，23（45）：3263

6. 邱迪，李瑞满．补血生乳颗粒联合乳房按摩对催乳效果的影响．临床医药文献电子杂志，2019，6（84）：153-155

7. 刘海智，林孝文，李瑞满，等．临床应用补血生乳颗粒的催乳效果分析．中国实用医药，2016，11（32）：34-36

# 第三十六章　不孕症

## 1　范围

本《指南》规定了不孕症的诊断、辨证和中成药治疗。

本《指南》适用于不孕症的诊断、辨证和中成药治疗。

## 2　术语和定义

下列术语和定义适用于本《指南》。

不孕症是一种由多种病因导致的生育障碍状态，是生育期夫妇的生殖健康不良事件。女性无避孕性生活至少 12 个月而未孕称为不孕症（infertility）。不孕症分为原发性和继发性两大类，既往从未有过妊娠史，未避孕而从未妊娠者为原发不孕；既往有过妊娠史，而后未避孕连续 12 个月未孕者称为继发不孕。

## 3　流行病学

不孕症是涉及全球各个地区和国家育龄夫妇的问题，也是衡量国家和地区生殖健康、医疗服务、经济、文化、生活水平等多个层面情况的重要指标。不孕症的发病率和患病率受众多因素影响，不同的国家、地区有很大的差别，这与社会发展、民族习俗、文化卫生等因素有关。我国不孕症发病率为 7%～10%。

## 4　病因病理

### 4.1　中医病因病机

中医学认为，肾气盛，天癸至，并使任脉流通，冲脉气盛，作用于子宫、冲任，使之气血调和，男女适时交合，两精相搏，则胎孕乃成。若肾气虚衰，肝气郁结，痰湿内阻，瘀滞胞宫，损及天癸，冲任失调，气血失和，均能影响胎孕之形成，以致不孕。

（1）肾虚：禀赋素弱，肾气不充；或房劳多产，久病大病，损伤肾气；或年逾五七，冲任耗损，难于成孕。若肾气不足，精不化血，则冲任虚衰，不能成孕；若肾阳亏虚，命门火衰，则冲任虚寒，胞宫失煦，致令不孕；若肾阴亏虚，天癸乏源，血海空虚，胞宫失养，或阴虚内热，热扰冲任，均可致不孕。

（2）肝气郁结：素性抑郁，情怀不畅，肝郁气滞，疏泄失常，气血失和，冲任失调，以致不孕。

（3）痰湿内阻：素体肥胖，恣食肥甘，躯脂满溢，痰湿内盛，胞脉受阻，致令不孕；或脾阳不振，运化失职，水湿下注，湿聚成痰，壅滞冲任，不能成孕。

（4）瘀滞胞宫：经行产后感邪，寒凝血瘀或热灼血瘀；或房事不节，邪入胞宫致瘀；或气血失和致瘀，或气虚运血无力致瘀，瘀滞冲任、胞宫、胞脉，以致不孕。

### 4.2　西医病因病理

西医学认为受孕是一个复杂而又协调的生理过程，必须具备下列条件：卵巢排出正常卵子；精液正常，有正常性生活；卵子和精子能在输卵管内相遇并结合成为受精卵，并能顺利地输入子宫腔内；子宫内膜窗口期适合于受精卵着床。此环节中任何一个异常，便可导致不孕症。

4.2.1 女性不孕因素

（1）盆腔因素：是我国女性不孕症，特别是继发性不孕症最主要的原因，约占全部不孕因素的35%。具体病因包括：①输卵管病变、盆腔粘连、盆腔炎症及其后遗症，包括盆腔炎及盆腔手术后粘连导致的输卵管梗阻、周围粘连、积水和功能受损等；②子宫体病变：主要指子宫黏膜下肌瘤体积较大影响宫腔形态的肌壁间肌瘤、子宫腺肌症、宫腔粘连和子宫内膜息肉等；③子宫颈因素：包括宫颈松弛和宫颈病变等；④先天发育畸形：包括米勒管畸形，如纵隔子宫、双角子宫和双子宫先天性输卵管发育异常等。

（2）排卵障碍：占女性不孕的25%~35%，常见病因包括：①下丘脑病变：如低促性腺激素性无排卵；②垂体病变：如高泌乳素血症；③卵巢病变：如多囊卵巢综合征、早发性卵巢功能不全和先天性性腺发育不全等；④其他内分泌疾病：如先天性肾上腺皮质增生症和甲状腺功能异常等。

4.2.2 男方因素

（1）精液异常：先天或后天原因所致精液异常，表现为少、弱精子症，无精子症，精子发育停滞，畸形精子症和单纯性精浆异常等。

（2）男性性功能障碍：指器质性或心理性原因引起的勃起功能障碍，不射精或逆行射精，或性唤起障碍所致的性交频率不足等。

4.2.3 免疫因素

（1）精子免疫：精子有大量特异性表达的抗原，能够引发男性的自身免疫反应，也可以引发女性的同种免疫反应。

（2）自身免疫：因为睾丸局部存在血睾屏障，作为人体的免疫豁免器官之一的睾丸，任何原因导致血睾屏障的破坏，如输精管损伤、睾丸附睾炎症等，都将导致精子的特异性抗原接触循环系统的免疫细胞产生抗精子抗体（AsAb），结合于精子膜表面的抗精子抗体可引起精子的凝集现象，影响精子的运动和受精功能。

（3）同种免疫：宫颈上皮细胞能产生分泌型IgA、IgG和极少量的IgM。当女性生殖道黏膜炎症破损或精浆中的免疫抑制物受到破坏时，精子和精浆中的抗原物质会引起女性的同种免疫反应。宫颈上皮细胞产生致敏的分泌型IgA、IgG，与精子结合后被覆盖在精子表面，使精子制动，难以进入宫腔；而IgG又可引起补体固定作用，发挥直接细胞毒作用，使精子发生凝集。

（4）体液免疫异常：女性体内可产生抗透明带抗体，改变透明带的性状或组织受精乃至植入过程，从而导致不孕。抗心磷脂抗体可引起种植部位小血管内血栓形成，导致胚胎种植失败。

（5）子宫内膜局部细胞免疫异常：子宫内膜局部存在大量免疫细胞，它们在胚胎种植中发挥帮助绒毛实现免疫逃逸和绒毛周围组织的溶细胞作用。子宫内膜局部的免疫细胞如NK细胞、T细胞和B细胞功能异常都可导致种植失败和不孕。

4.2.4 不明原因性不孕

不明原因性不孕是一种生育力低下的状态，男女双方因素均不能排除，占不孕症人群的10%~20%，可能病因包括免疫因素、隐性输卵管因素、潜在的卵母细胞异常、受精障碍、胚胎发育停滞、胚胎着床失败和遗传缺陷等，但目前临床缺乏针对性的检测手段，难以确定明确病因。

**5 临床表现**

未避孕，有规律的性生活1年以上未孕为主要临床表现；患者可无其他不适症状，仅表现为受孕障碍；也可因导致不孕原因出现对应的临床表现，如排卵障碍患者可伴有月经异常，盆腔炎症患者可出现相应腹痛、发热，子宫内膜异位症患者可伴有痛经、月经改变等症状。

**6 诊断**

不孕症是一种生育障碍状态，可由多种原因导致，通过夫妇双方全面检查，寻找病因，是诊断不孕症的关键。

6.1 女方检查及诊断

6.1.1 病史

询问患者年龄、婚史、同居时间、配偶健康状况、性生活情况、月经史及产育史，还需了解既往史及家族史，尤需注意有无结核、甲状腺疾病、糖尿病及盆腹腔手术病史。

6.1.2 临床表现

未避孕，性生活正常，同居1年或曾孕育后未避孕1年而未孕。

6.1.3 检查

（1）体格检查：观察身高、体重、第二性征发育、体毛分布及有无溢乳等。

（2）妇科检查：注意内外生殖器，有无发育畸形、炎症及包块等。

（3）辅助检查：①卵巢功能检查：了解排卵及黄体功能状态，包括基础体温测定、超声监测排卵、血清生殖内分泌激素测定等。②输卵管通畅试验：常用子宫输卵管碘液造影术、子宫输卵管超声造影术及核磁共振子宫输卵管影像术。③免疫因素检查：包括生殖相关抗体，如抗精子抗体、抗子宫内膜抗体等。④宫腔镜检查：了解宫腔情况，诊断宫腔粘连、黏膜下肌瘤、内膜息肉、子宫畸形等。⑤腹腔镜检查：用于盆腔情况的诊断，直接观察子宫、输卵管、卵巢有无病变或粘连。

6.2 男方检查及诊断

6.2.1 病史

病史包括不育年限、有无性交或射精障碍、不育相关检查和治疗经过；既往疾病和治疗史，如腮腺炎、糖尿病；手术史，如输精管结扎术；个人史，如高温环境暴露、吸烟、酗酒和吸毒；家族史。

6.2.2 体格检查

体格检查包括全身检查和生殖系统检查。

6.2.3 精液分析

精液分析是不孕症夫妇首选的检查项目。根据《世界卫生组织人类精液检查与处理实验室手册》（第5版）进行。需行2~3次精液检查，以明确精液质量。

6.2.4 其他辅助检查

其他辅助检查包括激素检测、生殖系统超声和遗传筛查等。

## 7 鉴别诊断

本病主要与暗产鉴别。暗产指有妊娠的迹象，但是很快伴随月经的来潮而自然消失，类似于生化妊娠。不孕症的鉴别诊断主要是根据夫妇双方的全面检查进行病因的鉴别。

## 8 治疗

### 8.1 西医治疗原则

女性生育力与年龄密切相关，治疗时需充分考虑患者的卵巢生理年龄，选择合理、安全、高效的个体化方案。对于肥胖、消瘦、有不良生活习惯或环境接触史的患者需首先改变生活方式；纠正或治疗机体系统性疾病；性生活异常者在排除器质性疾病的前提下可给予指导，帮助其了解排卵规律，增加受孕机会。对于病因诊断明确者针对病因选择相应的治疗方案：

（1）治疗生殖器官器质性疾病，包括输卵管慢性炎症及阻塞、卵巢肿瘤、子宫病变、阴道炎、子宫内膜异位症、生殖系统结核等。

（2）诱发排卵用于无排卵者。药物有氯米芬、绒促性素、尿促性素、促卵泡生成素、溴隐亭等。

（3）治疗免疫性不孕。

（4）辅助生殖技术：包括人工授精、体外受精-胚胎移植及其衍生技术。

### 8.2 中成药用药方案

#### 8.2.1 基本原则

依据月经、带下、全身症状及舌苔、脉象等综合分析，辨病与辨证相结合，明确脏腑、气血、寒热、虚实。治疗以温养肾气、调理气血为主。

#### 8.2.2 分证论治（表36-1）

**表36-1 不孕症分证论治**

| 证候 | | 症状 | 治法 | 中成药 |
|---|---|---|---|---|
| 肾虚证 | 肾气虚证 | 婚久不孕，初潮延迟，月经不调或停闭，量多或少，色淡暗质稀；腰酸腿软，头晕耳鸣，神疲肢倦，小便清长；舌淡暗，苔白润，脉沉弱，两尺尤甚 | 补肾益气，温养冲任 | 四君子丸、八珍丸 |
| | 肾阳虚证 | 婚久不孕，初潮延迟，月经后期，量少色淡质稀，甚至闭经，带下量多，质稀如水；腰膝酸软，性欲淡漠，大便溏薄，小便清长，面色晦暗；舌淡苔白，脉沉迟 | 温肾助阳，调补冲任 | 右归丸、金匮肾气丸、桂附地黄丸 |
| | 肾阴虚证 | 婚久不孕，月经先期，量少色红质稠，或闭经；或带下量少，阴中干涩；腰酸腿软，头晕耳鸣，形体消瘦，五心烦热，失眠多梦；舌淡或舌红，少苔，脉细或细数 | 滋肾养血，调补冲任 | 左归丸、六味地黄丸、大补阴丸 |

续表

| 证候 | 症状 | 治法 | 中成药 |
|---|---|---|---|
| 肝气郁结证 | 婚久不孕，月经先后不定期，量或多或少，色暗，有血块，经行腹痛，经前胸胁、乳房胀痛，或经行腹痛；精神抑郁，或烦躁易怒；舌红，苔薄白，脉弦 | 疏肝解郁，理血调经 | 逍遥丸、柴胡舒肝丸、舒肝解郁胶囊、越鞠丸 |
| 痰湿内阻证 | 婚久不孕，月经后期甚或闭经，带下量多，色白质黏；形体肥胖，胸闷呕恶，头晕心悸；舌淡胖，苔白腻，脉滑 | 燥湿化痰，理气调经 | 香砂六君子丸、参苓白术丸 |
| 瘀滞胞宫证 | 婚久不孕，月经后期，量或多或少，色紫黑，有血块，可伴痛经；平素小腹或少腹疼痛，或肛门坠胀不适；舌质紫暗，边有瘀点，脉弦涩 | 活血化瘀，止痛调经 | 散结镇痛胶囊、少腹逐瘀颗粒、桂枝茯苓丸 |

以下内容为表 36－1 内容的详解，重点强调同病同证情况下不同中成药选用区别。

（1）肾虚证

①肾气虚证：婚久不孕，初潮延迟，月经不调或停闭，量多或少，色淡暗质稀；腰酸腿软，头晕耳鸣，神疲肢倦，小便清长；舌淡暗，苔白润，脉沉弱，两尺尤甚。

【辨证要点】婚久不孕，腰酸腿软，头晕耳鸣，神疲肢倦，小便清长，月经不调或停闭，量多或少，色淡暗质稀。

【治法】补肾益气，温养冲任。

【中成药】四君子丸、八珍丸（表 36-2）。

**表 36-2　不孕症肾气虚证可选用的中成药**

| 药物名称 | 药物组成 | 功能主治 | 用法用量 | 注意事项 |
|---|---|---|---|---|
| 四君子丸 | 党参、白术（炒）、茯苓、炙甘草 | 益气健脾。用于脾胃气虚，胃纳不佳，食少便溏 | 口服。一次 3～6g，一日 3 次 | 1. 忌生冷、辛辣、油腻食物<br>2. 感冒发热慎服 |
| 八珍丸 | 党参、白术（炒）、茯苓、甘草、当归、白芍、川芎、熟地黄 | 补气益血。用于气血两虚，面色萎黄，食欲不振，四肢乏力，月经过多 | 口服。①水蜜丸，一次 6g，一日 2~3 次。②大蜜丸，一次 1 丸（9g），一日 2 次 | 1. 有热证者忌用<br>2. 忌过劳、寒凉，慎房事 |

②肾阳虚证：婚久不孕，初潮延迟，月经后期，量少色淡质稀，甚至闭经，带下量多，质稀如水；腰膝酸软，性欲淡漠，面色晦暗，大便溏薄，小便清长；舌淡苔白，脉沉迟。

【辨证要点】婚久不孕，性欲淡漠，面色晦暗，大便溏薄；月经后期，量少色淡，甚至闭经；带下量多，质稀。

【治法】温肾助阳，调补冲任。

【中成药】右归丸、金匮肾气丸、桂附地黄丸（表 36-3）。

表 36-3　不孕症肾阳虚证可选用的中成药

| 药物名称 | 药物组成 | 功能主治 | 用法用量 | 注意事项 |
| --- | --- | --- | --- | --- |
| 右归丸 | 熟地黄、附子（炮附片）、肉桂、山茱萸（酒炙）、鹿角胶、当归、山药、菟丝子、枸杞子、杜仲（盐炒）、炮附片 | 温补肾阳，填精止遗。用于肾阳不足，命门火衰，腰膝冷痛，精神不振，怯寒畏冷，阳痿遗精，大便溏薄，尿频而清 | 口服。一次1丸（9g），一日3次 | 1. 忌生冷、辛辣、油腻食物<br>2. 感冒发热慎服 |
| 金匮肾气丸 | 地黄、茯苓、山药、山茱萸（酒炙）、牡丹皮、泽泻、桂枝、牛膝（去头）、车前子（盐炙）、附子（炙） | 温补肾阳，化气行水。用于肾虚水肿，腰膝酸软，小便不利，畏寒肢冷 | 口服。大蜜丸，一次1丸（6g），一日2次；小蜜丸，一次20～25粒（4~5g），一日2次 | 忌房欲、气恼，忌食生冷食物 |
| 桂附地黄丸 | 肉桂、附子（制）、熟地黄、山茱萸（制）、牡丹皮、山药、茯苓、泽泻 | 温补肾阳。用于肾阳不足，腰膝酸冷，小便不利或反多，痰饮喘咳 | 口服。水蜜丸，一次30丸（6g），一日2~3次；大蜜丸，一次1丸（9g），一日2次 | 1. 忌生冷、辛辣、油腻食物<br>2. 有热证者忌用<br>3. 忌过劳、寒凉，慎房事 |

③肾阴虚证：婚久不孕，月经先期，量少色红质稠，或闭经；或带下量少，阴中干涩；腰酸腿软，头晕耳鸣，形体消瘦，五心烦热，失眠多梦；舌淡或舌红，少苔，脉细或细数。

【辨证要点】婚久不孕，头晕耳鸣，形体消瘦，或带下量少，阴中干涩，月经先期，量少色红质稠，舌红少苔。

【治法】滋肾养血，调补冲任。

【中成药】左归丸、六味地黄丸、大补阴丸（表36-4）。

表 36-4　不孕症肾阴虚证可选用的中成药

| 药物名称 | 药物组成 | 功能主治 | 用法用量 | 注意事项 |
| --- | --- | --- | --- | --- |
| 左归丸 | 熟地黄、菟丝子、牛膝、龟板胶、鹿角胶、山茱萸、山药、枸杞子 | 滋阴补肾。用于真阴不足，腰酸膝软，盗汗，神疲口燥 | 口服。一次1丸（9g），一日2次 | 1. 忌辛辣、油腻食物<br>2. 感冒发热慎服 |
| 六味地黄丸 | 熟地黄、酒萸肉、牡丹皮、山药、茯苓、泽泻 | 滋阴补肾。用于肾阴亏损，头晕耳鸣，腰膝酸软，骨蒸潮热，盗汗遗精 | 口服。大蜜丸，一次1丸（9g），一日2次；小蜜丸，一次8丸（原药材3g），一日3次 | 1. 忌不易消化食物<br>2. 感冒发热腹泻患者不宜服用<br>3. 对本品过敏者禁用，过敏体质者慎用 |

续表

| 药物名称 | 药物组成 | 功能主治 | 用法用量 | 注意事项 |
| --- | --- | --- | --- | --- |
| 大补阴丸 | 熟地黄、知母（盐炒）、黄柏（盐炒）、龟甲（醋制）、猪脊髓 | 滋阴降火。用于阴虚火旺，潮热盗汗，咳嗽，耳鸣遗精 | 口服。水蜜丸，一次30丸（6g），一日2~3次；大蜜丸，一次1丸（6g），一日2次 | 1. 忌辛辣、油腻食物<br>2. 虚寒性患者不适用 |

（2）肝气郁结证：婚久不孕，月经先后不定期，量或多或少，色暗，有血块，经行腹痛，或经前胸胁、乳房胀痛，或经行腹痛；精神抑郁，或烦躁易怒；舌红，苔薄白，脉弦。

【辨证要点】婚久不孕，月经先后不定期，量或多或少，色暗，有血块，经行腹痛，或经前胸胁、乳房胀痛；精神抑郁，或烦躁易怒。

【治法】疏肝解郁，理血调经。

【中成药】逍遥丸、柴胡舒肝丸、舒肝解郁胶囊、越鞠丸（表36-5）。

**表36-5　不孕症肝郁证可选用的中成药**

| 药物名称 | 药物组成 | 功能主治 | 用法用量 | 注意事项 |
| --- | --- | --- | --- | --- |
| 逍遥丸 | 柴胡、当归、白芍、白术（炒）、茯苓、炙甘草、薄荷 | 疏肝健脾，养血调经。用于肝郁脾虚所致的郁闷不舒、胸胁胀痛、头晕目眩、食欲减退、月经不调 | 口服。一次6~9g，一日1~2次 | 1. 忌生冷及油腻难消化的食物<br>2. 服药期间要保持情绪乐观，切忌生气恼怒 |
| 柴胡舒肝丸 | 柴胡、青皮、陈皮、防风、木香、枳壳、乌药、香附、姜半夏、茯苓、桔梗、厚朴、紫苏梗、豆蔻、甘草、山楂、当归、黄芩、薄荷、槟榔、六神曲、大黄、白芍、三棱、莪术 | 舒肝和胃，理气止痛。用于肝郁气滞，胸胁胀满，胃脘疼痛，嘈杂呕吐，嗳气泛酸 | 口服。一次1丸（6g），一日2次 | 1. 本品含有行气、破血之品，有碍胎气，孕妇慎用<br>2. 服药期间饮食宜用清淡易消化之品，忌食辛辣油腻 |
| 舒肝解郁胶囊 | 贯叶金丝桃、刺五加 | 舒肝解郁，健脾安神。适用于肝郁脾虚证者，症见情绪低落、兴趣下降、入睡困难、紧张不安、急躁易怒、食少纳呆、胸闷、疲乏无力 | 口服。一次2粒，每粒0.36g，一日2次，早晚各一次 | 1. 忌生冷及油腻难消化的食物<br>2. 服药期间要保持情绪乐观，切忌生气恼怒 |
| 越鞠丸 | 醋香附、川芎、炒栀子、苍术（炒）、六神曲（炒） | 理气解郁，宽中除满。用于胸脘痞闷，腹中胀满，饮食停滞，嗳气吞酸 | 口服。一次6~9g，一日2次 | 1. 忌生冷及油腻难消化的食物<br>2. 孕妇慎用 |

（3）痰湿内阻证：婚久不孕，月经后期甚或闭经，带下量多，色白质黏；形体肥胖，胸闷呕恶，头晕心悸；舌淡胖，苔白腻，脉滑。

【辨证要点】月经后期甚或闭经，带下量多，色白质黏；形体肥胖，胸闷呕恶，头晕心悸；舌淡胖，苔白腻，脉滑。

【治法】燥湿化痰，理气调经。

【中成药】香砂六君子丸、参苓白术丸（表36-6）。

**表36-6 不孕症痰湿内阻证可选用的中成药**

| 药物名称 | 药物组成 | 功能主治 | 用法用量 | 注意事项 |
|---|---|---|---|---|
| 香砂六君子丸 | 木香、砂仁、党参、炒白术、茯苓、炙甘草、陈皮、姜半夏。辅料：生姜、大枣 | 益气健脾，和胃。用于脾虚气滞，消化不良，嗳气食少，脘腹胀满，大便溏泄 | 口服。一次6~9g，一日2~3次 | 1. 饮食宜清淡，忌酒及辛辣、生冷、油腻食物<br>2. 感冒发热慎服 |
| 参苓白术丸 | 人参、白术（麸炒）、茯苓、山药、薏苡仁、莲子、白扁豆、砂仁、桔梗、甘草 | 健脾益气。用于体倦乏力，食少便溏 | 口服。一次6g，一日3次 | 1. 忌生冷、辛辣、油腻食物<br>2. 不宜和感冒类药同时服用 |

（4）瘀滞胞宫证：婚久不孕，月经后期，量或多或少，色紫黑，有血块，可伴痛经；平素小腹或少腹疼痛，或肛门坠胀不适；舌质紫黯，边有瘀点，脉弦涩。

【辨证要点】婚久不孕，月经后期，经色紫黑，有血块，经行腹痛，舌质紫黯，边有瘀点。

【治法】活血化瘀，止痛调经。

【中成药】散结镇痛胶囊、少腹逐瘀丸、桂枝茯苓丸（表36-7）。

**表36-7 不孕症瘀滞胞宫证可选用的中成药**

| 药物名称 | 药物组成 | 功能主治 | 用法用量 | 注意事项 |
|---|---|---|---|---|
| 散结镇痛胶囊 | 龙血竭、三七、浙贝母、薏苡仁 | 软坚散结，化瘀定痛。用于子宫内膜异位症（痰瘀互结兼气滞证）所致的继发性痛经、月经不调、盆腔包块、不孕等 | 口服。一次4粒，每粒0.4g，一日3次 | 孕妇忌服 |
| 少腹逐瘀丸 | 当归、蒲黄、五灵脂、赤芍、小茴香、延胡索、没药、川芎、肉桂、炮姜 | 温经活血，散寒止痛。用于寒凝血瘀所致的月经后期、痛经，症见行经后错、行经小腹冷痛、经血紫黯、有血块 | 口服。大蜜丸，一次1丸（9g），一日2~3次 | 孕妇忌服 |

续表

| 药物名称 | 药物组成 | 功能主治 | 用法用量 | 注意事项 |
|---|---|---|---|---|
| 桂枝茯苓丸 | 桂枝、茯苓、牡丹皮、赤芍、桃仁 | 活血，化瘀，消癥。用于妇人宿有癥块，或血瘀经闭，行经腹痛，产后恶露不尽 | 口服。大蜜丸，一次 1 丸（6g），一日 1～2 次；小蜜丸，一次 9 丸（1.5g），一日 1～2 次 | 1. 孕妇慎用<br>2. 忌食生冷、肥腻、辛辣食物 |

## 9　预后

不孕症的预后与患者年龄、病史、病因及病程关系较为密切。年龄较轻、病因单一、病程短者疗效较好；年龄偏大、病因复杂、病程长者疗效欠佳。

（谈勇）

## 参考文献

1. 谢幸，孔北华，段涛．妇产科学．9 版．北京：人民卫生出版社，2018：361
2. 谈勇．中医妇科学．北京：中国中医药出版社，2016：80

# 第三十七章　癥　瘕

## 1　范围

本《指南》规定了癥瘕的诊断、辨证和中成药治疗。

本《指南》适用于癥瘕的诊断、辨证和中成药治疗。

## 2　术语和定义

下列术语和定义适用于本《指南》。

癥瘕（gynecologic abdominal lumps/mass）指妇女小腹内的结块，伴有或胀，或痛，或满，并常致月经或带下异常，甚至影响生育的疾病。癥者，坚硬成块，固定不移，推揉不散，痛有定处，病属血分；瘕者，痞满无形，时聚时散，推揉转动，痛无定处，病属气分。二者常并称。

本指南主要针对癥瘕的善证。西医学内生殖器官良性肿瘤（主要包括输卵管卵巢囊肿、子宫肌瘤）、盆腔炎性疾病后遗症、子宫内膜异位症、陈旧性宫外孕等可参照本病辨证治疗。

## 3　流行病学

西医学内生殖器官良性肿瘤（主要包括输卵管卵巢囊肿、子宫肌瘤）、盆腔炎性疾病后遗症、子宫内膜异位症等都属于癥瘕的范畴，是妇科常见病、多发病。

## 4　病因病理

### 4.1　中医病因病机

本病的发生主要是机体正气不足，风寒湿热之邪内侵或七情、房事、饮食所伤，脏腑功能失调，致体内瘀血、痰湿等病理产物聚结于冲任、胞宫、胞脉，久而聚以成癥瘕。

### 4.2　西医病因病理

#### 4.2.1　病因

盆腔包块见于西医输卵管卵巢囊肿、子宫肌瘤、盆腔炎性疾病后遗症、子宫内膜异位症、陈旧性宫外孕等。

#### 4.2.2　病理

对宫、腹腔内液体及组织进行活检取样，行细胞学及病理学检测。浆液性囊腺瘤占卵巢良性肿瘤25%，多为单侧，囊性，表面光滑，壁薄，镜下见囊壁为纤维结缔组织，内衬浆液性单层柱状上皮。子宫肌瘤、子宫内膜异位症、盆腔炎性疾病后遗症病理改变参见本书相关章节。

## 5　临床表现

妇科检查下腹可扪及包块，质地硬或囊性。临床可无症状，可有下腹胀满，或伴有白带增多、月经异常、痛经，或伴有不孕、贫血、压迫症状如尿频尿急、大便改变等。

**6 诊断**

根据病史、症状、体征、辅助检查综合进行诊断。

6.1 病史

有情志抑郁、经行产后感受外邪、月经不调、带下异常等病史，亦有部分患者无明显病史。

6.2 症状、体征

妇人可有异常子宫出血，如月经量多或经期延长等；或有异常带下；或有小腹胀满，或疼痛，或经期小腹疼痛等。亦有部分患者无明显症状。妇科检查盆腔内可触及异常包块，或子宫附件大小、质地、活动度异常改变。

6.3 辅助检查

①影像学检查：盆腔超声可检测到肿块的形态、大小、部位、性状，对鉴别肿瘤的性质有一定的意义。CT、MRI 检查：可清晰显示肿块，对判断肿块良恶性以及有无侵犯周围脏器具有指导意义。②腹腔镜检查：对盆腔内包块有助于诊断，通过病理检查可明确诊断。③宫腔镜检查：对宫腔内肿块有助于诊断，通过活检有助于确定肿块性质。

**7 鉴别诊断**

首先应通过血或尿 HCG，以及超声检查，与妊娠子宫鉴别。然后需进一步识别妇科良性癥瘕的主要病种。如输卵管卵巢囊肿、子宫肌瘤、盆腔炎性疾病后遗症、子宫内膜异位症、陈旧性宫外孕等；内、外科病变主要与消化道肿瘤、泌尿系肿瘤、多囊肾等鉴别。

**8 治疗**

8.1 西医治疗原则

若疑为卵巢瘤样病变，可观察或口服避孕药 2~3 个月；若肿块持续存在或增大，卵巢肿瘤的可能性较大。一经发现，应行手术。手术目的：①明确诊断；②切除肿瘤；③解除并发症。术中应剖检肿瘤，必要时做冰冻切片组织学检查以明确诊断。良性肿瘤可在腹腔镜下手术。

8.2 中成药用药方案

8.2.1 基本原则

活血化瘀，软坚散结。辨证根据患者寒热虚实属性之不同，结合体质及病程长短而酌用攻补，以期达到阴阳平和之目的。

8.2.2 分证论治（表 37-1）

**表 37-1 癥瘕分证论治**

| 证候 | 症状 | 治法 | 中成药 |
|---|---|---|---|
| 气滞血瘀证 | 下腹包块质硬，下腹或胀或痛，经期延长，或经量多，经色暗夹血块，经行小腹疼痛；精神抑郁，善太息，胸胁胀闷，乳房胀痛，面色晦暗，肌肤不润；舌质暗，边见瘀点或瘀斑，苔薄白，脉弦涩 | 行气活血，化瘀消癥 | 红金消结胶囊、丹莪妇康煎膏 |

续表

| 证候 | 症状 | 治法 | 中成药 |
|---|---|---|---|
| 寒凝血瘀证 | 下腹包块质硬，小腹冷痛，喜温，月经后期，量少，经行腹痛，色暗淡，有血块；面色晦暗，形寒肢冷，手足不温；舌质淡暗，边见瘀点或瘀斑，苔白，脉弦紧 | 温经散寒，祛瘀消癥 | 少腹逐瘀丸合枝茯苓胶囊（丸） |
| 痰湿瘀结证 | 下腹包块按之不坚，小腹或胀或满，月经后期或闭经，经质黏稠、夹血块；体形肥胖，胸脘痞闷，肢体困倦，带下量多，色白质黏稠；舌暗淡，边见瘀点或瘀斑，苔白腻，脉弦滑或沉滑 | 化痰除湿，活血消癥 | 散结镇痛胶囊、桂枝茯苓胶囊（丸） |
| 气虚血瘀证 | 下腹部结块，下腹空坠，月经量多，或经期延长，经色淡红，有血块，经行或经后下腹痛；面色无华，气短懒言，语声低微，倦怠嗜卧，纳少便溏；舌质暗淡，舌边有瘀点或瘀斑，苔薄白，脉细涩 | 补气活血，化瘀消癥 | 四君子丸（颗粒）合桂枝茯苓胶囊（丸）或宫瘤清胶囊 |
| 肾虚血瘀证 | 下腹部积块，下腹或胀或痛，月经后期，量或多或少，经色紫暗，有血块，面色晦暗，婚久不孕，腰膝酸软，小便清长，夜尿多；舌质淡暗，边见瘀点或瘀斑，苔白润，脉沉涩 | 补肾活血，消癥散结 | 金匮肾气丸合桂枝茯苓胶囊（丸）或宫瘤清胶囊 |
| 湿热瘀阻证 | 下腹积块，小腹或胀或痛，带下量多色黄，月经量多，经期延长，经色暗，有血块，质黏稠，经行小腹疼痛；身热口渴，心烦不宁，大便秘结，小便黄赤；舌暗红，边见瘀点或瘀斑，苔黄腻，脉弦滑数 | 清利湿热，化瘀消癥 | 夏枯草口服液（片、胶囊、颗粒、膏）合大黄䗪虫丸 |

以下内容为表37-1内容的详解，重点强调同病同证情况下不同中成药选用区别。

（1）气滞血瘀证：下腹包块质硬，下腹或胀或痛，经期延长，或经量多，经色暗夹血块，经行小腹疼痛；精神抑郁，善太息，胸胁胀闷，乳房胀痛，面色晦暗，肌肤不润；舌质暗，边见瘀点或瘀斑，苔薄白，脉弦涩。

【辨证要点】下腹包块，经色暗夹血块；精神抑郁，胸胁胀闷；舌质暗，边见瘀点或瘀斑，苔薄白，脉弦涩。

【治法】行气活血，化瘀消癥。

【中成药】红金消结胶囊、丹莪妇康煎膏（表37-2）。

**表37-2 癥瘕气滞血瘀证可选用中成药**

| 药品名称 | 药物组成 | 功能主治 | 用法用量 | 注意事项 |
|---|---|---|---|---|
| 红金消结胶囊 | 三七、香附、八角莲、鼠妇虫、黑蚂蚁、五香血藤、鸡矢藤、金荞麦、大红袍、柴胡 | 舒肝理气，软坚散结，活血化瘀，消肿止痛。用于气滞血瘀所致的乳腺小叶增生，子宫肌瘤，卵巢囊肿 | 口服。一次4粒，一日3次 | 1. 妊娠期妇女禁用<br>2. 对本品及组方成分过敏者禁用 |

续表

| 药品名称 | 药物组成 | 功能主治 | 用法用量 | 注意事项 |
|---|---|---|---|---|
| 丹莪妇康煎膏 | 紫丹参、莪术、竹叶柴胡、三七、赤芍、当归、三棱、香附、延胡索、甘草。辅料为蜂蜜（炼）、炼糖、山梨酸钾 | 活血化瘀，疏肝理气，调经止痛。用于妇女瘀血阻滞所致月经不调，痛经，经期不适，癥瘕积聚，以及盆腔子宫内膜异位症 | 口服。一次 10 ~ 15g（2~3 勺），一日 2 次；自月经前第 10 ~ 15 天开始，连服 10 ~ 15 天为一疗程，经期可不停药。单纯痛经、月经不调者，用量和服药时间可酌减；或遵医嘱 | 1. 孕妇禁用<br>2. 合并胃炎者，宜饭后服用<br>3. 如与其他药物同时使用可能会发生药物相互作用，详情请咨询医师或药师 |

（2）寒凝血瘀证：下腹包块质硬，小腹冷痛，喜温，月经后期，量少，经行腹痛，色暗淡，有血块；面色晦暗，形寒肢冷，手足不温；舌质淡暗，边见瘀点或瘀斑，苔白，脉弦紧。

【辨证要点】下腹包块，小腹冷痛，喜温；经色暗淡，有血块，形寒肢冷；舌质淡暗，边见瘀点或瘀斑，苔白，脉弦紧。

【治法】温经散寒，祛瘀消癥。

【中成药】少腹逐瘀丸（颗粒、胶囊）合桂枝茯苓胶囊（丸）（表 37-3）。

**表 37-3 癥瘕寒凝血瘀证可选用中成药**

| 药品名称 | 药物组成 | 功能主治 | 用法用量 | 注意事项 |
|---|---|---|---|---|
| 少腹逐瘀丸（颗粒、胶囊） | 五灵脂、生蒲黄、当归、小茴香、延胡索、赤芍、川芎、肉桂、没药、炮姜 | 温经活血，散寒止痛。用于寒凝血瘀所致的月经后期、痛经 | 温水送服。一次 1 丸，一日 3 次。或遵医嘱 | 孕妇忌服 |
| 桂枝茯苓胶囊（丸） | 桂枝、茯苓、牡丹皮、桃仁、芍药 | 用于妇人瘀血阻络所致癥块、经闭、痛经、产后恶露不尽；子宫肌瘤，慢性盆腔炎包块，痛经，子宫内膜异位症，卵巢囊肿 | 口服。一次 3 粒，一日 3 次 | 孕妇忌服，或遵医嘱 |

（3）痰湿瘀结证：下腹包块按之不坚，小腹或胀或满，月经后期或闭经，经质黏稠、夹血块；体形肥胖，胸脘痞闷，肢体困倦，带下量多，色白质黏稠；舌暗淡，边见瘀点或瘀斑，苔白腻，脉弦滑或沉滑。

【辨证要点】下腹包块，经质黏稠、夹血块；体形肥胖，肢体困倦；舌暗淡，边见瘀点或瘀斑，苔白腻，脉弦滑或沉滑。

【治法】化痰除湿，活血消癥。

【中成药】散结镇痛胶囊、桂枝茯苓胶囊（丸）（表 37-4）。

表 37-4 癥瘕痰湿瘀结证可选用中成药

| 药品名称 | 药物组成 | 功能主治 | 用法用量 | 注意事项 |
|---|---|---|---|---|
| 散结镇痛胶囊 | 龙血竭、三七、浙贝母、薏苡仁 | 软坚散结，化瘀定痛。用于子宫内膜异位（痰瘀互结兼气滞证）所致的继发性痛经、月经不调、盆腔包块、不孕等 | 口服。一次4粒，一日3次。于月经来潮第一天开始服药，连服三个月经周期为一疗程 | 孕妇禁用 |

（4）气虚血瘀证：下腹部结块，下腹空坠，月经量多，或经期延长，经色淡红，有血块，经行或经后下腹痛；面色无华，气短懒言，语声低微，倦怠嗜卧，纳少便溏；舌质暗淡，舌边有瘀点或瘀斑，苔薄白，脉细涩。

【辨证要点】下腹包块，经色淡红，有血块；倦怠嗜卧，气短懒言；舌质暗淡，舌边有瘀点或瘀斑，苔薄白，脉细涩。

【治法】补气活血，化瘀消癥。

【中成药】四君子丸（颗粒）合桂枝茯苓胶囊（丸）或宫瘤清胶囊（表 37-5）。

表 37-5 癥瘕气虚血瘀证可选用中成药

| 药品名称 | 药物组成 | 功能主治 | 用法用量 | 注意事项 |
|---|---|---|---|---|
| 四君子丸（颗粒） | 党参、白术、茯苓、甘草 | 用于脾胃气虚，胃纳不佳，食少便溏，神疲乏力，少气懒言 | 口服。一次3～6g，一日3次 | 阴虚内热者慎用 |
| 宫瘤清胶囊（颗粒） | 熟大黄、土鳖虫、水蛭、桃仁、蒲黄、枳实、黄芩、牡蛎、地黄、白芍、甘草 | 活血逐瘀，消瘤破积，养血清热。用于瘀血内停所致的小腹胀痛，经色紫黯有块，以及子宫壁间肌瘤及浆膜下肌瘤 | 口服。一次3粒，一日3次，或遵医嘱 | 孕妇禁服；经期停服 |

（5）肾虚血瘀证：下腹部积块，下腹或胀或痛，月经后期，量或多或少，经色紫暗，有血块，面色晦暗，婚久不孕，腰膝酸软，小便清长，夜尿多；舌质淡暗，边见瘀点或瘀斑，苔白润，脉沉涩。

【辨证要点】下腹包块，经色紫暗，有血块；腰膝酸软；舌质淡暗，边见瘀点或瘀斑，苔白润，脉沉涩。

【治法】补肾活血，消癥散结。

【中成药】金匮肾气丸合桂枝茯苓胶囊（丸）或宫瘤清胶囊（表 37-6）。

表 37-6 癥瘕肾虚血瘀证可选用中成药

| 药品名称 | 药物组成 | 功能主治 | 用法用量 | 注意事项 |
|---|---|---|---|---|
| 金匮肾气丸 | 地黄、山药、山茱萸（酒炙）、茯苓、牡丹皮、泽泻、桂枝、附子（制）、牛膝（去头）、车前子（盐炙）。辅料为蜂蜜 | 温补肾阳，化气行水。用于肾虚水肿，腰膝酸软，小便不利，畏寒肢冷 | 口服。一次20（4g）～25粒（5g），一日2次 | 1. 孕妇忌服<br>2. 忌房欲、气恼<br>3. 忌食生冷物 |

（6）湿热瘀阻证：下腹积块，小腹或胀或痛，带下量多色黄，月经量多，经期

延长，经色暗，有血块，质黏稠，经行小腹疼痛；身热口渴，心烦不宁，大便秘结，小便黄赤；舌暗红，边见瘀点或瘀斑，苔黄腻，脉弦滑数。

【辨证要点】下腹包块，带下量多色黄，经质黏稠，色暗有血块；舌暗红，边见瘀点或瘀斑，苔黄腻，脉弦滑数。

【治法】清利湿热，化瘀消癥。

【中成药】夏枯草口服液（片、胶囊、颗粒、膏）合大黄䗪虫丸（表37-7）。

**表37-7　癥瘕湿热瘀阻证可选用中成药**

| 药品名称 | 药物组成 | 功能主治 | 用法用量 | 注意事项 |
|---|---|---|---|---|
| 夏枯草口服液（片、胶囊、颗粒、膏） | 夏枯草 | 清火，散结，消肿 | 口服。一次10mL，一日2次 | 孕妇禁用 |
| 大黄䗪虫丸 | 熟大黄、土鳖虫（炒）、水蛭（制）、干漆（煅）、桃仁、苦杏仁（炒）、黄芩、地黄、白芍、甘草 | 活血破瘀，通经消癥。用于瘀血内停所致的癥瘕、闭经 | 口服。一次3g，一日1~2次 | 孕妇禁用 |

（张婷婷）

## 参考文献

1. 谢幸，孔北华，段涛. 妇产科学 .9版. 北京：人民卫生出版社，2018：313-321
2. 谈勇. 中医妇科学 .4版. 北京：中国中医药出版社，2016：589-599
3. 中华中医药学会. 中医妇科常见病诊疗指南. 北京：中国中医药出版社，2012：96-98

# 第三十八章　子宫肌瘤

## 1　范围

本《指南》规定了子宫肌瘤的诊断、辨证和中成药治疗。

本《指南》适用于子宫肌瘤的诊断、辨证和中成药治疗。

## 2　术语和定义

下列术语和定义适用于本《指南》。

子宫肌瘤是指以子宫增大、月经异常为主要症状的女性生殖器官最常见的良性肿瘤，由平滑肌及结缔组织组成。本病属于中医学“癥瘕”范畴。

## 3　流行病学

子宫肌瘤是女性生殖器官最常见的良性肿瘤，由平滑肌及结缔组织组成。常见于30~50岁的女性，20岁以下少见。其发病率难以准确统计，据估计育龄期妇女的患病率可达25%，根据尸体解剖统计的发病率可达50%以上。因子宫肌瘤多无或很少有症状，临床报道发病率远低于真实发病率。在我国，临床统计发病率仅为4%~11%。随年龄增长，子宫肌瘤发病率增加，绝经后子宫肌瘤多萎缩或消退。子宫肌瘤的危险因素除有潜在的遗传学倾向外，还与内源性激素、干细胞功能失调、体重、饮食等有关。

## 4　病因病理

### 4.1　中医病因病机

主要病因病机是正气不足、风寒湿热之邪内侵，或情志因素、房室所伤、饮食失宜，或络破血溢，导致脏腑功能失调，气机阻滞，瘀血、痰饮、湿浊等有形之邪凝结不散，停聚于下腹胞宫、胞脉，日月相积，逐渐形成。

### 4.2　西医病因病理

#### 4.2.1　病因

因子宫肌瘤好发于育龄期，青春期前少见，绝经后萎缩或消退，示其发生可能与女性性激素相关。生物化学检测证实，肌瘤中雌二醇向雌酮转化明显低于正常肌组织；肌瘤中雌激素受体（ER）浓度明显高于周边组织，故认为肌瘤组织局部对雌激素的高敏感性，是肌瘤发生的重要因素之一。此外研究证实，孕激素有促进肌瘤有丝分裂活动、刺激肌瘤生长的作用。细胞遗传学研究显示，25%~50%子宫肌瘤存在细胞遗传学的异常；分子遗传学研究表明，酶的异常、细胞凋亡、高迁移率族蛋白家族与子宫肌瘤的发病相关。分子生物学研究结果提示，子宫肌瘤是由单克隆平滑肌细胞增殖而成，多发性子宫肌瘤是由不同克隆细胞形成。目前还有研究表明子宫肌瘤发病与环境、饮食、生活习惯、机体免疫等因素有关。

#### 4.2.2　病理

（1）巨检：为实质性球形包块，表面光滑，质地较子宫肌层硬，压迫周围肌壁纤维形成假包膜，肌层与假包膜之间有一层疏松网状间隙，故易剥出。肌瘤长大或多个融合时，呈不规则形状。切面呈灰白色，可见漩涡状或编织状结构，颜色和硬度与纤维组织多少有关。子宫肌瘤常见的退行性变有萎缩、透明变性、黏液变性、囊性变、红色变性、脂肪变性和钙化等。

（2）镜检：主要由梭形平滑肌细胞和不等量纤维结缔组织构成。肌细胞大小均匀，排列成漩涡状或栅状，核为杆状。肌瘤周边正常肌层常因受压萎缩形成分界清楚的"包膜"，因其并非真正的纤维性包膜而称之为假包膜。极少数情况下有一些特殊的组织学类型，如富细胞型、奇异型、核分裂活跃、上皮样平滑肌瘤及静脉内和播散性腹膜平滑肌瘤等，这类特殊类型平滑肌瘤的性质及恶性潜能尚有待确定。

**5　临床表现**

5.1　症状

多数子宫肌瘤患者无明显症状，仅在健康查体时通过盆腔检查和 B 超发现。其临床症状与子宫肌瘤生长的部位关系密切。黏膜下、肌壁间子宫肌瘤较大，邻近宫腔，常有月经量增多，不规则出血，可伴有经行下腹疼痛，白带增多等，或伴有不孕，贫血，压迫症状如尿频尿急、大便改变等；肌壁间子宫肌瘤较小或远离宫腔、浆膜下子宫肌瘤多无症状。肌瘤红色变性时可出现腹痛伴发热。

5.2　体征

大肌瘤可在下腹部扪及实质性不规则肿块。妇科检查扪及子宫增大，质地偏硬，子宫表面有不规则突起。若为黏膜下肌瘤，有时可见宫颈口或宫颈管内有实性肿物突出，表面呈暗红色，若伴感染可出现溃疡、坏死、出血。

**6　诊断**

6.1　病史

可有月经周期和经量改变史、痛经史、不孕及流产史，或有家族史。

6.2　症状

多有月经量增多、经期延长；肌瘤较大时可触及下腹部包块；可有尿频、排尿困难或大便秘结；可有阴道断续流血或脓血性白带；其他症状包括下腹坠胀、腰酸背痛等。

6.3　妇科检查

妇科检查可发现子宫增大或可触及肌瘤结节。

6.4　辅助检查

（1）影像学检查：盆腔超声、CT、MRI 可检测肌瘤数目、部位、大小及肌瘤内部结构，还有助于与卵巢肿瘤或其他盆腔肿块鉴别诊断。

（2）宫腔镜检查：可直视下观察子宫黏膜下肌瘤并可同时进行手术处理，但无法诊断浆膜下肌瘤和肌壁间肌瘤。

（3）腹腔镜检查：可判断子宫肌瘤大小及生长部位，主要用于肌壁间及浆膜下肌瘤的诊断与鉴别诊断，特别是与卵巢肿瘤的鉴别诊断，并可同时进行手术处理。

（4）诊断性刮宫：了解宫腔大小、形态，刮出组织送病理，除外子宫内膜病变。

## 7 鉴别诊断

本病需与妊娠子宫、卵巢肿瘤、子宫腺肌病、卵巢子宫内膜异位囊肿、盆腔炎性包块、子宫畸形、子宫恶性肿瘤等鉴别。

## 8 治疗

### 8.1 西医治疗原则

（1）无症状的子宫肌瘤一般不需要治疗，特别是近绝经期的妇女。绝经后肌瘤多可萎缩。每3~6个月随访一次，若出现症状，可进一步治疗。

（2）症状轻、近绝经年龄或全身情况不宜手术者，可选择药物治疗。可选择促性腺激素释放激素类似物（GnRH-a）或米非司酮。

（3）子宫肌瘤引起月经过多，进而导致继发性贫血，药物治疗无效，出现明显的疼痛和压迫症状，或确定是引起不孕或反复流产的原因，或肌瘤变性者，或绝经后未行激素补充治疗但肌瘤仍生长者，可选择手术治疗。手术可经腹、经阴道，或经宫腔镜及腹腔镜进行，手术方式包括子宫肌瘤切除术、子宫切除术。要求保留生育功能的患者行子宫肌瘤切除术，不要求保留生育功能或疑有恶变者可行子宫切除术，包括全子宫切除和次全子宫切除。

（4）其他治疗：主要适用于有手术指征而不能耐受或不愿手术者，或出现月经过多而致贫血者。如子宫动脉栓塞术（UAE）、高能聚焦超声（HIFU）、子宫内膜切除术、子宫内膜消融术等。

### 8.2 中成药用药方案

#### 8.2.1 基本原则

活血化瘀，软坚散结。根据患者体质强弱及病程长短，酌用攻补。子宫肌瘤新病体质强者，宜攻宜破；久病体质较弱者，可攻补兼施，或先攻后补，或先补后攻，随证施治。《医学入门·妇人门》指出："善治癥瘕者，调其气而破其血，消其食而豁其痰，衰其大半而止，不可猛攻峻施，以伤元气。"

#### 8.2.2 分证论治（表38-1）

**表38-1 子宫肌瘤分证论治**

| 证型 | 辨证要点 | 治法 | 中成药 |
|---|---|---|---|
| 气滞血瘀证 | 下腹部结块，触之有形，小腹胀满，月经先后不定期，经血量多、有块，经行难净，经色暗；精神抑郁，胸闷不舒，面色晦暗，肌肤甲错；舌质紫暗，或有瘀斑，脉沉弦涩 | 行气活血，化瘀消癥 | 大黄䗪虫丸、宫瘤消胶囊、宫瘤清胶囊（颗粒）、丹鳖胶囊、宫瘤宁胶囊、红金消结胶囊（片）、桂苓消瘤丸、消结安胶囊、益母草注射液 |
| 寒凝血瘀证 | 下腹结块，经前或经期小腹冷痛或绞痛，得热痛减，经行量少，色紫暗有块，或见月经延期；形寒肢冷，或大便不实；舌淡胖而紫暗，苔白，脉沉迟而涩 | 温经散寒，祛瘀消癥 | 桂枝茯苓丸（胶囊） |
| 痰湿瘀结证 | 下腹结块，触之不坚，固定难移，经行量多，淋沥难净，经间带下增多；形体肥胖，或胸脘痞闷；舌体胖大，紫暗，有瘀斑、瘀点，苔白厚腻，脉弦滑或沉滑 | 化痰除湿，活血消癥 | 小金丹胶囊 |

续表

| 证型 | 辨证要点 | 治法 | 中成药 |
|---|---|---|---|
| 气虚血瘀证 | 下腹包块按之不坚，小腹空坠，月经量多，经色淡红夹血块；面色萎黄，神疲乏力，气短懒言，纳少便溏；舌质淡暗，舌有瘀斑，苔薄白，脉细涩 | 益气活血，消癥散结 | 止痛化癥颗粒、妇科回生丸 |

以下内容为表38-1内容的详解，重点强调同病同证情况下不同中成药选用区别。

(1) 气滞血瘀证：下腹部结块，触之有形，小腹胀满，月经先后不定期，经血量多、有块，经行难净，经色暗；精神抑郁，胸闷不舒，面色晦暗，肌肤甲错；舌质紫暗，或有瘀斑，脉沉弦涩。

【辨证要点】下腹部结块，触之有形，经血量多、有块，经色暗，面色晦暗，肌肤甲错。

【治法】行气活血，化瘀消癥。

【中成药】大黄䗪虫丸、宫瘤消胶囊、宫瘤清胶囊（颗粒）、丹鳖胶囊、宫瘤宁胶囊、红金消结胶囊（片）、桂苓消瘤丸、消结安胶囊、益母草注射液（表38-2）。

**表38-2　子宫肌瘤气滞血瘀证可选用的中成药**

| 药品名称 | 药物组成 | 功能主治 | 用法用量 | 注意事项 |
|---|---|---|---|---|
| 大黄䗪虫丸 | 大黄、黄芩、甘草、桃仁、杏仁、白芍、生地黄、干漆、虻虫、水蛭、蛴螬、䗪虫（土鳖虫） | 活血破瘀，通经消痞。用于气滞瘀血内停所致的腹部肿块、肌肤甲错、目眶暗黑、潮热羸弱、经闭不行等病证 | 口服。①大蜜丸：每丸重3g，每次1~2丸，一日1~3次；②小蜜丸：每次3~6g，一日1~2次；③水蜜丸：每次3g，一日1~2次 | 1. 孕妇慎用<br>2. 哺乳期妇女、年老体弱及脾虚便溏者慎用<br>3. 皮肤过敏者停服 |
| 宫瘤消胶囊 | 牡蛎、香附（制）、土鳖虫、三棱、莪术、白花蛇舌草、仙鹤草、牡丹皮、党参、白术、吴茱萸 | 活血化瘀，软坚散结。用于子宫肌瘤属气滞血瘀证，症见月经量多，夹有大小血块，经期延长，或有腹痛，舌暗红，或边有紫点、瘀斑，脉细弦或细涩 | 口服。一次3~4粒，一日3次，1个月经周期为1个疗程，连续服用3个疗程 | 经期停服，孕妇忌服 |
| 宫瘤清胶囊（颗粒） | 熟大黄、土鳖虫、水蛭、桃仁、蒲黄、黄芩、枳实、牡蛎、地黄、白芍、甘草 | 活血逐瘀，消癥破积，养血清热。用于瘀血内停所致的妇女癥瘕，症见小腹胀痛，经色紫暗有块，以及子宫肌瘤见上述症状者 | 口服。①胶囊：一次3粒，一日3次；或遵医嘱。②颗粒：一次1袋，一日3次；或遵医嘱 | 经期停服，孕妇禁服 |

续表

| 药品名称 | 药物组成 | 功能主治 | 用法用量 | 注意事项 |
|---|---|---|---|---|
| 丹鳖胶囊 | 当归、丹参、三七、三棱、莪术、鳖甲、海藻、桃仁、桂枝、白术、杜仲、半枝莲 | 抗癌消肿，活血化瘀，软坚散结。用于气滞血瘀所致子宫肌瘤、盆腔炎性包块，症见小腹胀痛、腰骶酸痛、带下量多、肛门坠胀、舌暗有斑 | 口服。一次5粒，一日3次，3个月为1个疗程 | 1. 服药期间忌吃生冷食物<br>2. 个别患者服药后偶尔出现轻微头晕<br>3. 经期停服，孕妇禁服 |
| 宫瘤宁胶囊 | 海藻、三棱、蛇毒、石见穿、半枝莲、拳参、党参、山药、谷芽、甘草 | 软坚散结，活血化瘀，扶正固本。用于子宫肌瘤（肌壁间、浆膜下）气滞血瘀证，症见经期延长、经量过多、经色紫暗有块、小腹或乳房胀痛等 | 口服。一次4粒，一日3次，3个月经周期为1个疗程 | 经期停服，孕妇忌服 |
| 红金消结胶囊（片） | 三七、香附、八角莲、鼠妇虫、黑蚂蚁、五香血藤、鸡矢藤、金荞麦、大红袍、柴胡 | 疏肝理气，软坚散结，活血化瘀，消肿止痛。用于气滞血瘀所致的乳腺小叶增生、子宫肌瘤、卵巢囊肿 | 口服。①胶囊：一次4粒，一日3次；②片剂：一次4片，一日3次。 | 1. 服药治疗期间忌食酸、冷及刺激性食物<br>2. 孕妇禁服 |
| 桂苓消瘤丸 | 桂枝、茯苓、大黄、水蛭、桃仁、虻虫、穿山甲、当归等 | 活血化瘀，化痰散结，清热解毒，疏肝止痛。用于瘀血阻滞所引起的子宫肌瘤、卵巢囊肿、子宫内膜异位症、慢性盆腔炎等 | 口服。一次9g，一日3次 | 1. 忌饮酒过度，忌辛辣油腻食物<br>2. 孕妇禁服 |
| 消结安胶囊 | 益母草、鸡血藤、三叉苦、连翘、功劳木、土茯苓 | 活血化瘀，软坚散结。用于气滞血瘀所致的乳癖、乳腺小叶增生、卵巢囊肿、子宫肌瘤见上述证候者 | 口服。一次2粒，一日3次；或遵医嘱 | 孕妇禁用 |
| 益母草注射液 | 益母草总生物碱。辅料为苯甲醇、注射用水 | 子宫收缩药。用于止血调经 | 肌内注射。一次1~2mL，一日1~2次 | 1. 胎儿未排出前禁用，孕妇禁用<br>2. 本品含苯甲醇，禁止用于儿童肌肉注射<br>3. 对本品或含有益母草制剂及成分中所列辅料过敏或有严重不良反应病史者禁用 |

（2）寒凝血瘀证：下腹结块，经前或经期小腹冷痛或绞痛，拒按，得热痛减，

经行量少，色紫暗有块，或见月经延期；形寒肢冷，或大便不实；舌淡胖而紫暗，苔白，脉沉迟而涩。

【辨证要点】盆腔有包块或结节，经前或经期小腹冷痛或绞痛，经行量少，色紫暗有块，形寒肢冷。

【治法】温经散寒，祛瘀消癥。

【中成药】桂枝茯苓丸（胶囊）（表 38-3）。

**表 38-3 子宫肌瘤寒凝血瘀证可选用的中成药**

| 药品名称 | 药物组成 | 功能主治 | 用法用量 | 注意事项 |
| --- | --- | --- | --- | --- |
| 桂枝茯苓丸（胶囊） | 桂枝、茯苓、牡丹皮、桃仁、白芍 | 活血，化瘀，消癥。用于妇人瘀血阻络所致癥块、经闭、痛经、产后恶露不尽；子宫肌瘤、慢性盆腔炎包块、痛经、子宫内膜异位症、卵巢囊肿见上述证候者；也可用于女性乳腺囊性增生病属瘀血阻络证，症见乳腺疼痛、乳房肿块、胸胁胀闷；或用于前列腺增生属瘀阻膀胱证，症见小便不爽、尿细如线，或点滴而下、小腹胀痛者 | 口服。一次 3 粒，一日 3 次。饭后服。前列腺增生疗程 8 个月，其余适应证疗程 12 周，或遵医嘱 | 1. 孕妇禁用<br>2. 素有癥瘕，妊娠后漏下不止、胎动不安者，需经医师诊断认可后服用，以免误用伤胎<br>3. 体弱、阴道出血量多者慎用<br>4. 经期及经后 3 天停服<br>5. 少数病例服用后可出现轻度腹胀，甚至便秘，可在医生指导下对症处理 |

（3）痰湿瘀结证：下腹结块，触之不坚，固定难移，经行量多，淋沥难净，经间带下增多；形体肥胖，或胸脘痞闷；舌体胖大，紫暗，有瘀斑、瘀点，苔白厚腻，脉弦滑或沉涩。

【辨证要点】下腹结块，触之不坚，经行淋沥难净，经间带下增多，胸脘痞闷。

【治法】化痰除湿，活血消癥。

【中成药】小金丹胶囊（表 38-4）。

**表 38-4 子宫肌瘤痰湿瘀结证可选用的中成药**

| 药品名称 | 药物组成 | 功能主治 | 用法用量 | 注意事项 |
| --- | --- | --- | --- | --- |
| 小金丹胶囊 | 煅牡蛎、浙贝母、制没药、猫爪草、僵蚕、玄参、海藻、夏枯草、制乳香、昆布、黄药子、郁金等 | 解毒消肿，活血软坚，化痰散结。主治气结痰凝血瘀所致的甲状腺肿、甲状腺瘤、淋巴结结核、骨结核、乳腺增生、乳腺良性肿瘤，亦可用于肌纤维瘤、神经纤维瘤、淋巴肉芽肿及其他良恶性肿瘤 | 口服。成人每次 0.6g；病重者每服 1.2g，每日 2 次，捣碎，温黄酒或温开水送下，醉盖取汗 | 忌生冷，孕妇忌服 |

（4）气虚血瘀证：下腹包块按之不坚，小腹空坠，月经量多，经色淡红夹血块；面色萎黄，神疲乏力，气短懒言，纳少便溏；舌质淡暗，舌有瘀斑，苔薄白，

脉细涩。

【辨证要点】下腹包块按之不坚，小腹空坠，面色萎黄，神疲乏力。

【治法】益气活血，消癥散结。

【中成药】止痛化癥颗粒、妇科回生丸（表38-5）。

**表38-5　子宫肌瘤气虚血瘀证可选用的中成药**

| 药品名称 | 药物组成 | 功能主治 | 用法用量 | 注意事项 |
|---|---|---|---|---|
| 止痛化癥颗粒 | 党参、炙黄芪、白术（炒）、丹参、当归、鸡血藤、三棱、莪术、芡实、山药、延胡索、川楝子、鱼腥草、北败酱、蜈蚣、全蝎、土鳖虫、炮姜、肉桂 | 益气活血，散结止痛。用于气虚血瘀所致的月经不调、痛经、癥瘕，症见行经后错，经量少、有血块，经行小腹疼痛，腹有癥块；慢性盆腔炎见上述证候者 | 口服。一次4~6粒，一日2~3次 | 孕妇忌服 |
| 妇科回生丸 | 人参、白术（麸炒）、苍术、茯苓、甘草、青皮（醋炙）、陈皮、熟地黄、当归、白芍、川芎、桃仁等 | 通经化瘀，止痛。用于气虚血亏，瘀血凝滞引起的经期不准、经闭、癥瘕血块、腹部痞胀、身体消瘦、四肢困倦、产后恶露不尽等症 | 温黄酒或温开水送服。一次1丸，一日2次 | 1. 单纯气血不足所致月经失调、痛经忌用<br>2. 孕妇忌用<br>3. 寒凝血瘀之月经不调、痛经不宜使用 |

**9　预后**

子宫肌瘤的预后取决于其大小和部位，经中医药治疗可改善月经量多、下腹疼痛或痛经等症状，可一定程度地控制其生长或使肌瘤缩小。黏膜下肌瘤、多发性肌瘤影响子宫形态，导致不孕、流产，或月经过多导致严重贫血，可严重影响患者的生殖健康和生活质量。绝经后子宫肌瘤将逐渐萎缩，但需定期复查，防止恶变。

（魏绍斌）

## 参考文献

1. 曹泽毅．中华妇产科学．北京：人民卫生出版社，2014

2. 郎景和．子宫肌瘤的诊治中国专家共识．中华妇产科杂志，2017，52（12）：793-800

3. 谢幸，孔北华，段涛．妇产科学．北京：人民卫生出版社，2018

4. 中华中医药学会．中医妇科常见病诊疗指南．北京：中国中医药出版社，2012

5. 江玉娟，司秋菊．大黄䗪虫丸的临床应用及研究进展．时珍国药研究，2009，20（5）：4

6. 严崴巍．宫瘤消胶囊辅助治疗子宫肌瘤的临床研究．实用药物与临床，2013，16（4）：346-348

7. 杨家林，严晓萍．宫瘤清胶囊治疗子宫肌瘤300例临床观察．成都中医药大学学报，2001，24（1）：10

8. 屈颖卉，席瑾．宫瘤清胶囊联合西药治疗子宫肌瘤有效性和安全性Meta分析．新中医，2019，51（7）：32-37

9. 胡伶．丹鳖胶囊和米非司酮治疗子宫肌瘤的临床效果．临床医药，2015（1）：110

10. 贾林燚，赵爱民，董润之．宫瘤宁胶囊对气滞血瘀证子宫肌瘤瘤体的抑制作用．中国实

验方剂学杂志，2016，22（24）：177-181

11. 郭俊风．红金消结胶囊联合来曲唑治疗子宫肌瘤的临床研究．现代药物与临床，2018，33（1）：97-100

12. 彭华丽．桂苓消瘤丸治疗子宫肌瘤 30 例．北京中医杂志，1989（6）：30-31

13. 宓淑芳．消结安胶囊治疗子宫肌瘤的临床观察．临床合理用药杂志，2011（2）：40-41

14. 张莉敏，李芳，刘海英，等．米非司酮联合桂枝茯苓丸治疗子宫肌瘤的疗效观察．中国肿瘤临床与康复，2017，24（1）：36-38

15. 潘艳芳，张晓华．米非司酮联合小金丸治疗痰湿瘀阻型子宫肌瘤 28 例．福建中医药，2012，43（1）：28-29

16. 冯婷婷，魏绍斌．治疗子宫肌瘤中成药的辨证应用．中国计划生育和妇产科，2015，7（3）：6-7

# 第三十九章　子宫脱垂

## 1　范围

本《指南》规定了子宫脱垂的诊断、辨证和中成药治疗。

本《指南》适用于子宫脱垂的诊断、辨证和中成药治疗

## 2　术语和定义

下列术语和定义适用于本《指南》。

子宫脱垂（prolapse of uterus）是指子宫从正常位置沿阴道下降，宫颈外口达坐骨棘水平以下，甚至子宫全部脱出阴道口以外。中医学称为“阴挺”“阴脱”“阴菌”“产肠不收”等。子宫脱垂常伴发阴道前后壁膨出。

## 3　流行病学

我国的全国多中心横断面调查结果提示，症状性盆腔器官脱垂占成年女性的9.6%。盆腔器官脱垂的病因是多方面的，危险因素包括产次、阴道分娩、衰老、肥胖、结缔组织异常疾病、绝经状态、慢性便秘、慢性咳嗽等。

## 4　病因病理

### 4.1　中医病因病机

本病主要病机为气虚下陷与肾虚不固致胞络受损，带脉提摄无力，而子宫脱出。素体虚弱，中气不足；或分娩损伤，冲任不固；或产后过劳，耗气伤中；或长期咳嗽、便秘，致脾气虚弱，中气下陷，固摄无权，故阴挺下脱。先天不足，或年老体虚，或房劳多产，致胞络损伤，系胞无力，亦令下脱。此外，子宫脱出阴户之外，若调护不慎，邪气入侵，则湿热下注，可致溃烂。

### 4.2　西医病因病理

本病发病机理可能与以下因素有关：①妊娠、分娩，特别是产钳或胎吸下困难的阴道分娩，盆腔筋膜、韧带和肌肉可能因过度牵拉而被削弱其支撑力量。②衰老，随着年龄的增长，特别是绝经后出现的支持结构的萎缩，在盆底松弛的发生或发展中也具有重要作用。③慢性咳嗽、腹腔积液、腹型肥胖、持续负重或便秘而造成腹腔内压力增加，可致腹压增加导致脱垂。

## 5　临床表现

有物自阴道下坠，甚至脱出阴道口外，卧床休息可变小或消失，站立过久或劳累后症状明显。伴腰骶部酸痛，小腹下坠，排尿困难，尿频或癃闭，失禁，大便秘结。若摩擦日久，可致宫颈和阴道壁溃疡，带下量多，黄水淋沥。

## 6　诊断

### 6.1　病史

多有分娩损伤史，或产后过早操劳负重失于调护史；长时间腹压增加史；盆底

组织先天发育不良或退行性变史；卵巢功能减退病史；营养不良史。

6.2　症状

自觉阴道口有物脱出，持重、站立脱出加重，平卧休息缩小或消失，腰骶部有疼痛感或下坠感，带下淋漓，排尿困难甚至尿潴留，或尿频尿急，或张力性尿失禁。

6.3　体征

妇科检查，子宫大小多正常，宫颈外口达坐骨棘水平以下，甚或子宫全部脱出阴道口外，可伴有阴道前、后壁膨出，或不同程度的尿道膨出。

临床分度：

Ⅰ度　轻型者子宫颈外口距处女膜缘小于4cm，但未达处女膜缘；重型者子宫颈外口已达处女膜缘，阴道口可见宫颈。

Ⅱ度　轻型者子宫颈脱出阴道口外，但宫体仍在阴道内；重型者宫颈及部分宫体脱出至阴道口外。

Ⅲ度　子宫颈及子宫体全部脱出至阴道口外。

**7　鉴别诊断**

（1）宫颈延长：宫体仍在盆腔内，宫颈细长如柱状，阴道前后壁无膨出，前后穹隆位置无下降。妇科和超声检查可明确诊断。

（2）宫颈息肉、宫颈肌瘤、子宫黏膜下肌瘤：脱出物表面见不到宫颈外口，阴道内可触及宫颈，妇科及超声检查可协助诊断。

（3）慢性子宫内翻症：脱出物找不到子宫颈口，但可找到输卵管开口，表面被覆红绒样子宫内膜，双合诊时盆腔内空虚，触不到宫体。

（4）阴道壁囊肿或肿瘤：肿物在阴道壁内，不能移动，宫颈和宫体可触及。妇科检查可协助诊断。

**8　治疗**

8.1　西医治疗原则

盆腔器官脱垂的处理可分为随访观察、非手术治疗和手术治疗，需要综合考虑患者意愿、脱垂部位及其程度、对生命质量的影响、合并症（包括认知和躯体障碍）、年龄、是否有生育要求、既往腹部及盆腔手术史、所选方案的受益及风险等因素。治疗前应该充分与患者沟通，确定治疗目标，共同决策。

8.2　中成药用药方案

8.2.1　基本原则

补虚、举陷、固脱。合并湿热者，宜先清热利湿，再补虚升提。

8.2.2　分证论治（表39-1）

**表39-1　子宫脱垂分证论治**

| 证候 | 症状 | 治法 | 中成药 |
|---|---|---|---|
| 气虚证 | 子宫下移或脱出于阴道口外，劳累或站立过久则加重；少气懒言，小腹下坠，精神疲倦，四肢无力，面色少华，带下量多质清，小便频数，心悸气短；舌淡，苔薄白，脉缓弱 | 补中益气，升阳举陷 | 补中益气丸（颗粒） |

续表

| 证候 | 症状 | 治法 | 中成药 |
|---|---|---|---|
| 肾虚证 | 子宫下移或脱出于阴道口外，日久不愈；小便频数，夜间尤甚，腰膝酸软，头晕耳鸣，小腹下坠，面色晦暗或有暗斑，带下清稀；舌暗淡，苔薄，脉沉弱 | 补肾固脱，益气升提 | 金匮肾气丸（片） |
| 肝经湿热证 | 阴中有物脱出，表面红肿溃疡，黄水淋漓；带下量多，色黄如脓，小便短赤，局部灼热疼痛，口苦而干，小腹坠痛，心烦；舌红，苔黄腻，脉弦滑数 | 清热利湿，佐以升提 | 龙胆泻肝丸（片、胶囊、颗粒）、二妙丸 |

以下内容为表39-1内容的详解，重点强调同病同证情况下不同中成药选用区别。

（1）气虚证：子宫下移或脱出于阴道口外，劳累或站立过久则加重；少气懒言，小腹下坠，精神疲倦，四肢无力，面色少华，带下量多质清，小便频数，心悸气短；舌淡，苔薄白，脉缓弱。

【辨证要点】子宫下移或脱出于阴道口外，少气懒言，小腹下坠，精神疲倦，四肢无力，面色少华。

【治法】补中益气，升阳举陷。

【中成药】补中益气丸（颗粒）（表39-2）。

**表39-2　气虚证可选用的中成药**

| 药品名称 | 药物组成 | 功能主治 | 用法用量 | 注意事项 | 不良反应 |
|---|---|---|---|---|---|
| 补中益气丸（颗粒） | 黄芪（蜜炙）、党参、甘草（蜜炙）、白术（炒）、当归、升麻、柴胡、陈皮 | 补中益气，升阳举陷。用于脾胃虚弱、中气下陷所致的泄泻、脱肛、阴挺，症见体倦乏力、食少腹胀、便溏久泻、肛门下坠或脱肛、子宫脱垂 | 口服。①小蜜丸一次9g；②大蜜丸一次1丸，一日2~3次。颗粒：一次3g，一日2~3次 | 1. 忌不易消化食物，忌辛辣、冷硬食品<br>2. 感冒发热患者不宜服用 | 尚不明确 |

（2）肾虚证：子宫下移或脱出于阴道口外，日久不愈；小便频数，夜间尤甚，腰膝酸软，头晕耳鸣，小腹下坠，面色晦暗或有暗斑，带下清稀；舌暗淡，苔薄，脉沉弱。

【辨证要点】子宫下移或脱出于阴道口外，腰膝酸软，头晕耳鸣。

【治法】补肾固脱，益气升提。

【中成药】金匮肾气丸（片）（表39-3）。

**表39-3　肾虚证可选用的中成药**

| 药品名称 | 药物组成 | 功能主治 | 用法用量 | 注意事项 | 不良反应 |
|---|---|---|---|---|---|
| 金匮肾气丸（片） | 地黄、山药、山茱萸（酒炙）、茯苓、牡丹皮、泽泻、桂枝、附子（炙）、牛膝（去头）、车前子（盐炙） | 温补肾阳，化气行水。用于肾虚水肿，腰膝酸软，小便不利，畏寒肢冷 | 口服。①大蜜丸一次1丸；②水蜜丸一次4~5g（20~25粒）；③小蜜丸一次6g，一日2次。片剂：一次4片，一日2次 | 1. 阴虚内热者慎服<br>2. 孕妇忌服，忌房欲、气恼<br>3. 忌食生冷食物 | 尚不明确 |

（3）肝经湿热证：阴中有物脱出，表面红肿溃疡，黄水淋漓；带下量多，色黄如脓，小便短赤，局部灼热疼痛，口苦而干，小腹坠痛，心烦；舌红，苔黄腻，脉弦滑数。

【辨证要点】阴中有物脱出，表面红肿溃疡，黄水淋漓。

【治法】清热利湿，佐以升提。

【中成药】龙胆泻肝丸（片、胶囊、颗粒）、二妙丸（表39-4）。

**表39-4　肝经湿热证可选用的中成药**

| 药品名称 | 药物组成 | 功能主治 | 用法用量 | 注意事项 | 不良反应 |
|---|---|---|---|---|---|
| 龙胆泻肝丸（片、胶囊、颗粒） | 龙胆、柴胡、黄芩、栀子（炒）、泽泻、木通、车前子（盐炒）、当归（酒炒）、地黄、炙甘草 | 清肝胆，利湿热。用于肝胆湿热，头晕目赤，耳鸣耳聋，胁痛口苦，尿赤，湿热带下 | 口服。①丸剂：一次1～2丸，一日2次；②片剂：一次4～6片，一日2～3次；③胶囊：一次4粒，一日3次；④颗粒：一次1袋，一日2次 | 1. 忌烟、酒及辛辣食物<br>2. 不宜在服药期间同时服用滋补性中药<br>3. 有高血压、心脏病、肝病、糖尿病、肾病等慢性病严重者应在医师指导下服用<br>4. 服药后大便次数增多且不成形者，应酌情减量<br>5. 孕妇慎用，儿童、哺乳期妇女、年老体弱及脾虚便溏者应在医师指导下服用 | 尚不明确 |
| 二妙丸 | 苍术（炒）、黄柏（炒） | 燥湿清热。用于湿热下注，白带，阴囊湿痒 | 口服。一次6～9g，一日2次 | 1. 忌烟酒、辛辣、油腻及腥发食物<br>2. 有高血压、心脏病、肝病、糖尿病、肾病等慢性病严重者应在医师指导下服用<br>3. 儿童、孕妇、哺乳期妇女、年老体弱者应在医师指导下服用 | 尚不明确 |

### 9　预后

轻度子宫脱垂者，坚持卫生保健、中医药治疗，病情可好转或治愈；Ⅲ度脱垂伴有症状者应行手术治疗。

（闫颖）

## 参考文献

1. 中华中医药学会．中医妇科常见病诊疗指南．北京：中国中医药出版社，2012

2. 中华医学会妇产科学分会妇科盆底学组．盆腔器官脱垂的中国诊治指南（2020年版）．中华妇产科杂志，2020

3. 谈勇．中医妇科学．北京：中国中医药出版社，2018

4. 谢幸，孔北华，段涛．妇产科学．北京：人民卫生出版社，2018

# 附录一 中成药概述

中成药是在中医药理论指导下，以中药饮片为原料，按规定的处方和标准制成具有一定规格的剂型，可直接用于防治疾病的制剂。中成药无需煎煮，可直接使用，尤其方便急危重症患者的治疗及需要长期治疗的患者使用，且体积小，有特定的包装，存储、携带方便。

中成药的处方是根据中医理论，针对某种病证或症状制定的，因此使用时要辨证选药，或辨病与辨证相结合选药。

## 一、妇科中成药的常用剂型

中成药剂型种类繁多，剂型不同，使用后产生的疗效、持续的时间、作用的特点亦会有所不同。

1. 颗粒剂　颗粒剂既保持了汤剂作用迅速的特点，又克服了汤剂临床应用时煎煮不便的缺点，且口味较好、体积小，但易受潮。根据辅料不同，可分为无糖颗粒剂型和有糖颗粒剂型，近年来无糖颗粒剂型的品种逐渐增多。

2. 胶囊剂　分为硬胶囊、软胶囊（胶丸）和肠溶胶囊等，主要供口服。胶囊剂可掩盖药物的不良气味，易于吞服；能提高药物的稳定性及生物利用度；对药物颗粒进行不同程度包衣后，还能定时定位释放药物。

3. 丸剂　分为蜜丸、水蜜丸、水丸、糊丸、蜡丸、浓缩丸等类型。其中，蜜丸分为大蜜丸、小蜜丸；水蜜丸的含蜜量较少；水丸崩解较蜜丸快，便于吸收；糊丸释药缓慢，适用于含毒性成分或药性剧烈成分的处方；蜡丸缓释、长效，且可达到肠溶效果，适合毒性和刺激性较大药物的处方；浓缩丸服用剂量较小。

4. 片剂　按药材的处理过程可分为全粉末片、半浸膏片、浸膏片、提纯片。主要供内服，其质量较稳定，便于携带和使用。

5. 胶剂　系指以动物的皮、骨、甲、角等为原料，水煎取胶质，经浓缩干燥制成的固体块状内服制剂，含丰富的动物水解蛋白类等营养物质。作为传统的补益药，多烊化兑服。

6. 煎膏剂　适用于慢性病或需要长期连续服药的疾病，传统的膏滋也属于此剂型，以滋补作用为主而兼治疗作用。

7. 口服液　按单剂量灌装，灭菌制成的口服液体制剂。口感较好，近年来无糖型口服液逐渐增多。

8. 注射剂　药效迅速，便于昏迷、不能吞咽等急症、重症患者使用。

9. 栓剂　外用药剂型，局部生物利用度优于口服，且对胃的刺激性和肝的副作用小。

10. 凝胶剂　按基质不同可分为水溶性凝胶和油性凝胶。适用于皮肤黏膜及腔道给药。

## 二、中成药安全性

在合理使用的情况下，中成药的安全性是较高的。合理使用包括正确的辨证选药、用法用量、使用疗程、禁忌证、合并用药等多方面，其中任何环节有问题都可能引发药物不良事件。合理用药是中成药应用安全的重要保证。

1. 中成药使用中出现的不良反应　中成药使用中出现的不良反应有多种类型，临床可见以消化系统症状、皮肤黏膜系统症状、泌尿系统症状、神经系统症状、循环系统症状、呼吸系统症状、血液系统症状、精神症状或过敏性休克等为主要表现的不良反应，可表现为其中一种或几种症状。

2. 预防中成药不良反应注意事项

（1）加强用药观察及中药不良反应监测，完善中药不良反应报告制度。

（2）注意药物过敏史。对有药物过敏史的患者应密切观察其服药后的反应，如有过敏反应，应及时处理，以防止发生严重后果。

（3）辨证用药，采用合理的剂量和疗程。尤其是对特殊人群，如孕妇、老年人以及原有脏器损害或功能不全的患者，更应注意用药方案。

（4）注意药物间的相互作用，中、西药并用时尤其要注意避免因药物之间相互作用而可能引起的不良反应。

（5）需长期服药的患者要加强安全性指标的监测。

# 附录二　妇科中成药临床应用原则

## 一、中成药临床应用基本原则

1. 辨证用药　依据中医理论，辨认、分析疾病的证候，针对证候确定具体治法，依据治法，选定适宜的中成药。

2. 辨病与辨证相结合用药　使用中成药时，可将中医辨证与中医辨病相结合、西医辨病与中医辨证相结合，选用相应的中成药。

3. 剂型的选择　应根据患者的体质强弱、病情轻重缓急及各种剂型的特点，选择适宜的剂型。

4. 使用剂量的确定　对于有明确使用剂量的，慎重超剂量使用。有使用剂量范围的中成药，老年人使用剂量应取偏小值。

5. 合理选择给药途径　能口服给药的，不采用注射给药；能肌内注射给药的，不选用静脉注射或滴注给药。

## 二、联合用药原则

（一）中成药的联合使用

1. 当疾病复杂，一个中成药不能满足所有证候时，可以联合应用多种中成药。

2. 多种中成药的联合应用，应遵循药效互补原则及增效减毒原则。功能相同或基本相同的中成药原则上不宜叠加使用。

3. 药性峻烈的或含毒性成分的药物应避免重复使用。

4. 合并用药时，注意中成药的各药味、各成分间的配伍禁忌。

5. 一些病证可采用中成药的内服与外用药联合使用。

（二）中成药与西药的联合使用

1. 中成药与西药如无明确禁忌，可以联合应用，给药途径相同的，应分开使用。

2. 应避免副作用相似的中西药联合使用，也应避免有不良相互作用的中西药联合使用。

## 三、孕妇使用中成药的原则

1. 妊娠期妇女必须用药时，应选择对胎儿无损害的中成药。

2. 妊娠期妇女使用中成药时，尽量采取口服途径给药，应慎重使用中药注射剂；根据中成药治疗效果，应尽量缩短妊娠期妇女用药疗程，及时减量或停药。

3. 妊娠禁忌药品多为活血破气、滑利攻下、芳香走窜、辛燥大热、有毒之品。

（1）临床上对妊娠期中药以及中成药使用的安全性分类方法以《中华人民共和国药典》最为权威。由于中成药的配伍规定其药物无法随证加减，所以含有禁忌或慎用中药成分的中成药也就相应被视为禁用或慎用中药制剂。

（2）可以导致妊娠期妇女流产或对胎儿有致畸作用的中成药，为妊娠禁忌。此类药物多为含有毒性较强或药性猛烈的药物组分，如三棱、水蛭、芫花、京大戟、莪术、蜈蚣、麝香等。

（3）可能会导致妊娠期妇女流产等副作用，属于妊娠慎用药物。这类药物多数含有通经祛瘀类的桃仁、红花、牛膝、蒲黄、五灵脂、穿山甲、王不留行、凌霄花、虎杖、卷柏、三七等，行气破滞类枳实、枳壳等，泻下攻积类的大黄、芒硝、番泻叶等，辛热燥烈类的干姜、肉桂、桂枝等，滑利通窍类的冬葵子、瞿麦、木通、漏芦、薏苡仁等。

4. 妊娠期各阶段用药都应严格遵照药典对药品的分类规定来使用，但各期又具有各自的特点。

（1）妊娠 1~3 月为妊娠早期，此时胚胎处于各系统发育形成的时期，此期胚胎细胞对药物敏感性极高，所以临床用药时应严格遵照妊娠禁忌药物用药规定，禁止使用禁忌药物，尽量避免使用慎用药物。对妊娠早期合并症的治疗，应强调中病即止。

（2）妊娠中晚期胎儿部分器官或系统进一步发育，并逐渐发育完成。此期虽无明确中药使用的妊娠毒性报道，但含有妊娠期禁用的中成药均不宜使用。

（3）妊娠晚期使用中成药更应避免含有活血、下利、促子宫收缩等作用的药物，如牛膝、芫花、益母草、重楼等，以防早产等情况的发生。

# 附录三　妇科中成药临床应用注意事项

中成药因其疗效确切、使用方便、副作用小，在妇科临床应用中发挥着不可低估的作用，因此趋利避害、合理使用中成药对提高临床疗效有着重要的意义。

## 一、痛经

实证痛经应在经前3~7天开始用药，连用至经期结束，可视具体情况提前停药，一般疗程7~10天，连用3个周期。对于虚证痛经者除经前3~7天开始服药外，亦应注意经后调养，补益气血之不足，3个周期为1个疗程。服药期间应注意忌食生冷食物，不宜淋雨涉水，避免情绪过度紧张等，否则容易诱发或加重痛经。育龄期有生育要求的痛经患者，经前黄体期服药需先排除妊娠可能。

子宫内膜异位症、子宫腺肌症等，临床治疗以3个月经周期为1个疗程，用药期间严格避孕。未严格避孕或有迫切生育要求者，可月经期和卵泡期用药，黄体期停药。由于该类疾病消癥散结中成药服药周期较长，需定期监测肝、肾功能和血、尿常规。术后调治一般以健脾补肾、益气扶正为主。

## 二、盆腔炎性疾病

盆腔炎性疾病后遗症因病情缠绵，治疗周期较长，口服药一般连续服用2~3月，经期可连续用药。直肠栓剂、灌肠液每晚1次，2~3周为1个疗程，经期停药，连续用药2~3个疗程。用药期间需严格避孕，若患者正值经期或月经量多，含有破血消癥之品的中成药应停用。

## 三、子宫肌瘤

中成药治疗可明显改善因子宫肌瘤引起的月经过多、经期延长、下腹疼痛等症状。若子宫肌瘤小于5cm，或虽大于5cm，但患者不愿手术治疗，均可选择中成药治疗。

子宫肌瘤的核心病机为瘀血内阻，采取非经期活血化瘀、消癥散结为治疗大法，经期应停服消癥散结类中成药，若肌瘤引起月经量多、经期延长，应采用中成药辨证止血治疗，必要时采用西药止血或手术止血。由于消癥类中成药多含虫类中药，或活血破血之品，经期应停服。该病的治疗需要3个月以上的疗程，临床不可超剂量用药，并注意用药期间安全性指标的监测，嘱咐患者治疗期间严格避孕，孕妇禁用。

子宫肌瘤大于5cm，或肌瘤位于黏膜下、子宫颈处，或月经过多导致严重贫血者，建议手术治疗。

## 四、不孕症

治疗不孕症的中成药一般自月经周期第 5 天开始服，排除妊娠的可能后，可连续服药至下次月经来潮。若当月有妊娠可能者，黄体期应谨慎用药。针对子宫内膜异位症瘀滞胞宫证和盆腔炎性疾病湿热瘀结证的中成药，主要以活血化瘀、清热利湿中药为主，故服药期间应避孕，或黄体期停药，以免孕后损胎。治疗不孕症的中成药一般连续治疗 3 个月经周期为 1 个疗程。

# 中成药名称索引

## F



## G



## H



## J

## X



## Y



## Z